全国高等院校护理专业“十三五”精品规划教材

（供护理学类专业使用）

护理与法

主　编　郭瑞红　马　静

副主编　李　慧　杨　莉　易　红

　　　　李　敏　侯延丽

编　委　（按姓氏笔画排序）

马　静　（济宁医学院附属医院）

王加谋　（武汉轻工大学医护学院）

刘彤鸥　（湖北中医药大学临床医学院）

李　敏　（长沙民政职业技术学院）

李　慧　（济宁医学院）

杨　莉　（济宁医学院）

易　红　（成都大学医学院）

侯延丽　（延安大学西安创新学院）

郭瑞红　（济宁医学院）

上海交通大学出版社

SHANGHAI JIAO TONG UNIVERSITY PRESS

内容提要

本书共包括18章。第一章法学基础主要介绍国家制定的宪法、民法、刑法等基本法的概念及特点。第二章医疗机构管理法律制度介绍医疗机构的运行及监管办法。第三章到第八章分别介绍卫生法中和医务人员密切相关的法律法规：涉及传染病防治、突发公共卫生事件应急管理、血液及血液制品管理、消毒与医疗废物管理、医疗器械管理、药品管理等相关内容。第九章到第十二章介绍包括医患关系在内的医疗卫生法规，包括医患法律关系、医患双方的权利与义务、医患纠纷的防范与处理以及医患纠纷发生之后具有一定补救作用的医疗责任保险制度。第十三章到第十八章为护理法与护理法律责任，护士条例，护理工作制度和护士职责，护理工作中的法律问题——护理过失、护理差错，护理纠纷以及护理工作中患者权利侵害与保护。所选内容紧紧围绕护理工作，突出重点内容，并辅以案例说明。

本书适合作为高等学校护理专业教材，也可作为护理从业人员的参考用书。

图书在版编目(CIP)数据

护理与法 / 郭瑞红，马静主编. —上海：上海交通大学出版社，2016
ISBN 978-7-313-16148-2

Ⅰ. ①护… Ⅱ. ①郭… ②马… Ⅲ. ①护理学 ②卫生法—中国
Ⅳ. ①R47 ②D922.16

中国版本图书馆CIP数据核字(2016)第274995号

护理与法

主　　编：郭瑞红　马　静
出版发行：上海交通大学出版社　　地　　址：上海市番禺路951号
邮政编码：200030　　电　　话：021-64071208
出 版 人：郑益慧
印　　制：北京紫瑞利印刷有限公司　　经　　销：全国新华书店
开　　本：787mm × 1092mm　1/16　　印　　张：13.5
字　　数：304千字
版　　次：2016年12月第1版　　印　　次：2016年12月第1次印刷
书　　号：ISBN 978-7-313-16148-2/R
定　　价：35.00元

出版说明

Publisher's Note

随着社会经济的发展、疾病谱的变化，人民群众对健康的需求不断增长，护理服务领域不断拓展，护理工作必须不断适应人民群众日益多样化、多层次的健康需求。护理事业发展面临的机遇与挑战，对护理教育提出了更高的要求。护理教育应坚持以岗位需求为导向，理论与实践相结合，大力培养临床实用型护理人才，以适应护理专业及社会发展的需要。

为贯彻落实《国家中长期教育改革和发展规划纲要（2010—2020年）》《医药卫生中长期人才发展规划（2011—2020年）》等文件精神及全国医学教育改革工作会议精神，进一步深化护理学教育改革，提升护理专业人才培养水平和教育教学质量，促进护理专业人才队伍建设，我们在充分调研了全国多所医学院校护理专业的课程设置、课时分配、教材体例、教学方法等情况的基础上，联合各大院校专家、教授、老师及优秀临床护理工作者，策划并出版了全国高等院校护理专业“十三五”精品规划教材。

本套教材的编写遵循以下指导思想和基本原则：

1．突出专业特点

突出护理学专业特点，体现整体护理和以人为本的护理理念，引导学生树立正确的价值取向；融入循证护理及评判性思维，培养学生的安全管理理念及风险防范意识；注重人文素质教育，增强学生的人文关怀意识，渗透以病人为中心和人性关爱的理念。

2．以学生为中心

遵循“三基五性”的教材编写基本原则，以学生为中心，启发学生思维，激发学生思考，注重培养学生的自主学习能力及综合分析能力。

3．结合临床实践，满足社会需求

围绕本科护理学教育培养目标的要求，紧扣护理学教育改革精神，以岗位需求为导向，促进理论与实践相结合，培养临床实用型人才，注重护理实践能力的提高。

4．融入新知识、新技能

在传承我国传统文化的基础上，适当介绍国际先进的文化传统和相关理念、思想，并结合护理临床实践，加以创造性利用；关注护理模式改革，结合临床护理新进展，注重知识及护理技能的更新。

高等教育承担着培养高素质人才的重大任务，在护理人才队伍建设中起着重要的作用。本套教材在深化护理学教育改革的基础上，融入护理行业新理念、新技术，结合护理岗位要求，旨在培养能适应卫生事业发展、满足人民群众健康服务需求的护理人才。希望本套教材的出版能促进护理人才队伍建设，推进护理学教育及护理事业的发展。

全国高等院校护理专业“十三五”精品规划教材编委会

前言

Foreword

随着我国社会的进步、经济的发展和法制化进程的不断推进，国家出台了一系列法律法规，在医疗卫生事业领域形成了较为完善的卫生法律体系，使卫生管理事业逐步走向法制轨道，人们的法制观念也日益增强。护理是为人类健康服务的职业，护理实践中涉及的法律问题越来越普遍，护理工作与法律的关系越来越受到重视，近年来国内外涉及护理人员的诉讼案件也呈不断上升的趋势。因此，作为一名护理人员，应自觉从法律的角度来审视自己的护理行为，养成知法、守法、执法的良好习惯，运用法律武器调整社会成员之间的关系，履行法律规定的责任和义务，维护自身的合法权益。这不仅是法制建设的需要，也是护理专业自身发展的需要。

但现阶段护理人员的法律意识普遍比较淡薄，对护理相关的法律知识掌握较少，护理专业学生在校教育中所涉及的护理相关法律的教育缺乏，有些院校仅开设“法律基础知识”课程，有些院校开设“卫生法学”，对护理学生而言针对性不强；还有些院校对护理法律法规的学习限于“护理学基础”或“护理学导论”中涉及的医疗事故处理法律制度和护士管理法律制度，课时少，内容不够全面。“护理与法”相关课程的开设已成为护理教育中非常重要的一部分内容，但教学中可供选择的具有护理特色的法律教材非常少，究其原因，与现阶段护理人员或护理工作者法律素养普遍较低，同时具有护理学和法学背景的学者少有一定关系。

自全国大多数护理院校开始开设“护理与法”课程以来，大多以选修课的形式呈现，教材多为教师备课中自行编写的讲义，因此亟须更多的学者对护理与法进行研究，总结经验，形成文字性材料或编写成教材，以供护理专业教学使用，因此有了本教材的编写。

Foreword

本教材所选内容均为对临床护理工作有指导意义的法律相关知识，编者对每一部分内容都精心组织、安排，体现了法律相关知识自身的系统性和科学性，教材中还选用了大量的临床护理实践的法律相关案例，既丰富了教材内容，又有益于加深学习者对所学知识的理解。

本教材由从事临床护理及法律实践的专家及医学院校富有《护理与法》课程教学经验和理论知识丰富的护理教师合作编写完成，在此对他们的精诚合作及辛苦付出表示衷心的感谢。

尽管在教材编写的过程中各位编者十分努力，但由于能力有限，教材中难免有疏漏或不完善的地方，希望使用本教材的教师、学生和其他护理相关人员能够及时给予批评指正，以便再版时完善。

编　者

目录

Contents

第一章 法学基础

新中国成立以来，特别是改革开放30多年来，在中国共产党的领导下，经过各方面坚持不懈的努力，我国立法工作取得了举世瞩目的巨大成就。一个立足中国国情和实际、适应改革开放和社会主义现代化建设需要、集中体现党和人民意志的，以宪法为统帅，以宪法相关法、民法、商法等多个法律部门的法律为主干，由法律、行政法规、地方性法规等多个层次的法律规范构成的中国特色社会主义法律体系已基本形成，有利于国家经济建设、政治建设、文化建设、社会建设以及生态文明建设的各个方面实现有法可依。当代中国的法律体系，部门齐全、层次分明、结构协调、体例科学，主要由七个法律部门和三个不同层级的法律规范构成。七个法律部门是：宪法及宪法相关法、民法商法、行政法、经济法、社会法、刑法、诉讼与非诉讼程序法。三个不同层级的法律规范是：法律，行政法规，地方性法规、自治条例和单行条例。

第一节 宪 法

纵览古今中外，虽然都曾有“宪法”一词在最高统治者制定的规章典籍中屡次出现，但是它的含义却与近现代的“宪法”迥然不同。今天我们所要学习和研究的“宪法”是受欧洲文艺复兴时期人文主义思潮的潜在影响，伴随着近代资产阶级革命的不断发展而逐步形成的。可以表述为：宪法是反映各种政治力量实际对比关系，规定民主制国家的根本制度和根本任务，保障公民基本权利，具有最高法律效力的国家根本法。

一、宪法的法律特征

宪法是国家的根本大法，被称为“法律的法律”，具有最高的法律效力，从而区别于其他普通法律。

(1)内容上，宪法规定了一个国家最根本、最核心的问题。诸如国家的性质、国家的政权组织形式、国家的基本国策、公民的基本权利和义务、国家机构的组织及其职权等。这些规定不仅反映着一个国家政治、经济、文化和社会生活等各个方面的基本内容及其发展方向，还从社会制度和国家制度的根本原则上规范着整个国家的活动。其他法律所规定的内容通常只是国家生活中的一般性或具体领域的问题，如刑法规定什么是犯罪及犯罪行为如何追究刑事责任的问题；婚姻法主要调整婚姻和家庭生活方面的问题等。

(2)法律效力上，宪法具有最高的法律效力。所谓法律效力是指法律所具有的约束力和强制力。任何法律都应当具有法律效力，只不过是法律效力高低的问题。宪法的法律效力高于一般的法律，在国家的法律体系中处于最高的法律地位。宪法的最高法律效力主要表现在：①宪法是制定普通法的依据，任何法律、法规都不得与宪法的原则和精神相违背；②宪法是一切国家机关、社会团体和公民的最高行为准则。我国宪法第五条明确规定："一切法律、行政法规和地方性法规都不得同宪法相抵触。"宪法序言中规定："全国各族人民、一切国家机关和武装力量、各政党和各社会团体、各企业事业组织，都必须以宪法为根本的活动准则，并且负有维护宪法尊严、保证宪法实施的职责。"

(3)制定和修改的程序上，宪法比其他法律更加严格。世界上绝大多数国家都对宪法的制定和修改规定了特别程序以保证宪法的权威和尊严，确保宪法的相对稳定性。我国现行《宪法》第六十四条规定："宪法的修改，由全国人民代表大会常务委员会或者五分之一以上的全国人民代表大会代表提议，并由全国人民代表大会以全体代表的三分之二以上的多数通过。而法律和其他议案由全国人民代表大会以全体代表的半数通过。"

二、宪法的实质

宪法的实质又称宪法的本质，是指从总体上规定宪法性能和发展方向的宪法的内部联系，是宪法比较深刻和稳定的一面，主要是指它的阶级属性。列宁曾说"宪法的实质在于：国家的一切基本法律和关于选举代议机关的权限等的法律，都表现了阶级斗争中各种力量的实际对比关系"。

《宪法》和其他法律一样，都是统治阶级意志的表现，都是上升为国家意志的统治阶级意志。但是宪法特殊的法律地位决定了其能更集中、更全面地表现统治阶级的意志。反过来也说明了宪法是国家根本大法的最高法律效力。但是，宪法也不能随心所欲地表现统治阶级的意志，统治阶级在制定和修改宪法的时候，必须全面综合考察当时各种政治力量的对比，并根据政治力量对比的实际情况确定宪法的基本内容。

三、我国的国家性质和政权组织形式

国家性质就是国家的阶级本质，也就是通常所说的国体，它确定了社会各阶级在国家中的地位。国体问题也就是谁掌握国家统治权的问题，是国家政权建设的首要问题。《宪法》第一条规定："中华人民共和国是工人阶级领导的、以工农联盟为基础的人民民主专政的社会主义国家。"此条规定明确了我国的国家性质，即我国是人民民主专政的社会主义国家。人民民主专政制度是中国共产党领导中国人民创造的一种具有中国特色的制度。

政体是国家政权的组织形式，即统治阶级采取什么形式行使其统治权力，实现对国家的管理。政体与国体相适应，国体反映国家的阶级本质，政体表现和服务于国体。我国的政权组织形式是人民代表大会制度。人民代表大会制度是我国实现社会主义民主的基本形式，也是我国的根本政治制度，符合我国的基本国情。它是中国人民民主专政政权的组织形式，是中国共产党领导的人民民主制度。中国存在着各项政治制度，其中人民代表大会制度是其他各项政治制度赖以建立的前提，反映了中国政治生活的全貌，是具有根本性的政治制度。

四、我国的国家结构形式

国家结构形式是指特定国家的统治阶级根据一定原则采取的调整国家整体与部分、中央与地方相互关系的形式。如果说政权组织形式是从横向角度表现国家政权体系，那么国家结构形式则是从纵向角度表现国家政权体系。当今世界各国的国家结构形式主要分为单一制和联邦制两种。我国宪法规定，中华人民共和国是全国各民族人民共同缔造的统一的多民族国家，这说明我国采用的是单一制国家结构形式。我国自秦汉以来一直是统一的中央集权制的国家，祖国统一、民族团结是历史的主流，并在各民族长期的发展和交往中形成了大杂居和小聚居的分布情况，我国采用单一制的国家结构形式也是历史发展的必然。在实行单一制国家结构形式的同时，以民族区域自治和特别行政区制度处理民族问题，以和平方式解决历史遗留的台湾问题。

(一)民族区域自治

《宪法》第四条第三款规定："各少数民族聚居的地方实行区域自治，设立自治机关，行使自治权。各民族自治地方都是中华人民共和国不可分离的部分。"民族区域自治制度，即在国家统一领导下，以少数民族聚居的地区为基础，建立相应的自治机关，行使自治权，由少数民族自己当家做主，管理本民族内部地方事务。民族自治地方的自治机关除行使同级地方国家机关的职权外，还享有广泛的自治权利，包括：依照当地民族的政治、经济和文化特点，制定自治条例和单行条例；自主地安排使用属于民族自治地方的财政收入；自主地安排和管理地方性的经济建设事业；自主地管理本地方的教育、科学、文化、卫生、体育事业，保护和整理民族的文化遗产，发展和繁荣民族文化。

(二)特别行政区

《宪法》第三十一条规定："国家在必要时设立特别行政区。在特别行政区内实行的制度按照具体情况由全国人民代表大会以法律规定。"特别行政区是指在我国版图内，根据我国宪法和法律规定设立的，具有特殊的法律地位，实行特别的政治、经济制度的行政区域。特别行政区有其自治的特殊性。主要表现在特别行政区享有高度的自治权，特别行政区保持原有资本主义制度和生活方式 50 年不变，特别行政区的行政机关和立法机关由该区永久性居民依照基本法的有关规定组成，特别行政区原有的法律基本不变等。

五、我国公民的基本权利与义务

《宪法》第三十三条规定："凡具有中华人民共和国国籍的人都是中华人民共和国公民。"所谓国籍就是一个人属于某个国家的国民在法律上的身份确认。

(一)公民的基本权利

基本权利是为一国宪法所承认与保障的个人在共同体中为人格的完整与完善所必需的权利；而一般权利通常由普通法律所规定。基本权利表明的是其在整个权利体系中相对于一般权利的重要地位。现行的 1982 年宪法对公民基本权利的规定主要集中在第二章，即《公民的基本权利和义务》。2004 年宪法修正案在宪法第三十三条中明确规定："国家尊重和保障人权。"具体来说可以概括为：

1. 平等权　我国公民不分民族、种族、性别、职业、家庭出身、宗教习惯、教育程度、财产状况、居住期限，都一律平等地享有宪法和法律规定的权利，都平等地履行宪法和法律规定的义务；任何人的合法权益都一律平等地受到保护，对违法行为一律依法予以追究；在法律面前，不允许任何公民享有法律以外的特权，任何人不得强迫任何公民承担法律以外的义务，不得使公民受到法律以外的处罚。

2. 政治权利与自由　公民依法享有参与国家政治生活的权利和自由。包括公民参与国家、社会组织与管理活动的选举权与被选举权，以及公民在国家政治生活中依法发表意见，表达意愿的言论、出版、集会、结社、游行、示威的自由。

3. 宗教信仰自由　宗教信仰自由是指公民根据内心的信念，自愿地信仰宗教的自由。其含义包括：公民有按照自己的意愿信仰宗教的自由，也有不信仰宗教的自由；有信仰这种宗教的自由，也有信仰那种宗教的自由；在同一宗教里，有信仰这个教派的自由，也有信仰那个教派的自由；有过去不信教而现在信教的自由，也有过去信教而现在不信教的自由；有按宗教信仰参加宗教仪式的自由，也有不参加宗教仪式的自由。

4. 人身自由　狭义的人身自由主要指公民的身体不受非法侵犯，广义的人身自由还包括与狭义人身自由相关联的生命权、人格尊严、住宅不受侵犯、通信自由和通信秘密等与公民个人生活有关的权利和自由。

5. 社会经济、文化教育权利　财产权、劳动权、劳动者的休息权、物质帮助权、受教育权利、进行科学研究和文学艺术创作的权利等。

6. 监督权和获得赔偿权　监督权是指《宪法》赋予公民监督国家机关及其工作人员的活动的权利，其内容包括批评建议权、控告检举权和申诉权。获得赔偿权是指公民的合法权益因国家机关或者国家机关工作人员违法行使职权而受到侵害的，公民有要求国家赔偿的权利。

(二)公民的基本义务

《宪法》在规定公民的基本权利的同时，也会要求公民承担基本义务。公民的基本义务就是社会和国家对公民最重要的、最基本的要求。我国现行《宪法》在第五十二条至第五十六条对公民义务作了集中规定，依条款顺序我国公民应尽的基本义务有：①维护国家统一和全国各民族团结；②遵守宪法和法律，保守国家秘密，爱护公共财产，遵守劳动纪律，遵守公共秩序，尊重社会公德；③维护祖国的安全、荣誉和利益；④保卫祖国、依法服兵役和参加民兵组织；⑤依法纳税。

此外，《宪法》的其他部分还提到了公民的四项基本义务，分别是：劳动的义务、受教育的义务、夫妻双方有实行计划生育的义务、父母有抚养教育未成年子女的义务和成年子女有赡养扶助父母的义务。这些义务既具有社会伦理与道德的性质，同时也具有一定形式的法律性质。

《宪法》中与医疗卫生工作有关的规定有：第二十一条："国家发展医疗卫生事业，发展现代医药和我国传统医药，鼓励和支持农村集体经济组织、国家企业事业组织和街道组织举办医疗卫生设施，开展群众性的卫生活动，保护人们健康。国家发展体育事业，开展群众性的体育活动，增强人民体质。"第四十五条："中华人民共和国公民在年老、疾病或者丧失劳动能力情况下，有从国家和社会获得物质帮助的权利。国家发展为公民享受这些权利所需要的社会保险、社会救济和医疗卫生事业。"

六、我国的国家机构

国家机构是国家为实现其职能而建立起来的一整套有机联系的国家机关的总和，其性质是由国家的性质决定的。我国是工人阶级领导的、以工农联盟为基础的人民民主专政的社会主义国家，因此我国的国家机构必然是社会主义性质的，是实现人民民主专政和建设有中国特色社会主义的有力保障。我国的国家机构分为中央国家机关和地方国家机关两大类。我国中央国家机构根据国家机构的职能和一定的原则，依照宪法分为全国人民代表大会及其常务委员会、中华人民共和国主席、国务院、中央军事委员会、最高人民法院、最高人民检察院。地方国家机关包括地方人民代表大会及其常务委员会、地方政府。

第二节　法　律

法律一词有广义、狭义之分。广义的法律与法同义，指一切有权创制法律规范的国家机关制定和认可的法律规范的总称。而狭义的法律专指国家最高权力机关及其常设机关，即全国人民代表大会和全国人大常委会制定颁布的规范性文件，其法律效力仅次于宪法。根据宪法的规定，法律可以分为基本法律和基本法律以外的法律。基本法律比较全面地规定和调整国家及社会生活某一方面的基本社会关系，如民法通则、诉讼法、刑法、行政法等。基本法律由全国人民代表大会制定和修改，在全国人民代表大会闭会期间，全国人大常务委员会有权对基本法律进行部分修改，但不能同该法律的基本原则相抵触。基本法律以外的法律由全国人大常委会制定和修改，通常规定和调整基本法律调整范围以外的比较具体的社会关系，如商标法、执业医师法等。

一、民事法律制度

民法是调整平等主体的自然人、法人和其他组织之间的财产关系、人身关系的法律规范的总称。狭义的民法仅指民法典，广义的民法是指包括民法典和其他单行法在内的全部民事法律规范的总称。在法制史上，比较有影响的民法典是法国民法典和德国民法典；在我国历史上，清末和民国时期曾制定过民法典。我国 1986 年 4 月通过的《民法通则》概括规定了民事法律的基本制度，有准民法典的性质。2002 年 12 月召开的九届全国人大常委会第三十一次会议上，民法典草案被列入正式议程进行审议，相信一部新的民法典不久将会问世。

(一)民法特征

1. 民法调整的是平等主体之间的社会关系　作为民事主体来说，他们的权利能力一律平等。就公民而言，不分民族、种族、职业、教育程度都有平等的权利能力；就法人而言，不管他是国家机关、企业法人、社会团体，只要取得了法人资格，在地位上都是平等的。

2. 民法调整的范围是平等民事主体之间的财产关系和人身关系　财产关系是指在物质资料生产、分配、流转和消费过程中所形成的以财产为直接内容的经济关系。人身关系是指与人身不可分离而又不具有直接财产内容的社会关系。

(二)民法的调整对象

《民法通则》第二条规定："民法的调整对象是平等主体的公民之间、法人之间、公民和法人之间的财产关系和人身关系。"从这条规定，我们可以看出：第一，我国民法调整的关系既包括财产关系也包括人身关系；第二，我国民法调整对象的主体既包括公民也包括法人；第三，我国民法调整的是平等主体之间的财产关系和人身关系。在民事法律关系中，财产关系主要包括财产归属关系和财产流转关系，它回答了财产"是谁的"的问题。人身关系是指基于自然人的生命、健康、姓名、名誉、尊严、肖像等人格要素和法人的名称、名誉、信用等因素产生的人格关系及基于自然人的身份而形成的身份关系。

(三)民事法律关系

1. 民事法律关系的概念与特征　民事法律关系是由民法规范调整的、以权利和义务为内容的社会关系，它包括人身关系和财产关系。生活事实层面的社会关系经由民法规范调整后，被赋予权利和义务的内容而转化为法律关系。民事法律关系作为法律关系的一种，除具有法律关系的一般特征外，还具有不同于其他法律关系的特征：①主体的私人性；②内容为私权利和私义务；③产生的自治性。

2. 民事法律关系的要素　民事法律关系的要素是指构成民事法律关系必须具备的条件。一般包括主体、内容、客体三要素。当其中一个要素发生变化时，具体的民事法律关系也会发生变化。

民事法律关系的主体是指民事法律关系中享受权利、承担义务的参与者、当事人。这里的人不仅包括自然人，还包括享有民事主体资格的法人和其他社会组织，主要包括自然人和法人。国家有时也直接参与民事活动，但基于民事主体的平等性，国家出现在民事活动中时，其身份只是公法人。另外，在一些特定的民事法律关系中，其主体也可以是不具有法人资格的其他社会组织。

民事法律关系的客体是指民事主体得以结成相互关系的利益对象。客体是民事权利和民事义务之所依，是主体交往的基石和利益所在。故，没有客体，便无从发生民事法律关系。民事法律关系的客体，依利益的表现形式，可分为物、行为、智力成果三类。

民事法律关系的内容是指民事主体所享有的权利和承担的义务，即民事权利和民事义务。民事权利是指民法规范赋予权利主体为实现其权益而允许其做某种行为或要求他人做某种行为。民事义务是指义务人为满足权利人的利益而为一定的行为或不为一定的行为。任何个人和组织作为民事主体，参与民事法律关系，都必然要享受民事权利、承担民事义务。民事义务和民事权利一样，也是由法律所确认的，同样体现着个人利益和社会利益的统一。

(四)民事法律事实

民事法律事实简称法律事实，是指符合民事规范，能够引起民事法律关系发生、变更、消灭的客观现象，包括事件和行为两大类。

1. 事件　是指与人的意志无关的、能够引起民事法律后果的客观现象，又称自然事实。如人的出生和死亡、时间的经过、自然灾害等。

2. 行为　是指人的有意识的活动，是法律要件中最常使用的法律事实。行为虽与人的意志有关，但根据意志是否需明确对外做意思表示，行为又被划分为表意行为和非表意行为。表意行为是行为人通过意思表示，旨在设立、变更或消灭民事法律关系的行为，如签订合同。非表意行为是行为人主观上没有产生民事法律效果的意思表示，客观上引起法律效果发生的行为，如侵权行为。

任何民事法律关系都只能依靠一定的法律事实而在民事主体之间发生、变更和消灭，只有能引起民事法律关系发生、变更与消灭的事实才是民事法律事实，并不是任何事实都能引起民事法律关系的发生、变更与消灭。

(五)代理

1. 代理的概念　代理是指代理人于代理权限内，以本人(被代理人)的名义向第三人为意思表示或受领意思表示，而该意思表示直接对本人生效的民事法律行为。被代理人对代理人的代理行为，承担民事责任，它涉及三方的当事人：代理人、被代理人和第三方。

代理有广义和狭义之分。狭义的代理指直接代理，又称显名代理，即以被代理人的名义进行的民事法律行为，后果直接归属于被代理人。广义的代理包括直接代理和间接代理。间接代理又称隐名代理，是指代理人以自己的名义进行民事法律行为，而使其后果间接地归属于被代理人，如行纪行为。《民法通则》采取的是严格狭义代理的概念。

2. 代理的特征

(1)代理人是以被代理人的名义在代理权限范围内进行民事活动。

(2)代理实施的行为必须是有法律效果的行为。

(3)代理人进行代理活动是独立地进行意思表示。

(4)代理行为所产生的法律效果直接由被代理人承担。

3. 代理的分类　《民法通则》第六十四条根据代理权产生根据不同将代理划分为委托代理、法定代理和指定代理。

(1)委托代理：指代理人按照被代理人的委托而进行的代理。委托代理一般产生于代理人与被代理人之间存在的基础法律关系之上，这种法律关系可以是委托合同关系，也可以是劳动合同关系(职务关系)，还可以是合伙合同关系。如自然人甲与自然人乙就货物买卖签订的委托代理合同，合伙人依约相互授予代理权，任何一个合伙人均有权代理其他合伙人签订和履行合同。根据《民法通则》第六十五条的规定，授予代理权的形式可以用书面形式，也可以用口头形式，法律规定用书面形式的，应当用书面形式。

(2)法定代理：指以法律的直接规定为根据而发生的代理。法定代理主要是为民事法律行为欠缺者设计的，法律根据自然人之间的亲属关系，如父母子女、夫妻等而直接规定的代理权。如果有法定监护资格的人之间对担任监护人有争议，则需要由指定机关指定法定代理人，故指定代理在本质上还是法定代理。法定代理人原则上应代理被代理人的有关财产方面的一切民事法律行为和其他允许代理的行为，在性质上属于全权代理。

(六)自然人的民事能力

自然人是基于自然规律出生而取得民事主体资格的人。公民是指具有一国国籍并按该国宪法和法律享受权利和承担义务的自然人。自然人与公民这两个概念既有区别又有联系，凡是公民均为自然人，但自然人不一定是一国公民。我国《民法通则》沿用了苏联民法理论，使用公民的概念，未直接使用自然人的概念；我国的《合同法》采用自然人的概念，不再使用公民的概念。因此，《民法通则》使用的公民概念与自然人概念意义相同。

1. 自然人的民事权利能力　是指法律确认的自然人享有民事权利、承担民事义务的资格。自然人只有具备了民事权利能力，才能参与民事活动。所以，民事权利能力是法律上的人格或主体资格。自然人的民事权利能力始于出生，因出生这一自然事实的完成，自然人当然取得民事权利能力，而无须履行任何法定的手续。自然人的民事权利能力终于死亡，民法上讲的死亡包括生理死亡和宣告死亡。生理死亡又称自然死亡，它是指自然人生命的终结；宣告死亡是指通过法定程序确定失踪人死亡。宣告死亡的时间以人民法院宣告死亡的日期为准。自然人死亡其民事权利能力终止，但是对死者的某些权利的保护仍然继续，如署名权。在司法实践上，对死者名誉的保护，不是基于死者的民事主体享有民事权利，而是基于社会利益的考虑。

2. 自然人的民事行为能力　是指自然人独立实施民事法律行为的资格。《民法通则》以自然人的不同年龄阶段和智力是否正常为标准把自然人的民事行为能力分为三类：完全民事行为能力、限制民事行为能力和无民事行为能力。

(1)完全民事行为能力：指自然人通过自己独立的行为行使民事权利、履行民事义务的能力。《民法通则》规定："18 周岁以上的公民是成年人，具有完全民事行为能力，可以独立进行民事活动，是完全民事行为能力人，""16 周岁以上不满 18 周岁的公民，以自己劳动收入为主要生活来源的，视为完全民事行为能力人。"

(2)限制民事行为能力：又称不完全民事行为能力，指自然人在一定范围内具有民事行为能力，超出一定范围便不具有相应的民事行为能力。《民法通则》规定："10 周岁以上的未成年人和不能完全辨认自己行为的精神患者是限制民事行为能力人。"对于限制民事行为能力人《民法通则》只作了原则性规定，即他们只能进行与其年龄、智力、精神健康状况相适应的民事法律行为，其他比较复杂或重大的民事法律行为应由其法定代理人代理或征求其法定代理人的同意后进行，但是对限制行为能力人进行的奖励、赠与等对本人有利且不设定义务的行为认定为有效。

(3)无民事行为能力：指自然人不具有以自己的行为取得民事权利和承担民事义务的能力。《民法通则》规定："不满 10 周岁的未成年人和不能辨认自己行为的精神患者是无民事行为能力人，由他的法定代理人代理民事活动。"

(七)民事权利(此处主要介绍自然人的民事权利)

1. 人身权　人身权是指法律赋予自然人所享有的、具有人身属性而没有直接财产内容的民事权利。人身权是民事主体享有的最基本的民事权利之一。人身权与财产权相对应具有与人身密不可分的典型特征。依据人身权产生的根据不同可以将人身权分为人格权和身份权两大类。

(1)人格权：人格权是法律赋予民事主体以人格利益为内容，作为一个独立的法律人格所必须享有且与其主体人身不可分离的权利。人格权作为基于人的存在而须臾不分的权利，只要自然人出生、法人成立，无须任何意思表示或经过特别授权，就当然取得并受到法律保护，其实质是国家通过法律赋予的一种资格。人格权是民事主体维系其存在，进行民事活动的前提，离开了这些权利，民事主体的人身利益得不到保障，就丧失了开展民事活动、建立民事权利义务关系的基础。我国《民法通则》规定的人身权包括：

①生命权：生命权是指法律赋予自然人的以生命维持和生命安全为内容的权利。法律上的生命是人赖以存在的前提，也是公民行使其他一切民事权利的基础。一个人生命的终止也就同时意味着自然人自身的消亡，其他任何权利都不再具有任何意义，因此，生命的存在与生命权的享有是每个公民的最高人身利益，民法以充分保护生命权为其重要目的。

②健康权：健康权是自然人依法享有的以保持其自身及其器官以致身体整体的功能安全为内容的人格权。身心健康是公民生存和进行正常民事活动的前提条件，也是公民作为民事主体所应享受的基本利益。对公民器质健康、生理健康或心理的侵害均构成侵害公民的健康权。

③姓名权：姓名权是自然人依法享有的决定、使用、改变自己姓名并排除他人侵害的权利。姓名权的内容主要包括三个方面：姓名决定权、姓名使用权、姓名变更权。

④名誉权：名誉权是公民对自己在社会生活中获得的社会评价、人格尊严享有的不可侵犯的权利。《民法通则》第一百零一条规定："公民、法人享有名誉权，公民的人格尊严受法律保护，禁止用侮辱、诽谤等方式损害公民、法人的名誉。"

⑤荣誉权：荣誉权是指公民因自己突出贡献或特殊劳动成果而获得光荣称号或其他荣誉的权利。

⑥肖像权：肖像权是指公民通过各种形式在客观上再现自己形象而享有的专有权。肖像作为公民形象的标志，与姓名一样是标明特定自然人的符号，反映特定自然人的形象特征，直接关系到自然人的人格尊严与社会评价，与自然人的人格不可分离。《民法通则》第一百条规定：

“公民享有肖像权，未经本人同意，不得以营利为目的使用公民的肖像。”

⑦隐私权：隐私权又称个人生活秘密权，是指公民不愿公开或让他人知悉其个人秘密的权利。我国现在虽然没有明文确定隐私权为一项具体的人格权，但是《关于贯彻执行〈中华人民共和国民法通则〉若干问题的意见(试行)》第一百四十条规定：“以书面、口头等形式宣扬他人的隐私，或者捏造事实公然丑化他人人格，以及用侮辱、诽谤等方式损害他人名誉，造成一定影响的，应当认定为侵害公民名誉权的行为。”由此可见，我国对于隐私权的保护是比照名誉权的保护方式进行的。

(2)身份权：身份权是民事主体基于某种特定的身份而享有的民事权利。它不是每个民事主体都能享有的民事权利，只有当民事主体从事某种行为或因婚姻、家庭关系而取得某种身份时才能享有。具体包括：

①亲权：亲权即父母基于其身份对未成年子女人身、财产方面的管教和保护的权利。

②配偶权：配偶权即婚姻关系存续期间，夫与妻互为配偶的一种身份权。

③亲属权：亲属权即由婚姻、血缘和收养产生的人与人之间的社会关系。

2. 财产权

(1)物权：物权是指权利主体直接支配特定财产(主要是有体物，在特定情况下也可以是权利)的权利，既具有人对物直接支配的内容，又具有对抗权利主体以外的第三人的效力，包括所有权、用益物权和担保物权。

(2)债权：债，作为民法上的概念，是指按照合同的约定或依照法律的规定，在当事人之间产生的特定的权利和义务关系。在债的关系中，一方享有请求对方为一定给付的权利，即债权，该方当事人为债权人；另一方负有向对方为一定给付的义务，即债务，该方当事人为债务人。

根据债发生的原因，债分为：

①合同所生之债：合同是当事人之间设立、变更、终止债权债务关系的协议。合同依法成立后，即在当事人之间产生债权债务关系。

②侵权行为所生之债：侵权行为是指不法侵害他人的合法权益，应承担民事责任的行为。受害人有权请求侵权人予以补偿，形成债的关系。

③无因管理所生之债：无因管理是指没有法定或约定的义务，为避免他人利益受损伤而对他人事务进行管理或者服务的行为。无因管理一旦成立，管理人和本人之间就发生债权债务关系，管理人有权要求本人偿还所支出的必要费用。无因管理是法律规定的债的发生原因。

④不当得利所生之债：不当得利是指没有合法根据获得利益而使他人利益受到损害的事实。依据法律规定，取得不当得利的一方当事人应当将取得利益返还受损失的一方；受损失一方当事人有权请求取得利益一方返还其不当得利。

(八)侵权责任

1. 侵权行为的概念和特征　侵权行为是指民事主体违反法定义务，侵害他人民事权益，依法应当承担民事责任的行为。侵权行为具有如下特征：侵权行为是违反法定义务的行为；侵权行为侵害的对象是他人合法的民事权益；侵权行为是应当承担侵权责任的行为。

2. 侵权行为的归责原则　归责原则是指据以确定行为人承担侵权责任的根据和标准。我国侵权行为归责原则主要包括过错责任原则和无过错责任原则。

3. 一般侵权行为的构成要件

(1)行为的违法性：指行为人实施的行为违反了法律的规定，具体表现为作为的违法行为和不作为的违法行为。

(2)损害事实的存在：损害是指行为人的行为对受害人的民事权益造成的不利后果。这种不利后果通常表现为财产减少、生命丧失、身体残疾、名誉受损、精神痛苦等。损害事实包括财产损害、人身损害和精神损害。

(3)因果关系：指行为人的行为与损害事实之间存在引起与被引起的客观联系。因果关系是侵权行为的必备构成要件，在行为与损害事实之间确定存在因果关系的，就有可能构成侵权责任，没有因果关系就必然地不构成侵权责任。

(4)行为人主观上有过错：是一般侵权行为的专属构成要件。只要法律没有明确规定不以过错为要件，则过错就是行为人承担侵权责任的要件。过错可分为故意和过失两种。故意是指行为人预见到自己的行为可能导致某一损害结果而希望或放任其发生的一种主观心理状态。过失是指行为人因疏忽大意或过于自信而使自己未履行应有注意义务的一种主观心理状态。

4. 侵权责任的概念、方式与适用　侵权责任是指侵害民事权益后应当承担的民事责任。所谓民事权益，包括生命权、健康权、姓名权、荣誉权、肖像权、隐私权、婚姻自主权、监护权、所有权、用益物权、担保物权、著作权、专利权、商标专用权、发现权、股权、继承权等人身、财产权益。

侵权责任方式是指行为人对其侵权责任应当承担的法律后果，它是落实侵权责任的具体形式。我国侵权责任法第十五条第一款规定了承担侵权责任的方式，包括停止侵害、排除妨碍、消除危险、恢复原状、赔偿损失、赔礼道歉、消除影响、恢复名誉。

二、行政法律制度

(一)行政法的概念与原则

行政法是指规定国家行政主体的组织、职权和行使职权的方式、程序以及对行政主体行使行政职权的法制监督，调整行政关系的法律规范的总称。所谓行政是指各种组织的执行、管理职能。行政法作为一个独立的法律部门，具有其自身的特点：第一，随着社会的进步，越来越多的社会现象丰富着现代行政管理的内容，行政法涉及的领域日渐宽泛，不仅内容丰富，而且具有很强的变动性。第二，行政法是集实体法与程序法于一身的部门法。第三，行政法以散见于各种法律、法规、规章中的规范形式存在，没有统一的行政法典。

行政法的基本原则是普遍适用于行政关系，贯穿于全部行政法律规范，指导行政法律规范制定实施的准则。一般认为行政法的基本原则有行政合法性原则和行政合理性原则。行政合法性原则要求行政主体必须依据法律、法规取得、行使行政权力并对行使行政权力的行为承担法律责任。行政合法性原则是为了保护公民的合法权益，保护当事人的合法利益而推行的原则，具体涵盖：第一，行政权的来源和设定合法。行政权是国家行政机关执行法律、管理国家行政事务和社会事务的权力，它可以赋予或剥夺公民的权利，科以或免除公民的义务，对公民的权益影响非常大，因此，行政权都应来源于法律的授权，凡是法律未授予行政机关的，行政机关不得行使。第二，行政权的运用和行使合法。行政权力极易被滥用，行政权力被滥用或行使不当不仅会损害社会公共利益，而且会给公民、法人和其他组织的人身、财产等权利造成损害。因此，行政权力的行使和运用必须由法律加以规范和约束。第三，行政权的委托合法。如果行政机关需要将其职权部分或全部委托给其他组织行使时，必须符合法律规定的条件。

行政合法性原则的补充与完善，它要求行政权力行使应当客观、适度，符合行政活动内容错综复杂、千变万化，法律在规范行政关系的过程中不可能完全预料到一切可能发生的状况，需要给予行政机构一定的自由裁量权。对于行政合理性原则的把握既要在法的范围之内，又不能随意扩大范围。它的内容可以概括为：行政行为必须符合法律的目的；行政行为必须具有合理的动机；行政行为必须考虑相关的因素；行政行为必须符合公正法则。

(二)行政主体与行政相对人

行政主体是指依法享有国家行政职权，能够以自己的名义实施行政管理活动，并独立承担法律后果的社会组织。行政主体包括行政机关以及法律、法规授权的组织。这个概念包含以下含义：首先，行政主体是一个有机整体，任何个体或个人，即使是国家公务员，都不能成为行政主体；其次，行政主体能以自己的名义实施行政管理活动；最后，行政主体依法有能力承担实施行政行为所产生的法律效果。

行政相对人是指在行政管理法律关系中与行政主体相对应的另一方当事人，其权益受到行政主体行政行为的影响，处于被管理地位的组织或个人。在我国，行政相对人的范围非常广泛，包括国家组织、社会组织、中华人民共和国公民、外国组织和外国人。

(三)行政法的构成

行政法主要由授予行政权的法律、行政组织法、行政行为法、行政监督法构成。

在我国，行政机关是人民代表大会的执行机关，行政机关不能自行设定权力，其行使的权力来源于人民代表大会制定的法律。一般有三种形式：一是宪法和有关行政机关组织法中的一般授权；二是通过制定行政单行法律向行政管理机关授权；三是针对特定问题或行为进行特殊授权。行政组织法与行政授权紧密相关，目前有国务院组织法、地方政府组织法。行政行为法是指行政机关依法行使权力，管理公共事务，直接或间接产生法律后果的行为。行政行为法包括行政立法制度、行政执法制度、行政裁决制度和行政程序制度。行政监督法是监督机构依法对行政主体行使职权行为进行监督，调整行政法制监督关系。

(四)行政行为

行政行为是行政主体运用行政职权实施的产生法律效力的行为。行政行为是行政主体所有行为中的一部分，而不是全部。行政行为得以成立应当具有四个要件：第一，主体要件。行政行为必然是行政主体的行为。第二，权力要件。行政行为是行政主体行使行政权力的行为。第三，法律要件。行政行为是产生一定法律后果的行为，即行政行为对行政相对人的权利义务发生影响。第四，行政行为是对外的行为，行政主体内部的行为不是行政行为。

依据不同的分类标准可以将行政行为分成不同的种类，抽象行政行为与具体行政行为是比较重要和典型的分类。

1. 抽象行政行为　是行政主体行使职权的一种重要形式，具有调整范围广泛的特征，在行政管理中发挥重要作用。抽象行政行为是指行政机关制定具有普遍约束力的规范性文件的活动。

2. 具体行政行为　是指行政主体针对特定的对象，就特定的事项做出的处理决定。具体行政行为与抽象行政行为相比，具有特定性和直接性。例如行政处罚、行政许可等都属于具体行政行为。

(五)行政救济

行政救济是指公民、法人或其他组织认为具体行政行为直接侵害其合法权益，请求国家机关依法对行政违法或行政不当行为实施纠正，并追究其行政责任，以保护行政管理相对方的合法权益。行政救济的途径有行政机关救济和司法机关救济两种。行政机关救济是行政管理相对方依法向国家行政机关请求对行政主体的行政违法行为或不当的具体行政行为进行纠正或追究其行政责任的一种救济途径。司法机关救济多指行政诉讼，行政诉讼是指公民、法人或其他组织认为行政机关的具体行政行为侵犯其合法权益，以法定程序和要求向人民法院起诉。人民法院在当事人及其他诉讼参与人的参加下，对具体行政行为进行审理并作出裁决的活动。

三、刑事法律制度

（一）刑法概念

刑法是以国家名义规定何种行为是犯罪和应给犯罪人以何种刑罚处罚，以有效对付犯罪和积极预防犯罪的法律。刑法具有强烈的阶级性、适用范围的广泛性、强制手段的严厉性等特点。

（二）刑法的基本原则

我国《刑法》主要有三项基本原则：第一，罪刑法定原则。即刑法无明文规定不为罪，刑法无明文规定不处罚。第二，罪责刑相适应原则。即重罪重罚，轻罪轻罚，罪责刑相称。第三，适用刑法人人平等原则。即对任何人犯罪，不论犯罪人的家庭出身、社会地位、职业、财产、政治面貌、才能业绩如何，也不论犯罪侵害的是谁的合法权益，都一律平等地适用刑法，不允许任何人有超越法律的特权。

（三）刑法的适用范围

刑法的适用范围，也称刑法的效力，是指刑法在什么空间、时间内具有适用效力。

1. 刑法的空间效力　刑法的空间效力所解决的是一国刑法在什么地域、对什么人适用的问题。从各国刑法及国际条约的规定来看，一国刑法不仅能适用于本国领域内，而且在一定条件下也能适用于本国领域外，但刑法在国外的适用受到国际法的制约。刑法在空间的适用范围，涉及对国内犯（发生在本国领域内的犯罪）与国外犯（发生在本国领域外的犯罪）的效力。对国内犯的适用原则为属地管辖原则，即一个国家对发生在本国领域内的犯罪人，不管行为人是谁，都适用本国刑法。对国外犯的适用，分三种情况采取不同的原则。属人管辖原则的基本含义是，本国公民在国外犯罪的，也适用本国刑法。根据刑法第七条的规定，中华人民共和国国家工作人员和军人在中华人民共和国领域外犯我国刑法规定之罪的，适用我国刑法；中华人民共和国公民在中华人民共和国领域外犯我国刑法规定之罪的，原则上适用我国刑法，但是按照我国刑法规定的最高刑为 3 年以下有期徒刑的，可以不予追究。保护管辖原则的基本含义是，不论本国人还是外国人，其在国外的犯罪行为，只要侵犯了本国国家利益或者本国公民的利益，就适用本国刑法。其实质意义在于，保护本国国家利益与本国公民的权益。根据我国刑法第八条的规定，以保护管辖原则为根据适用我国刑法的，必须具备以下三个条件：①所犯之罪必须侵犯了中华人民共和国国家或者公民的利益；②所犯之罪按照我国刑法规定的最低刑为 3 年以上有期徒刑；③所犯之罪按照犯罪地的法律应也受处罚。普遍管辖原则以保护各国的共同利益为标准，认为凡是国际公约或者条约所规定的侵犯各国共同利益的犯罪，不管犯罪人的国籍与犯罪地的属性，缔约国或者参加国发现犯罪人在其领域之内时便行使刑事管辖权。根据国际公约及各国刑法的规定，适用普遍管辖原则受到一定限制：①适用该原则的犯罪必须是危害人类社会共同利益的犯罪；②管辖国应是有关公约的缔约国或者参加国；③管辖国的国内刑法也规定该行为是犯罪；④犯罪人出现在管辖国的领域内。

2. 刑法的时间效力　刑法的时间效力解决的问题是，刑法何时起至何时止具有适用效力，其内容主要包括三个方面：生效时间、失效时间与溯及既往的效力。

(1)刑法的生效：刑法生效的时间主要有两种方式：一种是从公布之日起生效，单行刑法通常采用这种方式；另一种是公布之后经过一段时间再施行。

(2)刑法的失效：刑法的失效通常有两种方式：一是国家立法机关明确宣布某些刑事法律失效；二是自然失效，即新法施行后代替了同类内容的旧法，或由于原来的特殊立法条件消失，旧法自行废止。

(3)刑法的溯及力问题：刑法的溯及力是指刑法生效后，对于其生效以前未经审判、判决尚未确定或者未裁定的行为是否具有追溯适用效力，如果具有适用效力，则是有追溯力，否则就是没有追溯力。罪刑法定原则禁止不利于行为人的溯及既往，但允许有利于行为人的溯及既往。依照《刑法》第十二条的规定，我国在刑法溯及力的问题上，采用“从旧兼从轻”的原则。

(四)犯罪及犯罪构成

犯罪是指违反我国《刑法》、应受到刑罚处罚的严重危害社会的行为。它具有严重的社会危害性、刑事违法性、应受刑罚处罚性。犯罪构成是对犯罪概念的具体化。犯罪构成是犯罪成立必须具备的主客观要件的总和。它由犯罪客体、犯罪客观要件、犯罪主体、犯罪主观方面四个要件组成，是犯罪成立的必备条件。

1. 犯罪客体　犯罪客体是指我国《刑法》所保护的、被犯罪行为所侵害的社会关系。社会关系就是人们在生产和生活中所形成的人与人之间的相互关系。社会关系有物质的社会关系和思想的社会关系之分，它们都有可能受到犯罪行为的侵犯而成为犯罪客体。政治、经济、思想、道德、文化等方面都存在人与人之间的关系。但是作为犯罪客体的社会关系不是一般的社会关系，如友谊关系、借贷关系等，这些关系只能由道德规范或由民事、行政法律加以调整与保护，而不在刑法保护之列，因此不能成为犯罪客体。而我国刑法所保护的那种社会关系是指国家主权、领土完整和安全，人民民主专政的政权，社会主义制度，社会秩序和经济秩序，国有财产或者劳动群众集体所有的财产权，公民私人的财产所有权，公民的人身权利、民主权利和其他权利，等等。这些社会关系在我国刑法第十三条中已有明确的表述，它们一旦为犯罪行为所侵犯，就成为犯罪客体。

2. 犯罪客观要件　犯罪客观要件是指刑法规定的成立犯罪所必须具备的客观事实特征；它说明某种犯罪是通过什么行为、在什么情况下对刑法所保护的社会关系造成了什么后果。犯罪客观要件是刑法规定的，其内容是客观事实特征，它说明行为对刑法所保护的社会关系的侵犯性，是成立犯罪所必须具备的要件。犯罪客观要件的内容首先是危害社会的行为，危害行为是一切犯罪的共同要件，任何犯罪的成立都必须有刑法规定的危害行为。除了危害行为外，危害结果、危害行为与危害结果之间的因果关系，也是客观方面的重要内容，但一般认为它们不是一切犯罪的共同要件，只是某些犯罪的构成要件。

3. 犯罪主体　犯罪主体是实施了犯罪行为依法应承担刑事责任的自然人或单位。犯罪主体在我国有自然人和单位，主要是自然人。

(1)自然人犯罪主体：自然人犯罪主体的一般要件是达到刑事责任年龄，具有刑事责任能力。刑事责任年龄是指刑法所规定的，行为人实施刑法所禁止的犯罪行为所必须达到的年龄。我国对刑事责任年龄做如下划分：①不满 14 周岁的人，一律不负刑事责任，即不满 14 周岁的人所实施的任何行为，都不构成犯罪。②已满 14 周岁不满 16 周岁的人，犯故意杀人、故意伤害致人重伤或死亡、强奸、抢劫、贩卖毒品、放火、爆炸、投放危险物质罪的，应当负刑事责任。③已满16周岁的人犯罪，应当负刑事责任。④已满14周岁不满18周岁的人犯罪，应当从轻或减轻处罚。刑事责任能力是指行为人对自己行为的辨认与控制能力。我国《刑法》把自然人刑事责任能力按程度划分为完全刑事责任能力、完全无刑事责任能力、相对无刑事责任能力、减轻刑事责任能力。根据法律规定，醉酒的人犯罪，应当负刑事责任。犯罪时不满18周岁的人和审判时怀孕的妇女不适用死刑。

(2)单位犯罪主体：单位犯罪是指公司、企业、事业单位、机关、团体实施的违反我国《刑法》规定的应当受到刑罚处罚的严重危害社会的行为。

4. 犯罪主观要件　犯罪主观要件是指刑法规定成立犯罪必须具备的、犯罪主体对其实施的及其危害结果时所持的心理态度。犯罪心理态度的基本内容是故意与过失，此外还有犯罪目的与动机。罪过与犯罪客观要件密切联系：罪过是对危害行为与危害结果的故意与过失；罪过必须表现在一定的危害行为中；罪过只能是行为时的心理态度，罪过的有无以及罪过形式与内容都应以行为时为准，而不以行为前或行为后为准。刑法总则明文规定了故意与过失的含义，任何犯罪的成立都要求行为人主观上具有故意或过失；不具有故意与过失的行为，称为无罪过事件，不可能成立犯罪。

犯罪故意是指明知自己的行为会发生危害社会的结果，并且希望或放任这种结果发生的心理状态。具有犯罪故意主观心理状态的犯罪，叫故意犯罪。

犯罪过失是指应当预见自己的行为可能发生危害社会的结果，因为疏忽大意而没有预见，或者已经预见而轻信能够避免的心理状态。具有犯罪过失主观心理状态的犯罪，叫过失犯罪。

(五)犯罪排除事由

犯罪排除事由，是指行为虽然在客观上造成了一定损害后果，表面上符合某些犯罪的客观要件，但实际上没有犯罪的社会危害性，并不符合犯罪构成，依法不成立犯罪的事由。刑法明文规定了正当防卫与紧急避险两种排除犯罪的事由，但从刑法的相关规定来看，事实上还存在其他排除犯罪的事由，如法令行为、正当业务行为、经被害人承诺的行为、自救行为、自损行为、义务冲突，等等。

1. 正当防卫　正当防卫是指为了使国家、公共利益、本人或者他人的人身、财产和其他权利免受正在进行的不法侵害，而采取的制止不法侵害并对不法侵害人造成损害的行为。正当防卫是对他人造成损害不负法律责任的合法行为。

防卫过当是指正当防卫明显超过必要限度，对不法侵害人造成重大损害的行为。防卫过当要负刑事责任，但防卫过当不是一个独立的罪名，法律规定按照行为触犯的有关条文和罪名酌情减轻或免除处罚。

2. 紧急避险　紧急避险是指在法律所保护的权益遇到危险而不可能采用其他措施加以避免时，不得已而采用的损害另一个较小的权益以保护较大的权益免遭损害的行为。

正当防卫与紧急避险最根本的区别在于：正当防卫是合法权益与不法权益之间的冲突，紧急避险是两个合法权益之间的冲突，是“两害相权取其轻”的问题。正当防卫打击的是非法利益，紧急避险损害的则是第三者的合法利益。

紧急避险的限度条件，是指紧急避险行为不能超过其必要限度，造成不应有的损害。那么，以什么标准来衡量紧急避险是否超过必要限度造成不应有的损害呢？对此，法律没有明文规定。我们认为，其标准是：紧急避险行为所引起的损害应小于所避免的损害。紧急避险超过不必要的限度造成不应有的损害的，应当负刑事责任，但是应当减轻或免除处罚。

(六)刑罚及其种类

刑罚，是刑法规定的，由国家审判机关依法对犯罪分子所适用的限制或者剥夺其某种权益的、最严厉的强制性法律制裁方法。

我国刑法规定的刑罚有主刑和附加型两类。主刑，是对犯罪分子独立适用的刑罚方法。附加刑，是补充主刑适用的刑罚方法，附加刑即可附加于主刑适用，又可以独立适用。其中主刑有以下五种：

1. 管制　管制是指对犯罪分子不实行关押，但限制一定自由，由公安机关依靠群众监督执行的一种刑罚方法。管制的期限为 3 个月以上 2 年以下，数罪并罚不得超过 3 年。

2. 拘役　拘役是剥夺犯罪分子短期人身自由，就近实行关押改造的刑罚方法。拘役的期限为 1 个月以上 6 个月以下，数罪并罚不得超过 1 年。

3. 有期徒刑　有期徒刑是指剥夺犯罪分子一定期限的人身自由，在监狱或其他执行场所执行，有劳动能力的，都应当参加劳动，接受教育和改造。有期徒刑的期限为 6 个月以上 15 年以下，数罪并罚时，有期徒刑总和刑期不满 35 年的，最高不超过 20 年；总和刑期在 35 年以上的，最高不超过 25 年。

4. 无期徒刑　无期徒刑是指剥夺犯罪分子终身自由的刑罚方法，在监狱或其他执行场所执行，凡有劳动能力的，都应当参加劳动，接受教育和改造。它是仅次于死刑的一种严厉的刑罚，只适用于严重的犯罪。在司法实践中，大多数被判处无期徒刑的犯罪分子，经过一段时间的改造，依法被减为有期徒刑，有的还得到假释。无期徒刑减为有期徒刑的，刑期从人民法院裁定减刑之日起计算。

5. 死刑　死刑是剥夺犯罪分子生命的刑罚方法。它是一种最古老的刑罚，也是最为严厉的刑罚方法，只适用于罪行极其严重的犯罪分子。我国刑法在适用对象上做了进一步的限制：犯罪的时候不满 18 周岁的人和审判的时候怀孕的妇女不适用死刑。审判的时候已满 75 周岁的人，不适用死刑，但以特别残忍手段致人死亡的除外。

附加刑有以下三种：

1. 罚金　罚金是判处犯罪人向国家缴纳一定数额金钱的刑罚方法。罚金属于刑法中财产刑的一种，主要适用于三种犯罪：经济犯罪、财产犯罪和其他故意犯罪。

2. 剥夺政治权利　剥夺政治权利是依法剥夺犯罪分子参加国家管理和政治活动权利的刑罚方法。剥夺政治权利是剥夺犯罪分子如下权利：①选举权和被选举权；②言论、出版、集会、结社、游行、示威自由的权利；③担任国家机关职务的权利；④担任国有公司、企业、事业单位和人民团体领导职务的权利。

3. 没收财产　没收财产是将犯罪分子个人所有的财产的一部或全部强制无偿地收归国有的一种刑罚方法。需要指出的是没收的财产只能是犯罪分子个人所有的财产的一部或全部，没收全部财产的，应当对犯罪分子个人及其抚养的家属保留必需的生活费用。

(七)部分与医疗卫生相关的刑事犯罪

1. 医疗事故罪　是指医务人员由于严重不负责任，造成就诊人死亡或者严重损害就诊人身体健康的行为。本罪客体是国家医疗管理制度和就诊人的人身权利；客观方面表现为严重不负责任，造成就诊人死亡或严重损害就诊人的身体健康；主体必须是医务人员；主观上只能出于过失。

2. 非法行医罪　是指未取得医生执业资格的人非法行医，情节严重的行为。本罪客体是国家医疗管理制度和就诊人的人身权利；客观方面表现为非法行医，即非法从事诊断、治疗、医务护理工作；主体必须是未取得医师执业资格的人；主观上出于故意；成立本罪还要求情节严重。

3. 妨害传染病防治罪　是指自然人或单位违反传染病防治的规定，造成甲类传染病传播或者有传播严重危险的行为。本罪表现为四种情形：供水单位供应的饮用水不符合国家规定的卫生标准的；拒绝按照卫生防疫机构提出的卫生要求，对传染病病原体污染的污水、污物、粪便进行消毒处理的；准许或者纵容传染病患者、病原体携带者和疑似传染患者从事国务院卫生行政部门规定禁止从事的工作的；拒绝执行卫生防疫机构依照传染病防治法提出的预防、控制措施的。

4. 非法组织卖血罪　是指采用招募雇佣、纠集、利诱等手段，非法组织他人出卖血液的行为。

5. 强迫卖血罪　是指以暴力、威胁方法强迫他人出卖血液的行为。

6. 非法执行节育手术罪　是指未取得执业资格的人擅自为他人进行节育复通手术、假节育手术、终止妊娠手术或者摘取宫内节育器，情节严重的行为。

7. 非法提供麻醉药品、精神药品罪　是指依法从事生产、运输、管理、使用国家管制的麻醉药品、精神药品的单位或人员违反国家规定，向吸食、注射毒品的人提供国家管制的麻醉药品、精神药品的行为。

四、诉讼法律制度

(一)诉讼法概述

诉讼法是实现实体法基本程序的法律保障，它是程序法。我国目前有三部诉讼法，分别是民事诉讼法、行政诉讼法和刑事诉讼法。

民事诉讼法是国家制定的、用以调整法院和诉讼参与人的各种诉讼活动以及由此产生的各种诉讼关系的法律规范的总称。民事诉讼法有狭义和广义之分。狭义的民事诉讼法典是1991年4月9日颁布实施、2007年修订的《中华人民共和国民事诉讼法》。广义的民事诉讼法，不仅包括民事诉讼法典，还包括宪法、其他法律法规中有关民事诉讼的规范，以及最高人民法院在适用民事诉讼法过程中作出的司法解释。应当注意的是，地方各级人民法院作出的关于适用《民事诉讼法》的规定和要求，不属于广义的民事诉讼法的范畴。

行政诉讼法是有关行政诉的法律规范的总称。它是规定人民法院、诉讼当事人和其他参与人的诉讼活动程序，规范各种行政诉讼行为，调整行政诉讼关系的法律规范。《中华人民共和国行政诉讼法》是1989年4月4日第七届全国人大第二次会议通过并颁布的，于1990年10月1日起实施。

刑事诉讼法是国家制定的规范人民法院、人民检察院和公安机关进行刑事诉讼，当事人和其他诉讼参与人参加刑事诉讼的法律。刑事诉讼法有狭义和广义之分。狭义的刑事诉讼法是指《中华人民共和国刑事诉讼法》，于1979年7月1日在第五届全国人大第二次会议通过，并经1996年3月17日在第八届全国人大第四次会议修订、2012年3月14日第十一届全国人民代表大会第五次会议修订。广义的刑事诉讼法指一切有关刑事诉讼的法律规范。

(二)证明责任

证明责任是指当事人对自己提出的事实主张，有提出证据并加以证明的责任，如果当事人未能尽到上述责任，则有可能承担对其主张不利的法律后果。

1. 民事诉讼的证明责任分配　我国民事责任规则体系有过错责任原则、无过错责任原则和公平责任原则。其中过错责任原则是主要原则，以行为人的过错为承担民事责任的要件。其举证责任一般遵循“谁主张，谁举证”的原则，《民事诉讼法》第六十四条规定：“当事人对自己提出的主张，有责任提供证据。”无论是原告、被告还是有独立请求权的第三人主张独立的请求权，都必须承担举证责任。

在某些特殊情形下，由于案件事实的特殊性，法律规定在确定证明责任时，免除了由原告对主张事实首先进行证明的责任，而确定由被告人承担证明责任，这就是证明责任的特殊分配。

2. 行政诉讼的举证责任分配　《行政诉讼法》第三十二条规定：“被告对作出的具体行政行为负有举证责任，应当提供作出该具体行政行为的证据和所依据的规范性文件。”在三种特定情况下，由原告提供证据：第一，公民、法人或其他组织向人民法院起诉时，应当提供其符合起诉条件的相应的证据材料；第二，在起诉被告不作为的案件中，原告应当提供其在行政程序中曾经提出申请的证据材料；第三，在行政赔偿诉讼中，原告应当对被诉具体行政行为造成损害的事实提供证据。

3. 刑事诉讼的证明责任分配　刑事诉讼中，证明责任的承担主体首先是控诉机关和负有证明责任的当事人，即公诉案件的公诉人和自诉案件的自诉人，只有他们才应依照法定程序承担证明犯罪事实是否发生、犯罪嫌疑人或被告人有罪、无罪以及犯罪情节轻重的责任，这是证明责任理论中“谁主张，谁举证”的古老法则在刑事诉讼中的直接体现。此外，根据“否认者不负证明责任”的古老法则和现代无罪推定原则的要求，犯罪嫌疑人、被告人不负证明自己无罪的责任。这表明，从整体上看，刑事诉讼中的证明责任是一个专属于控诉方的概念。但是，在少数持有类的特定案件，如巨额财产来源不明案件及非法持有属于国家绝密、机密文件、资料、物品罪中，犯罪嫌疑人、被告人也负有提出证据的责任。

(三)证据特征

证据是指能够证明案件真实情况的各种资料。诉讼证据具有如下特征：

1. 客观性　证据必须是客观存在的事实，任何主观臆断和虚假材料都不能成为诉讼证据。

2. 关联性　证据必须是与特定的案件有内在的必然联系从而能够说明案件的真实性，与特定案件没有关联的事实是不能成为诉讼证据使用的。

3. 合法性　证据必须符合法律要求的形式并按法定程序收集和使用，否则将不能作为证据使用。

(四)证据种类

1. 物证　是指能够证明案件真实情况的实物或痕迹，如输液液体。

2. 书证　是以文字、符号、图画等所表达的思想内容来证明案件事实的书面文件或其他物品，如挂号条。

3. 视听资料　是以录音或录像所反映出来的声音、图像等内容，或者以计算机储存的信息资料，证明案件真实情况的证据。

4. 证人证言　是证人所作的能够证明案件真实情况的陈述。

5. 当事人陈述　是当事人就有关案件的事实情况向人民法院作出的说明。

6. 鉴定意见　是由具有专门知识和技能的人，根据公安机关、司法机关的指派和聘请，对案件中某些专门性问题进行分析鉴别后所作的书面意见。

7. 勘验笔录、现场笔录、检查笔录

(1)勘验笔录是由公安机关、司法机关对案件的有关现场、物品、尸体实地进行勘验、检验后所作的客观记录。

(2)现场笔录是指行政机关工作人员在行政管理过程中对现场处理情况所作的书面记录。

(3)检查笔录是指为确定被害人、犯罪嫌疑人、被告人的某些特征、伤害情况和生理状态，而对他们的人身进行检验和观察后所作的记录。

第三节　卫生法律体系

一、卫生法律

卫生法律是指由全国人民代表大会及其常务委员会制定的有关卫生方面的法律规范。目前我国由全国人大常委会制定的卫生法律有《侵权责任法》《食品卫生法》《药品管理法》《国家卫生检疫法》《传染病防治法》《红十字法》《母婴保健法》《献血法》《执业医师法》《职业病防治法》《人口与计划生育法》。随着社会的发展，人大及其常委会还将制定颁布新的卫生法律。

二、卫生行政法规

卫生行政法规是指由国务院依法定权限和程序制定的有关卫生行政管理的规范性文件。它的法律效力低于宪法和法律，并且不能同宪法、法律相抵触。目前由国务院制定的卫生行政法规有《母婴保健法实施办法》《医疗事故处理条例》《医疗废物管理条例》《医院感染管理办法》《麻醉药品管理办法》《中华人民共和国药品管理法实施条例》《血液制品管理条例》《护士条例》等。

三、地方性卫生法规

地方性卫生法规是指由省、自治区、直辖市及省会所在地的市以及经国务院批准的较大的市的人大及其常委会制定的有关卫生法律文件。地方性卫生法规不得同宪法、法律、行政法规相抵触。如北京市人大制定的《北京市实施〈食品卫生法〉办法》、福建省人大常委会制定的《福建省职业病防治条例》。

四、卫生民族自治条例和单行条例

卫生民族自治条例和单行条例是民族自治地方的权力机关依照当地民族政治、经济、文化特点制定的特殊的有关卫生方面的法律文件，如《西藏自治区实施〈中华人民共和国动物防疫法〉办法》。

五、卫生规章

卫生规章包括部门规章和地方规章两种。医疗卫生管理部门规章指由卫生部制定颁布或卫生部与有关部、委、办、局联合制定发布的具有法律效力的规范性文件。在全国范围内有效，效力低于法律、法规，如《医疗机构管理条例实施细则》《全国医院工作条例》《医院工作制度》《医院工作人员职责》《医疗机构基本标准(试行)》《诊疗科目名录》《医师资格考试暂行办法》《医师执业注册暂行办法》《传统医学师承和确有专长人员医师资格考核考试暂行办法》《关于医师执业注册中执业范围的暂行规定》《医疗机构临床用血管理办法(试行)》《医疗事故技术鉴定暂行办法》等。地方规章是指由省、自治区、直辖市及省、自治区人民政府所在地和经国务院批准的较大的市的人民政府，根据卫生法律、卫生行政法规等制定的法律文件，如《沈阳市性病防治管理条例》《宁波市献血条例》《北京市基本医疗保险规定》《北京市私人医疗院所管理办法》《上海市预防和控制传染性非典型肺炎工作预案(试行)》。

六、卫生国际公约

卫生国际公约是指我国与外国缔结或我国加入并生效的国际法规范性文件。卫生国际公约虽然不是我国法律，但一旦生效，除我国声名保留的条款外，均对我国产生约束力，如《国际卫生条例》《1961 年麻醉品单一公约》等。

七、卫生规范与常规

诊疗护理规范、常规是基于维护公民健康权利的原则，在总结以往科学和技术成果的基础上对医疗过程的定义和所应用技术的规范或指南。通常分为广义和狭义两种。

广义的诊疗护理规范、常规是指卫生行政部门以及全国性行业协(学)会针对本行业的特点，制定的各种标准、规程、规范、制度的总称。这些规范经卫生行政部门和全国性行业协(学)会制定和发布后指导、规范医疗行为，医务人员在执业活动中必须严格遵守，认真执行，它们具有技术性、规定性和可操作性，如《临床输血技术规范》《医院感染诊断标准》《医院消毒卫生标准》《医院消毒供应室验收标准》等。国务院卫生行政部门及其授权的全国性行业协(学)会制定的诊疗护理规范、常规适用于全国各级各类医疗机构。全国性的诊疗护理规范和常规应当陆续制订、修订、公布和实施。

狭义的诊疗护理规范、常规是指医疗机构制定的本机构医务人员进行医疗、护理、检验、诊断治疗及医用物品供应等各项工作应遵循的工作方法、步骤。狭义的诊疗护理规范和常规涵盖了临床医学二、三级专业学科和临床诊疗辅助专业，包括从临床的一般性问题到专科性疾病，从病因诊断到护理治疗，从常用的诊疗技术到高新诊疗技术等内容。随着现代医学技术的进步与发展，新技术、新项目不断涌现，各种诊疗仪器设备不断更新，诊疗护理规范将不断被修订。

第二章 医疗机构管理法律制度

第一节　医疗机构概述

一、医疗机构的概念与类别

（一）医疗机构的概念

医疗机构是依法定程序设立，取得《医疗机构执业许可证》并从事疾病诊断、治疗活动的卫生机构的总称。医疗机构是我国卫生机构的重要组成部分。医疗机构以救死扶伤、防病治病、为人民健康服务为宗旨。

（二）医疗机构的类别

1. 以医疗机构的功能、任务、规模等为标准，医疗机构可分为十三类

(1)综合医院、中医医院、中西医结合医院、民族医医院、专科医院、康复医院。

(2)妇幼保健院。

(3)社区卫生服务中心、社区卫生服务站。

(4)中心卫生院、乡(镇)卫生院、街道卫生院。

(5)疗养院。

(6)综合门诊部、专科门诊部、中医门诊部、中西医结合门诊部、民族医门诊部。

(7)诊所、中医诊所、民族医诊所、卫生所、医务室、卫生保健所、卫生站。

(8)村卫生室(所)。

(9)急救中心、急救站。

(10)临床检验中心。

(11)专科疾病防治院、专科疾病防治所、专科疾病防治站。

(12)护理院、护理站。

(13)其他诊疗机构。

其他的卫生机构要在本机构业务范围之外开展诊疗活动的，必须依法取得相应的行政许可后才能从事有关的诊疗活动。

2. 以医疗机构的性质、社会功能及其承担的任务等为标准，医疗机构可分为两类

(1)营利性医疗机构：指医疗服务所得收益可用于投资者经济回报的医疗机构。政府不举办营利性医疗机构。

（2）非营利性医疗机构：指为社会公众利益服务而设立和运营的医疗机构，不以营利为目的，其收入用于弥补医疗服务成本，实际运营中的收支结余只能用于自身的发展，如改善医疗条件、引进技术、开展新的医疗服务项目等。

2012年4月，卫生部发布《卫生部关于社会资本举办医疗机构经营性质的通知》，其中规定：社会资本可以按照经营目的，自主申办营利性或非营利性医疗机构。这意味着我国非公立医疗机构获得了更大的发展平台与空间。

二、医疗机构的管理立法

为了加强对医疗机构的管理、保障医疗机构正常的工作秩序、提高医疗质量、维护公民健康，1994年2月26日，国务院发布了《医疗机构管理条例》。此后，原卫生部陆续颁布了《医疗机构管理条例实施细则》《医疗机构设置规划指导原则》《医疗机构监督管理行政处罚程序》《医疗机构诊疗科目名录》《医疗机构评审委员会章程》等配套规定。

为适应社会发展的需求，国务院办公厅2000年2月转发了国务院体改办等部门《关于城镇医药卫生体制改革的指导意见》，原卫生部等部委联合印发了《关于城镇医疗机构分类管理的实施意见》。2000年5月，为适应对外开放的需要，原卫生部、对外贸易经济合作部联合发布了《中外合资、合作医疗机构暂行管理办法》。2009年，为加强对医疗机构监督管理，原卫生部组织制定了《医疗机构校验管理办法（试行）》。2013年10月，为加强院前急救管理，规范院前急救行为，促进院前急救事业发展，国家卫生计生委委务会议讨论通过《院前医疗急救管理办法》，于2014年2月施行。

第二节　医疗机构设置与登记

一、医疗机构的规划与设置

（一）医疗机构的规划布局

《医疗机构管理条例》规定，县级以上地方人民政府卫生行政部门应当根据本行政区域内的人口、医疗资源、医疗需求和现有医疗机构的分布状况，制定本行政区域医疗机构设置规划。

医疗机构的规划布局应以合理配置卫生资源为出发点，目的在于为公民提供符合成本效益的医疗、预防、保健、康复服务。而在医疗机构的整体规划中，县级公立医院在公益性、基础性医疗服务提供的过程中起着举足轻重的作用，为强化这一作用，2012年6月，国务院办公厅印发《关于县级公立医院综合改革试点意见》，推进县级公立医疗机构正确定位与改革。

（二）医疗机构的设置审批

1. 申请设置医疗机构的条件　医疗机构的设置必须符合当地医疗机构设置规划和国家医疗机构基本标准。中外合资、合作医疗机构的设置还必须符合有关法律、法规和管理办法的规定。

申请设置医疗机构，应按规定提交如下文件：

（1）设置申请书。

(2)设置可行性报告。

(3)选址报告。

(4)建筑设计平面图。

不得申请设置医疗机构的情形：

(1)不能独立承担民事责任的单位。

(2)正在服刑或者不具有完全民事行为能力的个人。

(3)医疗机构在职、因病退职或者停薪留职的医务人员。

(4)发生二级以上医疗事故未满5年的医务人员。

(5)因违反有关法律、法规和规章，已被吊销执业证书的医务人员。

(6)被吊销《医疗机构执业许可证》的医疗机构法定代表人或主要负责人。

(7)省、自治区、直辖市政府卫生行政部门规定的其他情形。

2. 医疗机构设置的审批　任何单位和个人设置医疗机构，必须经县级以上地方人民政府卫生行政部门的审查批准，并取得设置医疗机构批准书，方可向有关部门办理其他手续。

不设床位或者床位不满100张的医疗机构，向所在地的县级人民政府卫生行政部门申请；床位在100张以上的医疗机构和专科医院按照省级人民政府卫生行政部门的规定申请。国家统一规划的医疗机构，由国务院卫生行政部门决定。

个人在城市设置诊所，必须同时具备如下条件：

(1)经医师执业技术考核合格，取得《医师执业证书》。

(2)取得《医师执业证书》或者医师职称后，从事5年以上同一专业的临床工作。

(3)省、自治区、直辖市卫生行政部门规定的其他条件。

卫生行政部门对设置医疗机构的申请，自受理之日起45日内进行审查，对符合条件的，发给设置医疗机构的批准证书；对不符合要求的，要以书面形式告知。

二、医疗机构的执业登记与校验

1. 医疗机构的执业登记　单位和个人在通过卫生行政部门对医疗机构的申请审批取得医疗机构批准书并向相关的卫生行政部门申请医疗机构执业登记取得《医疗机构执业许可证》后，才能从事疾病的诊断、治疗活动。

(1)登记申请条件：

①有设置医疗机构批准书；②符合医疗机构的基本标准；③有适合的名称、组织机构和场所；④有与其开展的业务相适应的经费、设施、设备和专业卫生技术人员；⑤有相应的规章制度；⑥能够独立承担民事责任。

申请医疗机构执业登记必须填写《医疗机构申请执业登记注册书》，并提交如下材料：

①《设置医疗机构批准书》或者《设置医疗机构备案回执》；②医疗机构用房产权证明或者使用证明；③医疗机构建筑设计平面图；④验资证明、资产评估报告；⑤医疗机构规章制度；⑥医疗机构法定代表人或者主要负责人以及各科室负责人名录和有关资格证书、执业证书复印件；⑦省、自治区、直辖市卫生行政部门规定提交的其他材料。

申请门诊部、诊所、卫生所、医务室、卫生保健所和卫生站登记的，还应当提交附设药房(柜)的药品种类清单、卫生技术人员名录及其有关资格证书、执业证书复印件以及省、自治区、直辖市卫生部门规定提交的其他材料。

(2)审核批准：医疗机构的执业登记，由批准其设置的人民政府卫生行政部门办理。国家统一规划的医疗机构的执业登记，由所在地的省、自治区、直辖市人民政府卫生行政部门办理。

县级以上地方人民政府卫生行政部门自受理执业登记申请之日起45日内，应当按照相关规定进行审查和实地考察、核实，并对有关执业人员进行消毒、隔离和无菌操作等基本知识和技能考查，现场抽查考核。经审核合格的，发给《医疗机构执业许可证》；审核不合格的，将审核结果和不予批准的理由以书面形式通知申请人。

(3)不予登记的情形：

①不符合《设置医疗机构批准书》核准的事项；②不符合《医疗机构基本标准》所规定的标准；③投资不到位；④医疗机构用房不能满足诊疗服务功能；⑤通信、供电、上下水道等公共设施不能满足医疗机构正常运转；⑥医疗机构规章制度不符合要求；⑦消毒、隔离和无菌操作等基本知识和技能的现场抽查考核不合格；⑧省、自治区、直辖市卫生行政部门规定的其他情形。

(4)登记的变更与注销：医疗机构改变名称、场所、主要负责人、诊疗科目、床位，必须向原登记机关办理变更登记。医疗机构歇业，必须向原登记机关办理注销登记。经登记机关核准后，收缴《医疗机构执业许可证》。医疗机构非因改建、扩建、迁建原因停业超过1年的，视为歇业。

2. 医疗机构的校验　医疗机构的校验是指卫生行政部门依法对医疗机构的基本条件和执业状况进行检查、评估、审核，并依法作出相应结论的过程。取得《医疗机构执业许可证》的医疗机构须按规定定期校验。

床位在100张以上的综合医院、中医医院、中西医结合医院、民族医医院以及专科医院、疗养院、康复医院、妇幼保健院、急救中心、临床检验中心和专科疾病防治机构的校验期为3年；其他医疗机构的校验期为1年。医疗机构应当于校验期满前3个月向登记机关申请办理校验手续。

第三节　医疗机构的执业

一、医疗机构执业条件

医疗机构开展执业活动，必须取得《医疗机构执业许可证》。为内部职工服务的医疗机构的服务对象限定为设置单位的内部职工，未经许可和变更登记不得向社会开放。医疗机构被吊销或注销许可证后，不得继续开展诊疗活动。

医疗机构执业，必须遵守有关法律、法规和医疗技术规范，并做好以下工作：

(1)医疗机构必须将《医疗机构执业许可证》、诊疗科目、诊疗时间和收费标准悬挂于明显处所。

(2)医疗机构必须按照核准登记的诊疗科目开展诊疗活动。

(3)医疗机构不得使用非卫生技术人员从事医疗卫生技术工作。

(4)医疗机构应当加强对医务人员的医德教育。

(5)医疗机构工作人员上岗工作，必须佩戴载有本人姓名、职务或者职称的标牌。

(6)医疗机构应当严格执行无菌消毒、隔离制度，采取科学有效的措施处理污水和废弃物，预防和减少医院感染。

(7)医疗机构的门诊病历的保存期不得少于15年，住院病历的保存期不得少于30年。

(8)医疗机构必须按照人民政府或者物价部门的有关规定收取医疗费用，详列细项，并出具收据等。

二、医疗机构命名的相关规定

（一）医疗机构名称的组成

医疗机构的名称由识别名称和通用名称依次组成。

医疗机构可以下列名称作为识别名称：地名、单位名称、个人姓名、医学学科名称、医学专业和专科名称、诊疗科目名称和核准机关批准使用的名称。

医疗机构的通用名称为：医院、中心卫生院、卫生院、疗养院、妇幼保健院、门诊部、诊所、卫生所、卫生站、卫生室、医务室、卫生保健所、急救中心、急救站、临床检验中心、防治院、防治所、防治站、护理院、护理站、中心以及卫生部规定或者认可的其他名称。

（二）医疗机构的命名原则

1. 医疗机构的命名必须符合以下原则

(1)名称必须名副其实。

(2)名称必须与医疗机构类别或者诊疗科目相适应。

(3)各级地方人民政府设置的医疗机构的识别名称中应当含有省、市、县、区、街道、乡、镇、村等行政区划名称，其他医疗机构的识别名称中不得含有行政区划名称。

(4)国家机关、企业和事业单位、社会团体或者个人设置的医疗机构的名称中应当含有设置单位名称或者个人的姓名。

2. 医疗机构不得使用的名称

(1)有损于国家、社会或者公共利益的名称。

(2)侵犯他人利益的名称。

(3)以外文字母、汉语拼音组成的名称。

(4)以医疗仪器、药品、医用产品命名的名称。

(5)含有“疑难病”“专治”“专家”“名医”或者同类含义文字的名称以及其他宣传或者暗示诊疗效果的名称。

(6)超出登记的诊疗科目范围的名称。

(7)省级以上卫生行政部门规定不得使用的名称。

除专科疾病防治机构以外，医疗机构不得以具体疾病名称作为识别名称，确有需要的由省、自治区、直辖市卫生行政部门核准。

（三）医疗机构名称的核准

医疗机构名称含有外国国家(地区)名称及其简称、国际组织名称或者含有“中国”“全国”“中华”“国家”等字样以及跨省地域名称或者各级地方人民政府设置的医疗机构的识别名称中不含有行政区划名称的，由国家卫生与计划生育委员会核准。

属于中医、中西医结合和民族医医疗机构的，由国家中医药管理局核准。

以“中心”作为医疗机构通用名称的医疗机构名称，由省级以上卫生行政部门核准；在识别名称中含有“中心”字样的医疗机构名称的核准，由省、自治区、直辖市卫生行政部门规定。含有“中心”字样的医疗机构名称必须同时含有行政区划名称或者地名。

三、医疗机构的执业与监督管理

(一)医疗机构的执业

医疗机构开展诊疗活动，必须遵守以下执业规则：

(1)医疗机构对危重患者应当立即抢救。对限于设备或者技术条件不能诊治的患者，应当及时转诊。

(2)未经医师(士)亲自诊查患者，医疗机构不得出具疾病诊断书、健康证明书或者死亡证明书等证明文件；未经医师(士)、助产人员亲自接产，医疗机构不得出具出生证明书或者死产报告书。医疗机构为死因不明者出具的《死亡医学证明书》，只作是否死亡诊断，不作死亡原因的诊断。如有关方面要求进行死亡原因诊断的，医疗机构必须指派医生对尸体进行解剖以及对有关死因检查后方能作出死因诊断。

案　例

未经亲自诊断，出具医疗文书

张某，女，67 岁，腰部疼痛一月余，其家属与某院医生为多年好友，遂在患者未到医院的情况下，经治医师阅读外院腰椎 MRI 片，诊断：腰椎退行性病变，给予补钙药物治疗，2 周后门诊复诊。3 日后，患者再次就诊，诊断：骨质疏松症，再次给予补钙治疗。服药后患者病情未缓解反而加重，于一周后到上级医院就诊，诊断：多发性骨髓瘤，不久后患者死亡。医患双方因误诊引发纠纷，患方要求赔偿 150000 元。

根据《中华人民共和国执业医师法》之规定：医师实施医疗、预防、保健措施，签署有关医学证明文件，必须亲自诊查、调查，并按照规定及时填写医学文书，不得隐匿、伪造或者销毁医学文书及有关资料。本案中，经治医师在未亲自诊查患者的情况下出具医学文书，开具医嘱，属于违反法律规定，并因此导致误诊误治，医疗机构应当承担责任。

(3)医疗机构应当尊重患者对自己的病情、诊断、治疗的知情权利。在实施手术、特殊检查、特殊治疗时，应当向患者作必要的解释。因实施保护性医疗措施不宜向患者说明情况的，应当将有关情况通知患者家属。

(4)医疗机构施行手术、特殊检查或者特殊治疗时，必须征得患者同意，并取得其家属或者关系人同意并签字；无法取得患者意见时，应当取得家属或者关系人同意并签字；因抢救生命垂危的患者等紧急情况，不能取得患者或者其近亲属意见的，经医疗机构负责人或者授权的负责人批准，可以立即实施相应的医疗措施。

(5)医疗机构发生医疗事故，按照国家有关规定处理(主要是按照国务院 2002 年 2 月公布的《医疗事故处理条例》处理)。

(6)医疗机构对传染病、精神病、职业病等患者的特殊诊治和处理，应当按照国家有关法律、法规的规定办理。

(7)医疗机构必须按照药品管理的法律、法规，加强药品管理。

(8)医疗机构必须承担相应的预防保健工作，承担县级以上人民政府卫生行政部门委托的支援农村、指导基层医疗卫生工作等任务。

(9)发生重大灾害、事故、疾病流行或者其他意外情况时，医疗机构及其卫生技术人员必须服从县级以上人民政府卫生行政部门的调遣。

(二)医疗机构的监督管理

1. 医疗机构的日常监督管理　各级卫生行政部门负责所辖区域内医疗机构的监督管理工作。国务院卫生行政部门负责全国医疗机构的监督管理工作。县级以上地方人民政府卫生行政部门负责本行政区域医疗机构的监督管理工作。中国人民解放军卫生主管部门负责对军队的医疗机构实施监督管理。

(1)县级以上人民政府卫生行政部门行使下列监督管理职权:

①负责医疗机构的设置审批、执业登记和校验;②对医疗机构的执业活动进行检查指导;③负责组织对医疗机构的评审;④对违反《医疗机构管理条例》的行为给予处罚。

(2)县级以上卫生行政部门设立医疗机构监督管理办公室,在同级卫生行政部门的领导下开展工作。各级医疗机构监督管理办公室履行以下职责:

①拟订医疗机构监督管理工作计划;②办理医疗机构监督员的审查、发证、换证;③负责医疗机构登记、校验和有关监督管理工作的统计,并向同级卫生行政部门报告;④负责接待、办理群众对医疗机构的投诉;⑤完成卫生行政部门交给的其他监督管理工作。

县级以上卫生行政部门设医疗机构监督员,履行规定的监督管理职责。

(3)各级卫生行政部门对医疗机构的执业活动进行检查、指导,主要工作包括:

①执行国家有关法律、法规、规章和标准情况;②执行医疗机构内部各项规章制度和各级各类人员岗位责任制情况;③医德医风情况;④服务质量和服务水平情况;⑤执行医疗收费标准情况;⑥组织管理情况;⑦人员任用情况;⑧省、自治区、直辖市卫生行政部门规定的其他检查、指导项目。

2. 医疗机构的评审制度　国家实行医疗机构评审制度,对医疗机构的基本标准、服务质量、技术水平、管理水平等进行综合评价。县级以上卫生行政部门负责医疗机构评审的组织和管理;各级医疗机构评审委员会负责医疗机构评审的具体实施。

医院、妇幼保健院、疗养院、卫生院、急救医疗机构、临床检验中心、专科疾病防治机构、护理院及床位数在 20 张以上的其他医疗机构的评审周期为 3 年;其他医疗机构的评审周期为 2 年。

县级以上地方人民政府卫生行政部门负责组织本行政区域医疗机构评审委员会。医疗机构评审委员会由医院管理、医学教育、医疗、医技、护理和财务等有关专家组成。评审委员会成员由县级以上地方人民政府卫生行政部门聘任。县级以上地方人民政府卫生行政部门根据评审委员会的评审意见,对达到评审标准的医疗机构,发给评审合格证书;对未达到评审标准的医疗机构,提出改进意见。

关于医疗机构中医院的评审,适用 2011 年 9 月由原卫生部发布的《医院评审暂行办法》。

四、医疗广告管理

医疗广告是指利用各种媒介或者形式直接或间接介绍医疗机构或医疗服务的广告。

(一)医疗广告的内容限制

2007 年 1 月 1 日,国家工商行政管理总局和原卫生部联合颁布的《医疗广告管理办法》开始实施,其中明确规定:“医疗广告必须真实、健康、科学、准确,不得以任何形式欺骗或误导公众,医疗广告内容仅限于以下项目:医疗机构第一名称、医疗机构地址、所有制形式、医疗机构类别、诊疗科目、床位数、接诊时间、联系电话。”

医疗广告的表现形式不得含有以下情形：

(1)涉及医疗技术、诊疗方法、疾病名称、药物的。

(2)保证治愈或者隐含保证治愈的。

(3)宣传治愈率、有效率等诊疗效果的。

(4)淫秽、迷信、荒诞的。

(5)贬低他人的。

(6)利用患者、卫生技术人员、医学教育科研机构及人员以及其他社团、组织的名义、形象作证明的。

(7)使用解放军和武警部队名义的。

(8)法律、行政法规规定禁止的其他情形。

案　例

长春仁术医院发布虚假违法广告被工商局依法处罚

2013年5月6日，长春市工商局广告分局接到北京协和医院《关于长春仁术医院虚假宣传的举报函》，函中称：长春仁术医院在吉林电视台乡村频道播出的医药广告中使用北京协和医院核医学科林岩松教授的头像，并大肆宣传“长春仁术医院特邀北京协和医院权威专家亲诊”事宜。经核实，北京协和医院林岩松教授从未与长春仁术医院有过任何接触，院方也从未委派专家到长春仁术医院坐诊，此医药广告纯属虚假广告。经调查发现，该医院的网站上还有多处其他虚假信息的宣传。

对当事医院的虚假宣传行为，监督检查部门责令停止违法行为，消除影响，可以根据情节处以1万元以上20万元以下的罚款；对当事人的发布虚假广告行为，责令当事人停止发布虚假广告，并以等额广告费用在相应范围内公开更正消除影响，并处以广告费用1倍以上5倍以下的罚款。

(二)医疗广告的管理机关

各级工商行政管理机关负责医疗广告的监督管理。卫生行政部门、中医药管理部门负责医疗广告的审查，并对医疗机构进行监督管理。医疗机构发布医疗广告，应当在发布前向其所在地省级卫生行政部门申请医疗广告审查。中医、中西医结合、民族医医疗机构发布医疗广告，应当向其所在地省级中医药管理部门申请医疗广告审查。未取得《医疗广告审查证明》，不得发布医疗广告。

五、医疗机构的法律责任

(一)民事法律责任

医疗机构及其医务人员由于违反法律、法规和诊疗护理规范给就诊人员造成人身损害的，必须依法承担相应的民事法律责任。

(二)行政法律责任

医疗机构违反《医疗机构管理条例》(以下简称《条例》)及其实施细则所承担的责任形式主要为行政法律责任。根据医疗机构违法行为的不同情节，分别由县级、设区的市级、省级卫生行政管理部门和国家卫计委负责查处。

1. 未取得《医疗机构执业许可证》擅自执业的　由县级以上人民政府卫生行政部门责令其停

止执业活动，没收非法所得和药品、器械，并处3000元以下的罚款；有下列情形之一的，责令其停止执业活动，没收非法所得和药品、器械，处以3000元以上1万元以下的罚款：

(1)因擅自执业曾受过卫生行政部门处罚。

(2)擅自执业的人员为非卫生技术专业人员。

(3)擅自执业时间在3个月以上。

(4)给患者造成伤害。

(5)使用假药、劣药蒙骗患者。

(6)以行医为名骗取患者钱物。

(7)省、自治区、直辖市卫生行政部门规定的其他情形。

案 例

无资质人员擅自执业

张某，男，1岁零8个月，于2011年10月7日服药时不慎将胶囊卡在咽喉部，家属立即拨打急救电话。某院接急救中心电话后派车到达现场，查体：患儿口唇发绀，皮肤苍白，呼吸心跳停止，双侧瞳孔散大固定，对光反射消失。立即给予清理口腔异物，给腹部加压冲击，拍背，持续胸外心脏按压，气囊辅助呼吸等，后告知家属患儿已临床死亡，家属要求送院抢救，途中给予肾上腺素、尼可刹米、洛贝林肌内注射。送院后给予继续抢救，抢救无效死亡。医患双方因急救车跟车抢救医生无执业资质引发纠纷，患方要求赔偿。

案例分析：医疗机构在急救过程中派无医师执业证书的工作人员救治患者，违反了《中华人民共和国执业医师法》规定的国家实行医师执业注册制度，医师经注册后，可以在医疗、预防、保健机构中按照注册的执业地点、执业类别、执业范围执业，从事相应的医疗、预防、保健工作，未经医师注册取得执业证书，不得从事执业活动。

2. 逾期不校验《医疗机构执业许可证》仍从事诊疗活动的　医疗机构逾期不校验《医疗机构执业许可证》仍从事诊疗活动的，由县级以上人民政府卫生行政部门责令其限期补办校验手续；拒不校验的，吊销其《医疗机构执业许可证》。

3. 出卖、转让、出借《医疗机构执业许可证》的　医疗机构出卖、转让、出借《医疗机构执业许可证》的，由县级以上人民政府卫生行政部门没收非法所得，并可以处以5000元以下的罚款；情节严重的，吊销其《医疗机构执业许可证》。

4. 诊疗活动超出登记范围的　医疗机构诊疗活动超出登记范围的，由县级以上人民政府卫生行政部门予以警告，责令其改正，并可以根据情节处以3000元以下罚款；情节严重的，吊销其《医疗机构执业许可证》。

5. 使用非卫生技术人员从事医疗卫生技术工作的　使用非卫生技术人员从事医疗卫生技术工作的，由县级以上人民政府卫生行政部门责令其限期改正，并可以处以5000元以下的罚款，情节严重的，吊销其《医疗机构执业许可证》。

6. 出具虚假证明文件的　医疗机构出具虚假证明文件的，由县级以上人民政府卫生行政部门予以警告；对造成危害后果的，可以处以1000元以下的罚款；对直接责任人员由所在单位或者上级机关给予行政处分。

当事人对行政处罚决定不服的，可以依照国家法律、法规的规定申请行政复议或者提起行政诉讼。当事人对罚款及没收药品、器械的处罚决定未在法定期限内申请复议或者提起诉讼又不履行的，县级以上人民政府卫生行政部门可以申请人民法院强制执行。

第三章 传染病防治法律制度

第一节 传染病概述

长期以来，传染性疾病与战争、灾荒一起，构成了人类生存的三大威胁。在古代社会，由于预防与诊治传染病的能力相对低下，传染性疾病给人类带来的危害非常严重。因此，加强对传染病的研究与防治，一直是关系着人类生存的大事。同传染性疾病做斗争，不仅需要医学的针对性研究和医疗水平的提高，更需要依靠政府的力量组织防治。在我国历史上，秦代开始出现关于传染病防治的立法，这是已知的我国最早的关于防治传染病的立法。

一、历史上的重大传染病危害

传染病是由各种病原微生物(病毒、细菌、立克次体等)感染人体后引起的具有传染性的疾病。传染病对人的生命健康危害极大，17、18 世纪的欧洲天花死亡人数高达 1.5 亿，世界上曾出现的三次鼠疫大流行夺去了 1 亿多人的生命，仅一次黑死病流行导致的死亡人数就超过了两次世界大战的总和。

二、我国传染病防治取得的成就

新中国成立前及新中国成立初传染病是造成我国人口死亡的主要原因。1949 年之前我国因鼠疫死亡的人数达 240 多万，1950 年发病为 40 例；1950 年感染天花的发患者数为 6721 人；白喉、百日咳、麻风病、脊髓灰质炎的年发患者数在新中国成立初超过千万，死亡人数超过 200 万；湖北省 1954—1955 年爆发痢疾，发病 800 多万人，1968—1973 年全国每年平均发病 300 多万人。新中国成立后，国家非常重视对传染病的管理工作，加强了对传染病的防治，卫生防疫站建立逐渐增多，疫情报告制度不断健全，传染病的总报告发病率在 1970 年达到高峰后开始平稳下降，死亡率也相应逐年减少。随着天花被消灭，鼠疫、霍乱基本被控制，脊髓灰质炎、麻疹、白喉、百日咳、破伤风等发病率明显下降，丝虫病和血吸虫病等寄生虫病在大部分地区得到有效控制，传染病在死因构成中的位次退居第八位。

第二节　传染病防治法立法进程

一、传染病防治法的概念

传染病防治法是指调整预防、控制和消除传染病的发生与流行，保障人体健康活动中产生的各种社会关系的法律规范的总称。

二、传染病防治法立法回顾

为了加强传染病的管理，预防、控制和消除传染病的发生和流行，保障人民健康和公众安全，随着对传染性疾病认识的不断深入和社会的不断发展，国家陆续制定了一系列传染病管理的法律法规：

(1)1950 年国务院颁布了《关于发动秋季种痘的指示》，卫生部制定了《种痘暂行办法》。

(2)1955 年卫生部制定了《传染病管理办法》，对传染病进行分类管理。

(3)1978 年 9 月国务院批准，卫生部发布《中华人民共和国急性传染病管理条例》，初步确立了疫情报告、计划免疫、家犬管理等传染病防治和管理的法律制度。

(4)总结我国防治传染病工作多年积累的经验，建立和完善防治传染病的法律机制，1989 年 2 月 21 日第七届全国人大常委会第 6 次会议通过并颁布了《中华人民共和国传染病防治法》，于同年 9 月 1 日起施行；这部法律的立法精神，就是要动员全社会的力量，来共同预防、控制和消除传染病的发生与流行，保障人民的身体健康和生命安全。整部法律共 7 章 41 条，对传染病防治工作的基本原则，法定传染病的范围，各级人民政府、社会组织和公民个人在防治传染病工作中的职责，传染病的预防，疫情的报告和公布，传染病的控制，传染病防治工作的监督管理以及法律责任等，作出明确规定。这部法律也是 2003 年防治“非典”传染病的重要法律依据。

(5)1991 年 12 月 6 日卫生部颁布了《中华人民共和国传染病防治法实施办法》，自发布之日起施行。

《传染病防治法》及其实施办法的颁布实施，系统地确立了我国对传染病的预防、疫情报告与公布、控制和监督的法律制度，标志着我国传染病防治工作开始全面走上法制化轨道。

三、我国传染病防治法立法背景

新中国成立后，我国十分重视传染病防治工作，各县及县以上行政区域都成立了卫生防疫站专门负责防疫工作，全国传染病发病率大幅度下降，中国人的人均寿命从新中国成立初的 45 岁，直线上升到今天的 77 岁左右。但这并不表示着新中国成立后，全国就没有发生传染病大的暴发流行了。1986 年海南岛登革热大流行发病 11 万余人，死亡近 300 人；1986—1988 年间新疆部分地区饮用水污染导致非甲非乙肝炎流行，发病 12 万余人，死亡 700 余人；1987 年全国狂犬病发病 5739 人，病死率达 100%；1988 年年初上海的甲肝大流行发病 34 万人，创出了世界甲肝流行新的历史纪录，死亡 35 人；1988 年全国 25 种报告传染病流行，仅霍乱、痢疾、伤寒、病毒性肝炎共发病 3635649 人，死亡 4721 人。总结上海甲肝大流行的经验和教训，《传染病防治法》应运而生。

四、1989年《传染病防治法》实施后的成效及存在的问题

《传染病防治法》的实施具有重要的意义，并在传染病防治方面取得了巨大的成效，使我国的传染病防治工作有了历史性的进步，具体表现在：①使我国传染病防治工作纳入法制化轨道；②初步形成了政府领导、各部门参与依法防治传染病的局面；③建立了比较完善的疫情报告体系；④计划免疫更加规范，相关疾病得到有效控制（消灭脊灰）；⑤在控制传染病暴发疫情时发挥了重要作用（抗击“非典”）。

随着社会经济的发展，医学的不断进步以及对疾病认识的不断加深，我国在传染病防治工作中出现了许多新情况、新问题。2003年，一场突如其来的传染性非典型肺炎，让我国政府、疾病预防控制和治疗部门以及广大民众经受了一场新发传染病带来的风暴，也暴露出《传染病防治法》在实施中存在的诸多问题：①国家对传染病暴发流行的监测、预警能力较弱；②疫情信息报告、通报渠道不畅；③医疗机构对传染病患者救治能力、医院内交叉感染控制能力薄弱；④传染病暴发时紧急控制措施的制度不够完善；⑤疾病预防控制的财政保障不足。

如果说1988年上海甲肝大流行促使《中华人民共和国传染病防治法》孕育而生，以中国为代表的31个国家和地区发动的抗击传染性非典型肺炎（SARS）的一场没有硝烟的战役，则促成了《中华人民共和国传染病防治法》和《国际卫生条例》的修订。

五、2004年修订的《传染病防治法》总体变化

1. 突出对传染病的预防和预警　设定传染病监测制度，提高预防传染病的监测预警能力；加强早期散发病例的发现与隔离治疗，防止扩散；强化医疗机构疫情监测、防止院内感染等方面的责任；“预防为主”为主线贯穿于传染病防治工作的各个环节。

2. 完善传染病疫情报告、通报和公布制度　规定了行政、医疗、疾控等部门、机构疫情报告内容、程序和时限；增加了政府各部门、各有关机构之间疫情通报制度；规定了疫情发布主体、渠道、形式和原则。

3. 进一步完善传染病暴发、流行时的控制措施　根据政府、有关主管部门、专业机构的职责分工，分别规定严格控制疫情扩散的各种措施。

4. 设专章规定传染病救治工作　从接诊、分诊、救治、转诊、保存病例资料等方面规范医疗行为，防止救治过程中的院内交叉感染。

5. 加强传染病防治保障制度建设　要求各级政府保障传染病防治工作的经费、物资储备，做到保护公民个人权利与维护社会公共利益的平衡；突出患者救治和公民个人的权利；在对传染病扩散的控制和社会公共利益的维护方面做出具体的规定。

六、与传染病防治相关的法律法规

尽管传染病防治取得了巨大成绩，但由于传染病具有传染性、流行性、反复性、突发性等特点，传染病对人们健康的危害依然存在，对人类的威胁始终不能低估。新的传染病不断发现，使传染病防治面临许多新的问题。近年来，人类新发现的传染病已有30余种，这些新发现的传染病已经造成世界上不同国家或地区甚至世界性的流行。

2003年发生的传染性非典型肺炎更是以惊人的速度在全球扩散和传播，同年5月4日卫生部颁布了《传染性非典型肺炎防治管理办法》。在全面总结抗击传染性非典型肺炎经验的基础上，

2004 年修订了《中华人民共和国传染病防治法》(以下简称《传染病防治法》)。《传染病防治法》之后国务院相继公布《病原微生物实验室生物安全管理条例》《疫苗流通和预防接种管理条例》《艾滋病防治条例》《重大动物疫情应急条例》等配套行政法规，批准了防治艾滋病、结核病等一系列专项规划或行动计划。卫生计生部门公布了《结核病防治管理办法》《性病防治管理办法》等 10 部部门规章，制(修)订了 50 项传染病诊断相关标准；教育部门建立了学校和托幼机构传染病疫情报告工作规范及入托、入学儿童预防接种证查验制度；农业部门发布了人畜共患病名录；水利部门发布了《水利血防技术导则》；质检部门制定了口岸卫生检疫行业标准，从制度上保证了传染病防治工作的落实。

第三节　传染病防治法相关规定

2004 年，第十届全国人大常委会第 11 次会议通过了修订的《中华人民共和国传染病防治法》(以下简称《传染病防治法》)。《传染病防治法》分为总则，传染病预防，疫情报告、通报和公布，疫情控制，医疗救治，监督管理，保障措施，法律责任，附则 9 章，共 80 条。2013 年 6 月，全国人大常委会又对《传染病防治法》进行了修订，完善了传染病病种和防控措施调整制度，更好地配置防治资源。

一、传染病防治法的适用范围

《传染病防治法》规定，在中华人民共和国领域内的一切单位和个人，必须接受医疗保健机构、卫生防疫机构有关传染病的查询、检验、调查取证以及预防、控制措施，并有权检举、控告违反传染病防治法的行为；一切单位包括我国的一切机关、团体、企事业单位，也包括我国领域内的外资企业和中外合资、合作企业等；一切个人即我国领域内的一切自然人，包括中国人、具有外国国籍的人和无国籍人。根据我国有关法律规定和国际惯例，外交人员没有传染病防治方面的豁免权，所有驻中国的外国使、领馆人员也必须遵守传染病防治法的规定。

二、法定管理的传染病病种

《传染病防治法》根据传染病的危害程度和应采取的监督、监测、管理措施，参照国际上统一分类标准，结合我国的实际情况，将全国发病率较高、流行面较大、危害严重的 39 种急性和慢性传染病列为法定管理的传染病，并根据其传播方式、速度及其对人类危害程度的不同，分为甲、乙、丙三类，实行分类管理。

1. 甲类传染病　也称为强制管理传染病，包括鼠疫、霍乱。对此类传染病发生后报告疫情的时限，对患者、病原携带者的隔离、治疗方式以及对疫点、疫区的处理等，均强制执行。

2. 乙类传染病　也称为严格管理传染病，包括传染性非典型肺炎、艾滋病(艾滋病病毒感染者)、病毒性肝炎、脊髓灰质炎、人感染高致病性禽流感、麻疹、流行性出血热、狂犬病、流行性乙型脑炎、登革热、炭疽、细菌性和阿米巴性痢疾、肺结核、伤寒和副伤寒、流行性脑脊髓膜炎、百日咳、白喉、新生儿破伤风、猩红热、布鲁氏菌病、淋病、梅毒、钩端螺旋体病、血吸虫病、疟疾、人感染 H7N9 禽流感。对此类传染病要严格按照有关规定和防治方案进行预防和控制。此外，对乙类传染病中传染性非典型肺炎、炭疽中的肺炭疽，采取甲类传染病的预防、控制措施。其他乙类传染病和突发原因不明的传染病需要采取甲类传染病的预防、控制措施的，由国务院卫生行政部门及时报经国务院批准后予以公布、实施。

3. 丙类传染病　也称为监测管理传染病，包括流行性感冒(甲型 H1N1 流感)、流行性腮腺炎、风疹、急性出血性结膜炎、麻风病、流行性和地方性斑疹伤寒、黑热病、包虫病、丝虫病，除霍乱、细菌性和阿米巴性痢疾、伤寒和副伤寒以外的感染性腹泻病、手足口病。对此类传染病要按国务院卫生行政部门规定的监测管理方法进行管理。

《传染病防治法》还规定，国务院卫生行政部门根据传染病暴发、流行情况和危害程度，可以决定增加、减少或者调整乙类、丙类传染病病种并予以公布。

第四节　传染病的报告、通报和公布

传染病疫情报告制度是指各级医疗、防疫机构按照专业分工，承担责任范围内突发传染病疫情监测、信息报告与管理工作，为疾病预防控制提供及时、准确的监测信息，是为各级政府提供传染病发生、发展信息的重要渠道。只有建立起一套完整的传染病报告制度，并且保证其正常运转，才能保证信息的通畅。这是政府决策者准确掌握事件动态、及时正确进行决策与有关部门及时采取预防控制措施的重要前提。

一、疫情报告人

《传染病防治法》规定任何单位和个人发现传染病患者或者疑似传染病患者时，应当及时向附近的疾病预防控制机构或者医疗机构报告。各级各类医疗机构、疾病预防控制机构、采供血机构均为责任报告单位，其执行职务的人员和乡村医生、个体开业医生均为责任疫情报告人。责任报告单位或责任报告人在发现《传染病防治法》规定的传染病疫情或者发现其他传染病暴发、流行以及突发原因不明的传染病时，应当遵循疫情报告属地管理原则，按照国务院规定的或者国务院卫生行政部门规定的内容、程序、方式和时限报告。军队医疗机构向社会公众提供医疗服务，发现前款规定的传染病疫情时，应当按照国务院卫生行政部门的规定报告。

案　例

某卫生室瞒报法定传染病疫情被处罚

2007 年 5 月 15 日上午 10 时，肥东县疾病预防控制中心接到卫生院报告，某学区中心学校 88 名学生发生不明原因皮疹，当日下午赶赴现场调查，对皮疹患者进行了流行病学个案调查，采血样 7 份，送市疾病预防控制中心检测。最终证实发生在该学区中心学校不明原因风疹为一起风疹暴发疫情。

县疾病预防控制中心对学生就诊较多的某村卫生室进行了调查核实，发现该卫生室有《医疗机构执业许可证》，诊疗科为全科医疗科，负责人为魏某某，其执业资质为乡村医生，未制定传染病疫情报告管理制度，未建立传染病登记册，未领取传染病报告卡；门诊日志未能按要求登记规范完整，登记零乱，字迹潦草，难以辨认。经仔细核对，自 2007 年 4 月 12 日至 5 月 15 日该卫生室共登记“麻疹”“疑似麻疹”病例约 50 例，但一直未向有关部门报告。

该卫生室瞒报“麻疹”“疑似麻疹”病例，致使某学区中心学校发生的传染病疫情未能得到及时控制而最终导致风疹暴发，存在明显违法性，县卫生局对其作出停业整改，并罚款人民币 1990 元的行政处罚。

二、疫情报告时限及方式

《传染病信息报告管理规范(2015 年版)》规定，传染病报告实行属地化管理，实行首诊医生负责制。传染病报告卡由首诊医生或其他执行职务的人员负责填写。现场调查时发现的传染病病例，由属地医疗机构诊断并报告。采供血机构发现阳性病例也应填写报告卡。

(1)传染病疫情信息实行网络直报或直接数据交换。不具备网络直报条件的医疗机构，在规定的时限内将传染病报告卡信息报告属地乡镇卫生院、城市社区卫生服务中心或县级疾病预防控制机构进行网络报告，同时传真或寄送传染病报告卡至代报单位。

(2)区域信息平台或医疗机构的电子健康档案、电子病历系统应当具备传染病信息报告管理功能，已具备传染病信息报告管理功能的要逐步实现与传染病报告信息管理系统的数据自动交换功能。

(3)军队医疗卫生机构向社会公众提供医疗服务时，发现传染病疫情，应当按照规定进行传染病网络报告或数据交换。

责任报告单位和责任疫情报告人发现甲类传染病和乙类传染病中的肺炭疽、传染性非典型肺炎等按照甲类管理的传染患者或疑似患者时，或发现其他传染病和不明原因疾病暴发时，应于 2 小时内将传染病报告卡通过网络报告。对其他乙、丙类传染病患者、疑似患者和规定报告的传染病病原携带者在诊断后，应于 24 小时内进行网络报告。不具备网络直报条件的医疗机构及时向属地乡镇卫生院、城市社区卫生服务中心或县级疾病预防控制机构报告，并于 24 小时内寄送出传染病报告卡至代报单位。

责任报告人应按照传染病诊断标准(卫生计生行业标准)及时对传染病患者或疑似患者进行诊断。根据不同传染病诊断分类，分为疑似病例、临床诊断病例、确诊病例和病原携带者四类。其中，需报告病原携带者的病种包括霍乱、脊髓灰质炎以及国家卫生计生委规定的其他传染病。

责任报告单位或责任报告人在诊疗过程中应规范填写或由电子病历、电子健康档案自动生成规范的门诊日志、入/出院登记、检测检验和放射登记。首诊医生在诊疗过程中发现传染病患者、疑似患者和规定报告的病原携带者后应按照要求填写《中华人民共和国传染病报告卡》(以下简称传染病报告卡)或通过电子病历、电子健康档案自动抽取符合交换文档标准的电子传染病报告卡。

省级人民政府决定按照乙类、丙类管理的其他地方性传染病和其他暴发、流行或原因不明的传染病也应填报(或抽取)传染病报告卡信息。

《传染病报告卡》统一格式，可采用纸质或电子形式填报，内容完整、准确，填报人签名。纸质报告卡要求用 A4 纸印刷，使用钢笔或签字笔填写，字迹清楚。电子交换文档应当使用符合国家统一认证标准的电子签名和时间戳。

传染病报告卡中须填报患者有效证件或居民健康卡、社会保障卡、新农合医疗卡等身份识别号码；患者为学生或幼托儿童须填报其所在学校/幼托机构全称及班级名称。

三、疫情的公布与通报

港口、机场、铁路疾病预防控制机构以及国境卫生检疫机关发现甲类传染病患者、病原携带者、疑似传染病患者时，应当按照国家有关规定立即向国境口岸所在地的疾病预防控制机构或者所在地县级以上地方人民政府卫生行政部门报告并互相通报。

县级以上地方人民政府卫生行政部门应当及时向本行政区域内的疾病预防控制机构和医疗机构通报传染病疫情以及监测、预警的相关信息。接到通报的疾病预防控制机构和医疗机构应当及时告知本单位的有关人员。

国务院卫生行政部门应当及时向国务院其他有关部门和各省、自治区、直辖市人民政府卫生行政部门通报全国传染病疫情以及监测、预警的相关信息。毗邻的以及相关的地方人民政府卫生行政部门，应当及时互相通报本行政区域的传染病疫情以及监测、预警的相关信息。县级以上人民政府有关部门发现传染病疫情时，应当及时向同级人民政府卫生行政部门通报。中国人民解放军卫生主管部门发现传染病疫情时，应当向国务院卫生行政部门通报。

国务院卫生行政部门定期公布全国传染病疫情信息。省、自治区、直辖市人民政府卫生行政部门定期公布本行政区域的传染病疫情信息。传染病暴发、流行时，国务院卫生行政部门负责向社会公布传染病疫情信息，并可以授权省、自治区、直辖市人民政府卫生行政部门向社会公布本行政区域的传染病疫情信息。公布传染病疫情信息应当及时、准确。

第五节　传染病的控制

传染病控制是指当传染病发生或暴发、流行时，为了阻止传染病的扩散和蔓延而采取的措施。

一、控制传染源

责任报告单位或责任报告人在诊疗过程中发现传染病时，应及时采取以下控制措施：

(1)对甲类传染病患者和病原携带者，乙类传染病中的艾滋病患者、炭疽病中的肺炭疽患者，予以隔离治疗。隔离期限根据医学检查结果确定。拒绝隔离治疗或者隔离期未满擅自脱离隔离治疗的，可以由公安部门协助治疗单位采取强制隔离治疗措施。

(2)对除艾滋病患者、炭疽中的肺炭疽患者以外的乙类、丙类传染病患者，根据病情采取必要的治疗和控制传播措施。

(3)对疑似甲类传染病患者，在明确诊断前，在指定场所进行医学观察。

(4)对传染病患者、病原携带者、疑似传染病患者传染的场所、物品和密切接触的人员，实施必要的卫生处理和预防措施。

在实施以上传染病控制措施时，传染病病菌人及其亲属和有关单位以及居民或者村民组织应当配合实施。

二、切断传播途径

传染病暴发、流行时，县级以上地方人民政府应当立即组织力量，按照预防、控制预案进行防治，切断传染病的传播途径，必要时，报经上一级人民政府决定，可以采取下列紧急措施并予以公告：

(1)限制或者停止集市、影剧院演出或者其他人群聚集的活动。

(2)停工、停业、停课。

(3)封闭或者封存被传染病病原体污染的公共饮用水源、食品以及相关物品。

(4)控制或者扑杀染疫野生动物、家畜家禽。

(5)封闭可能造成传染病扩散的场所。

上级人民政府接到下级人民政府关于采取前款所列紧急措施的报告时，应当及时作出决定。紧急措施的解除，由原决定机关决定并宣布。

三、宣布疫区

《传染病防治法》规定，甲类、乙类传染病暴发、流行时，县级以上地方政府报经上一级地方政府决定，可以宣布疫区，在疫区内可采取前述紧急措施，并可对出入疫区人员、物资和交通工具实施卫生检疫。由于封锁区关系到政治、经济以及人民群众生活、安全等问题，《传染病防治法》还规定，经省、自治区、直辖市政府决定，可以对甲类传染病疫区实施封锁；封锁大、中城市的疫区或跨省、自治区、直辖市的疫区，以及封锁疫区导致中断干线交通或者封锁国境的，由国务院决定。疫区封锁的解除，由原决定机关宣布。

发生甲类传染病时，为了防止该传染病通过交通工具及其乘运的人员、物资传播，可以实施交通卫生检疫。

传染病暴发、流行时，根据传染病疫情控制的需要，国务院有权在全国范围或者跨省、自治区、直辖市范围内，县级以上地方人民政府有权在本行政区域内紧急调集人员或者调用储备物资，临时征用房屋、交通工具以及相关设施、设备。紧急调集人员的，应当按照规定给予合理报酬。临时征用房屋、交通工具以及相关设施、设备的，应当依法给予补偿；能返还的，应当及时返还。

四、对尸体的处理

患甲类传染病、炭疽死亡的，应当将尸体立即进行卫生处理，就近火化。患其他传染病死亡的，必要时，应当将尸体进行卫生处理后火化或者按照规定深埋。

五、查找原因

为了查找传染病病因，医疗机构在必要时可以按照国务院卫生行政部门的规定，对传染病患者尸体或者疑似传染病患者尸体进行解剖查验，并应当告知死者家属。

发生传染病疫情时，疾病预防控制机构和省级以上人民政府卫生行政部门指派的其他与传染病有关的专业技术机构，可以进入传染病疫点、疫区进行调查、采集样本、技术分析和检验。

六、药品、生物制品的供应

传染病暴发、流行时，药品和医疗器械生产、供应单位应当及时生产、供应防治传染病的药品和医疗器械。铁路、交通、民用航空经营单位必须优先运送处理传染病疫情的人员以及防治传染病的药品和医疗器械。县级以上人民政府有关部门应当做好组织协调工作。

第六节　传染病的医疗救治

县级以上人民政府应当加强和完善传染病医疗救治服务网络的建设，指定具备传染病救治条件和能力的医疗机构承担传染病救治任务，或者根据传染病救治需要设置传染病医院。

医疗机构的基本标准、建筑设计和服务流程，应当符合预防传染病医院感染的要求。医疗机构应当按照规定对使用的医疗器械进行消毒；对按照规定一次使用的医疗器具，应当在使用后予以销毁。医疗机构应当按照国务院卫生行政部门规定的传染病诊断标准和治疗要求，采取相应措施，提高传染病医疗救治能力。

医疗机构应当对传染病患者或者疑似传染病患者提供医疗救护、现场救援和接诊治疗，书写病历记录以及其他有关资料，并妥善保管。医疗机构应当实行传染病预检、分诊制度；对传染病患者、疑似传染病患者，应当引导至相对隔离的分诊点进行初诊。医疗机构不具备相应救治能力的，应当将患者及其病历记录复印件一并转至具备相应救治能力的医疗机构。具体办法由国务院卫生行政部门规定。

案　例

医院院长隐瞒疫情被提起公诉

李某，原系某市人民医院院长，同时兼任"防非"领导小组组长。2003 年 4 月 23 日，某市居民赵某出现发热症状，先后两次到该市人民医院检查。门诊医生将赵某的情况向李某汇报，但并没有引起李某的重视。在李某的指示下，人民医院违反对发热、可疑症状患者治疗的规定，擅自将患者安排在内科治疗，并未采取任何隔离措施。5 月 12 日，赵某被确诊为"非典"病例。此外，由于该医院未将赵某收治情况上报，致使其连续多日超范围活动。当地防非办工作人员向李某了解情况时，李某还隐瞒疫情。结果，与赵某有过密切接触的 200 多人后来全部被隔离，其中有 16 例后来被证实感染"非典"。5 月 25 日，该市人民检察院以涉嫌传染病防治失职罪，对李某提起公诉。

第七节　传染病的相关法律责任

一、行政责任

《传染病防治法》第六十五条规定："地方各级人民政府未依照本法的规定履行报告职责，或者隐瞒、谎报、缓报传染病疫情，或者在传染病暴发、流行时，未及时组织救治、采取控制措施的，由上级人民政府责令改正，通报批评；造成传染病传播、流行或者其他严重后果的，对负有责任的主管人员，依法给予行政处分。"

案　例

某医院未依法履行传染病疫情报告案

2013 年 12 月 12 日，某市卫生监督所接到投诉举报，举报某医院 2011 年 7 月至 2013 年上半年非法收治结核病患者。某市卫生监督所立即成立调查小组，赴某医院调查了 2011 年 7 月至 2013 年 7 月的所有患者住院病例共 3198 份，从中筛选出 600 例肺炎（广义）病例。于 12 月 18 日，通过某市结核医院两名专家的协助调查，在这 600 例肺炎（广义）病例中，进一步筛选出 2 份确诊为肺结核的病例，5 份疑似肺结核病例。经初步审查，上述违法事实有询问笔录（2012 年 12 月 20 日）、某医院住院病历复印件 7 份（2 份确诊、5 份疑似）、病志调查筛选过程照片 10 张、7 份病例名单为证。

某医院在明知收治的患者中有新发的结核病患者和疑似患者而未履行疫情报告义务，未进行转诊，其行为违反了《结核病防治管理办法》第九条"非结核病定点医疗机构在结核病防治工作中履行以下职责：①指定内设职能科室和人员负责结核病疫情的报告；②负责结核病患者和疑似患者的转诊工作”的规定，某市卫生行政部门依据《结核病防治管理办法》第三十六条，责令立即改正违法行为，作出给予警告的行政处罚。

二、民事责任

《传染病防治法》规定单位和个人违反规定，导致传染病传播、流行，给他人人身、财产造成损害的，应当依法承担民事责任。

三、刑事责任

对违反《传染病防治法》，情节严重、造成严重后果的，由司法机关依法追究刑事责任。

《刑法》第三百三十条规定：“违反《传染病防治法》的规定，有下列情形之一，引起甲类传染病传播或者有传播严重危险的，处3年以下有期徒刑或者拘役；后果特别严重的，处3年以上7年以下有期徒刑：①供水单位供应的饮用水不符合国家规定的卫生标准的；②拒绝按照卫生防疫机构提出的卫生要求，对传染病病原体污染的污水、污物、粪便进行消毒处理的；③准许或者纵容传染病患者、病原携带者和疑似传染病患者从事国务院卫生行政部门规定禁止从事的易使该传染病扩散的工作的；④拒绝执行卫生防疫机构依照《传染病防治法》提出的预防、控制措施的。单位犯罪的，对单位判处罚金，并对其直接负责的主管人员和其他直接责任人员，依照上述规定处罚。”

《刑法》第三百三十一条规定：“从事实验、保藏、携带、运输传染病菌种、毒种的人员，违反国务院卫生行政部门的有关规定，造成传染病菌种、毒种扩散，后果严重的，处3年以下有期徒刑或者拘役，后果特别严重的，处3年以上7年以下有期徒刑。”

附：

中华人民共和国传染病报告卡

卡片编号：__________ 报卡类别：1. 初次报告 2. 订正报告(A 诊断变更；B 死亡；C 填卡错误)

患者姓名*：__________(患儿家长姓名：________________)

有效证件号*： 性别*： 男 女

出生日期*：______年____月____日(如出生日期不详，实足年龄：______ 年龄单位： 岁 月 天)

工作单位(学校、托幼机构)*：____________________ 联系电话*：____________

患者属于*：□本县区 □本市其他县区 □本省其他地市 □外省 □港澳台 □外籍

现住址(详填)*：______省______市______县(区)______乡(镇、街道)______村______(门牌号)

患者职业*：□幼托儿童、□散居儿童、□学生(大中小学)、□教师、□保育员及保姆、□餐饮食品业、□商业服务、□医务人员、□ 工人、□民工、□农民、□牧民、□渔(船)民、□干部职员、□离退人员、□家务及待业、□其他(__________)、□不详

病例分类*：(1) □疑似病例、□临床诊断病例、□实验室确诊病例、□病原携带者、□埃博拉留观病例

(2)□急性、□慢性(乙型肝炎*、丙型肝炎*、血吸虫病*填写)

发病日期*：______年______月____日(病原携带者填初检日期或就诊时间)

诊断日期*：______年______月____日____时 或订正诊断日期____年___月____日

死亡日期：______年______月____日____时

（续表）

甲类传染病*：□鼠疫、□霍乱

乙类传染病*：□传染性非典型肺炎、艾滋病(□HIV、□艾滋病患者)、病毒性肝炎(□甲型、□乙型、□丙型、□丁型、□戊型、□未分型)、□脊髓灰质炎、□人感染高致病性禽流感、□麻疹、□流行性出血热、□狂犬病、□流行性乙型脑炎、□登革热、炭疽(□肺炭疽、□皮肤炭疽、□未分型)、痢疾(□细菌性、□阿米巴性)、肺结核(□涂＋、□菌一、□未痰检、□仅培阳)、伤寒(□伤寒、□副伤寒)、□ 流行性脑脊髓膜炎、□百日咳、□白喉、□新生儿破伤风、□猩红热、□布鲁氏菌病、□淋病、梅毒(□Ⅰ期、□Ⅱ期、□Ⅲ期、□胎传、□隐性)、□钩端螺旋体病、□血吸虫病、疟疾(□间日疟、□恶性疟、□未分型)、□人感染 H7N9 禽流感

丙类传染病*：流行性感冒、□流行性腮腺炎、□风疹、□急性出血性结膜炎、□麻风病、□流行性和地方性斑疹伤寒、□黑热病、□包虫病、□丝虫病、□除霍乱、细菌性和阿米巴性痢疾、伤寒和副伤寒以外的感染性腹泻病、□手足口病

其他重点监测传染病*：□非淋菌性尿道炎、□尖锐湿疣、□生殖器疱疹 、□水痘、□肝吸虫病、□生殖道衣原体感染、□恙虫病、□森林脑炎、□结核性胸膜炎、□人感染猪链球菌、□人粒细胞无形体病、□不明原因肺炎、□不明原因、□发热伴血小板减少综合征、□AFP、□中东呼吸综合征(MERS)、□埃博拉出血热、□其他

性病报告附卡(报告性病时须加填本栏项目)

婚姻状况：□未婚 □已婚有配偶 □离异或丧偶 □不详　　民族：□汉族 □其他(________)

文化程度：□文盲 □小学 □初中 □高中或中专 □大专及以上　　性病史：□有 □无 □不详

接 触 史：□注射毒品史、□非婚异性性接触史、□配偶/固定性伴阳性、□男性行为史、□献血(浆)史、□输血/血制品史、□母亲阳性、□职业暴露史、□手术史、□其他(____________)、□不详

感染途径：□注射毒品、□异性传播、□同性传播、□性接触＋注射毒品、□采血(浆)、□输血/血制品、□母婴传播、□职业暴露、□其他、□不详

样本来源：□术前检测、□受血前检测、□性病门诊、□其他就诊者检测、□婚前检测、□孕前检查，□其他(________)

实验室检测结论：□确认结果阳性、□替代策略检测阳性、□核酸检测阳性(时间：__________)

1. 乙肝病例附卡(报告乙肝时需填本栏项目)

HBsAg 阳性时间：○>6 个月 ○6 个月内由阴性转为阳性 ○既往未检测或结果不详

首次出现乙肝症状和体征时间：______年________月

不详

本次 ALT* [　　　　] U/L

抗一HBc IgM1：1000 检测结果 ○阳性 ○阴性 ○未测

肝穿刺检测结果 ○急性病变 ○慢性病变 ○未测

恢复期血清 HBsAg 阴转，抗一HBs 阳转 ○是 ○否 ○未测

2. 梅毒病例附卡*：

检验结果(含滴度)：____________________

特征性临床表现：____________________

报告科室：____________________________

3. 手足口病附卡*：

实验室结果：○EV71 ○Cox A16○其他肠道病毒 ○未检测

重症患者*：○是 ○否

订正前病名：______________________________

报告单位：_________________________________

填卡医生*：______________

密切接触者有无相同症状*：○有 ○无

联系电话：__________________

填卡日期*：__________年___月___日

备注：

《中华人民共和国传染病报告卡》填卡说明

卡片编码：由报告单位自行编制填写(一般采用系统生成的号码)。

姓名：填写患者或献血员的名字，姓名应该和身份证上的姓名一致。

家长姓名：14岁及以下的患儿要求填写患者家长姓名。

有效证件号：必须填写有效证件号，包括居民身份证号、护照、军官证、居民健康卡、社会保障卡、新农合医疗卡。尚未获得身份识别号码的人员用特定编码标识。

性别：在相应的性别前打√。

出生日期：出生日期与年龄栏只要选择一栏填写即可，不必同时填报出生日期和年龄(首先出生日期)。

实足年龄：对出生日期不详的用户填写年龄。

年龄单位：对于新生儿和只有月龄的儿童，注意选择年龄单位为天或月。

工作单位(学校)：填写患者的工作单位。学生、幼托儿童须详细填写所在学校及班级名称。

联系电话：填写患者的联系方式。

病例属于：在相应的类别前打√。用于标识患者现住地址与就诊医院所在地区的关系。

现住地址：至少须详细填写到乡镇(街道)。现住址的填写，原则是指患者发病时的居住地，不是户籍所在地址。如患者不能提供本人现住地址，则填写报告单位地址。

职业：在相应的职业名前打√。

病例分类：在相应的类别前打√。

发病日期：本次发病日期；病原携带者填初检日期或就诊时间；采供血机构报告填写献血者献血日期。

诊断日期：本次诊断日期，需填写至小时；采供血机构填写确认实验日期。

死亡日期：病例的死亡时间。

疾病名称：在作出诊断的病名前打√。

其他法定管理以及重点监测传染病：填写纳入报告管理的其他传染病病种名称。

订正病名：订正报告填写订正前的病名。

退卡原因：填写卡片填报不合格的原因。

报告单位：填写报告传染病的单位。

填卡医生：填写传染病报告卡的医生姓名。

填卡日期：填写本卡日期。

备注：用户可填写文字信息，如最终确诊非法定报告的传染病的病名等。诊断为耐多药肺结核或订正诊断为耐多药肺结核的患者在此栏补充填写“MDRTB”.

注：报告卡带“*”部分为必填项目。

第四章 突发公共卫生事件应急管理法律制度

第一节　突发公共卫生事件概述

一、突发公共卫生事件的概念

《突发公共卫生事件应急条例》第二条规定，突发公共卫生事件是指突然发生，造成或者可能造成社会公众健康严重损害的重大传染病疫情、群体性不明原因疾病、重大食物和职业中毒以及其他严重影响公众健康的事件。

二、突发公共卫生事件的特点

(一)突发性

突发公共卫生事件一个最主要的特点是，事件的发生突如其来，往往是在人们没有预料和防备的情况下。突发事件在什么时间、什么地点、以什么方式发生，发生、发展到什么程度等，都是始料未及的，难以准确把握和预测。

(二)公共卫生性

公共卫生性是指突发事件发生在公共卫生领域，具有公共卫生属性，并且针对不特定的公众群体，对社会公众健康造成或可能造成严重损害，引起公众高度关注，引发社会担忧甚至恐慌。

(三)危害严重性

突发公共卫生事件的成因很多，如各种烈性传染病、各种自然灾害等，再加上突发公共卫生事件的偶然性、突发性、未知性，以及公共卫生性，使其一旦发生，很可能导致严重公共卫生问题的蔓延和传导。所以，公共卫生事件不但影响我们的健康，还影响社会的稳定，影响经济的发展，重大的卫生事件对政治也有很大的影响。所以，突发公共卫生事件具有严重的危害性。

三、突发公共卫生事件的分类

(一)根据事件的表现形式分类

根据事件的表现形式，可将突发公共卫生事件分为以下两类：

(1)在一定时间、一定范围、一定人群中，当病例数累计达到规定预警值时所形成的事件。例如，传染病，不明原因疾病，中毒(食物中毒、职业中毒)，预防接种反应，菌种、毒株丢失等，以及县以上卫生行政部门认定的其他突发公共卫生事件。

(2)在一定时间、一定范围，当环境危害因素达到规定预警值时形成的事件，病例为事后发生，也可能无病例。例如，生物、化学和核辐射事件(发生事件时尚未出现病例)，包括传染病菌种、毒株丢失，病媒、生物、宿主相关事件，化学物泄漏事件，放射源丢失、受照、核污染辐射及其他严重影响公众健康事件(尚未出现病例或病例事后发生)。

(二)根据事件的成因和性质分类

根据事件的成因和性质，可将突发公共卫生事件分为以下四类：

1. 重大传染病疫情　指某种传染病在短时间内发生、波及范围广泛，出现大量的患者或死亡病例，其发病率远远超过常年的发病率水平。

2. 群体性不明原因疾病　指在短时间内，某个相对集中的区域内，同时或者相继出现具有共同临床表现患者，且病例不断增加，范围不断扩大，又暂时不能明确诊断的疾病。

3. 重大食物中毒和职业中毒　指由于食品污染和职业危害的原因，而造成的人数众多或者伤亡较重的中毒事件。

4. 其他严重影响公众健康事件　包括新发传染性疾病、群体性预防接种反应和群体性药物反应，以及重大环境污染事故、核事故和放射事故，生物、化学、核辐射恐怖事件、自然灾害导致的人员伤亡和疾病流行等。

第二节　突发公共卫生事件的预防与应急准备

一、突发公共卫生事件应急组织体系及职责

(一)应急指挥机构

根据事件发生的影响力和范围，分为全国性、省级、地市级和县级突发公共卫生事件。国务院、省、自治区、直辖市人民政府、县级以上地方人民政府卫生行政主管部门分别为全国、省级、地市级和县级突发公共卫生事件的应急处理指挥机构。

(1)国家卫生与计划生育委员会依照职责和预案的规定，在国务院统一领导下，负责协调全国突发公共卫生事件应急处理工作，并根据突发公共事件应急处理工作的实际需要，提出成立全国突发公共卫生应急指挥部。

(2)地方各级人民政府卫生行政部门依照职责和预案的规定，在本级人民政府统一领导下，负责组织、协调本行政区域内突发公共卫生事件应急处理工作，并根据突发公共卫生事件应急

处理工作的实际需要，向本级人民政府提出成立地方突发公共卫生事件应急指挥部的建议。

(3)各级人民政府根据本级人民政府卫生行政部门的建议和实际工作需要，决定是否成立国家和地方应急指挥部。

(4)地方各级人民政府及有关部门和单位要按照属地管理的原则，切实做好本行政区域内突发公共卫生事件应急处理工作。

(二)日常管理机构

国务院卫生行政部门设立卫生应急办公室(突发公共卫生事件应急指挥中心)，负责全国突发公共卫生事件应急处理的日常管理工作。

各省、自治区、直辖市人民政府卫生行政部门及军队、武警系统要参照国务院卫生行政部门突发公共卫生事件日常管理机构的设置及职责，结合各自实际情况，指定突发公共卫生事件的日常管理机构，负责本行政区域或本系统内突发公共卫生事件应急的协调管理工作。

各市(地)级、县级卫生行政部门要指定机构负责本行政区内突发公共卫生事件应急的日常管理工作。

(三)专家咨询委员会

国务院卫生行政部门和省级卫生行政部门负责组建突发公共卫生事件专家咨询委员会。

市(地)级和县级卫生行政部门可根据本行政区域内突发公共卫生事件应急工作需要，组建突发公共卫生事件应急处理专家咨询委员会。

(四)应急处理专业技术机构

医疗机构、疾病预防控制机构、卫生监督机构、出入境检验检疫机构是突发公共卫生事件应急处理的专业技术机构。应急处理专业技术机构要结合本单位职责开展专业技术人员处理突发公共卫生事件能力培训，提高快速应对能力和技术水平，在发生突发公共卫生事件时，要服从卫生行政部门的统一指挥和安排，开展应急处理工作。

二、突发公共卫生事件应急工作主要内容

(一)制定突发公共卫生事件应急预案

国务院卫生行政主管部门按照分类指导、快速反应的要求，制定全国突发事件应急预案，报请国务院批准。省、自治区、直辖市人民政府根据全国突发事件应急预案，结合本地实际情况，制定本行政区域的突发事件应急预案。

全国突发事件应急预案应当包括以下主要内容：

(1)突发事件应急处理指挥部的组成和相关部门的职责。

(2)突发事件的监测与预警。

(3)突发事件信息的收集、分析、报告、通报制度。

(4)突发事件应急处理技术和监测机构及其任务。

(5)突发事件的分级和应急处理工作方案。

(6)突发事件预防、现场控制、应急设施、设备、救治药品和医疗器械以及其他物资和技术的储备与调度。

(7)突发事件应急处理专业队伍的建设和培训。

由于突发事件具有突发性、难以预料性，所以应急预案应当根据突发事件的变化和实施中发现的问题及时进行修订、补充。

(二)突发公共卫生事件监测、预警机制

我国突发公共卫生事件预警机制建设已经有初步进展，基本做到县级以上医疗卫生机构网络直报，建立了信息相互通报的机制，提高了疫情信息的透明度，初步探讨传染病的预警界值等。预警分析是通过对突发公共卫生事件征兆进行监测、识别、诊断与评价并及时报警的管理活动；监测是预警分析的基础，而预警监控则是根据预警分析的结果，对灾害征兆的不良趋势进行纠正、预防与控制的管理活动。预警给人们提供事件可能发生的有效信息，指导有关部门和社会公众及时采取相应的防范措施，从而达到预防控制突发公共卫生事件的作用。

三、突发公共卫生事件应急储备制度

突发公共卫生事件应急储备制度，是指国务院有关部门和县级以上地方人民政府及其有关部门，应当根据突发事件应急预案的要求，积极组织开展防治突发事件相关科学研究，建立突发事件应急有关的物资、设备、设施、技术与人才资源储备，并提供必要经费支持制度。

突发公共卫生事件的应急储备工作涉及各个方面，因此要求各级人民政府有关部门各尽其职，通力配合，共同做好突发公共卫生事件的应急储备工作。例如，财政部门及时划拨应急经费，医药部门储备应急所需药品及医疗器械，交通部门负责保障应急物资的运输，各级政府做好应急储备物资各个环节工作落实的监督工作等。

四、突发公共卫生事件急救医疗服务网络建设

基于突发公共卫生事件的突然性、爆发性、公共性等特点，往往会造成大范围公共群众的身心健康危害，且迅速蔓延，覆盖面广。所以，要求在一定地域范围内建立急救医疗服务网络。急救医疗服务网络的建立主要以省、地两级为单位，按合理布局、科学决策，中央指导、地方负责，平战结合、统筹兼顾，中西医结合，优势互补、科学建设、坚持标准，整体规划、分步实施的原则进行，主要包括医疗救济信息系统、医疗救治队伍和医疗救治机构三个方面。

县级以上各级人民政府应当加强急救医疗服务网络的建设，配备相应的医疗救治药物、技术、设备和人员，提高医疗卫生机构应对各类突发事件的救治能力。设区的市级以上地方人民政府应当设置与传染病防治工作需要相适应的传染病专科医院，或者指定具备传染病防治条件和能力的医疗机构承担传染病防治任务。

第三节　突发公共卫生事件的报告与信息发布

一、突发公共卫生事件的报告

突发公共卫生事件的报告是指相关主体在发现有突发公共事件或隐患时，在规定时限内向各级人民政府及其有关工作部门进行汇报的制度。及时准确地报告突发公共卫生事件，是有效预防、及时控制和消除突发公共卫生事件和传染病的危害，保障公众身体健康与生命安全的关

键，所以应重视突发公共卫生事件的报告与信息发布的管理工作。

(一)报告主体

1. 责任报告单位　负有突发公共卫生事件报告责任的单位包括：

(1)县级以上地方各级人民政府卫生主管部门指定的突发公共卫生事件监测机构。

(2)各级各类医疗卫生机构。

(3)各级人民政府卫生行政主管部门。

(4)县级以上地方人民政府。

(5)突发公共卫生事件的发生单位。

(6)其他有关单位，包括检验检疫机构、食品药品监督管理机构、环境保护监测机构、教育机构等负有监管群众健康和卫生保健工作职责的单位。

2. 责任报告人　负有突发公共卫生事件报告责任的个人主要包括：

(1)执行职务的医疗卫生机构的医务人员。

(2)检疫人员。

(3)疾病预防控制人员。

(4)乡村医生及个体开业医生等。

突发公共卫生事件责任报告单位和个人，要按照有关规定及时、准确地报告突发公共卫生事件及其处置情况，以给职能部门提供及时、科学的防治决策信息，保证突发公共卫生事件有效预防和及时控制。

(二)报告条件及内容

有下列情形之一的，相关报告主体应按规定向有关职能部门上报：

(1)发生或者可能发生传染病暴发、流行的。

(2)发生或者发现不明原因的群体性疾病的。

(3)发生传染病菌种、毒种丢失的。

(4)发生或者可能发生重大食物和职业中毒事件的。

突发公共卫生事件或隐患在未经调查确认的情况下，首次报告应包含如下内容：突发公共卫生事件或隐患的信息来源、危害范围、事件性质、控制措施等。若突发公共卫生事件已经调查和确认，上报时应说明事件性质、波及范围、危害程度、流行病学分析、势态评估、控制措施等内容。

(三)报告的时限和程序

根据《突发公共卫生事件应急条例》的规定，突发公共卫生事件的信息报告时限根据不同情况为1～2小时。其中，对于发生或者可能发生传染病暴发、流行的，发生或者发现不明原因的群体性疾病的，发生传染病菌种、毒种丢失的以及发生或者可能发生重大食物和职业中毒事件的，省、自治区、直辖市人民政府应当在接到报告后1小时内，向国务院卫生行政主管部门报告。国务院卫生行政主管部门对可能造成重大社会影响的突发公共卫生事件，应当立即向国务院报告。突发公共卫生事件监测机构、医疗卫生机构和有关单位发现应当报告的事项，应当在2小时内向所在地县级人民政府行政主管部门报告；接到报告的卫生行政主管部门应当在2小时内向本级人民政府报告，并同时向上级人民政府卫生行政主管部门和国务院卫生行政主管部门报告。县级人民政府应当在接到报告后2小时内，向设区的市级人民政府或者上一级人民政府报告；设区的市级人民政府应当在接到报告后2小时内向省、自治区、直辖市人民政府报告。

突发公共卫生事件责任报告主体要按照有关规定及时、准确地报告突发公共卫生事件及其处置情况。接到报告的地方人民政府、卫生行政主管部门依照相关规定，应当立即组织力量对报告事项调查核实、确认，采取必要的控制措施，并及时报告调查情况。

国家建立突发事件举报制度，公布统一的突发事件报告、举报电话。任何单位和个人有权向人民政府及其有关部门报告突发事件隐患，有权向上级人民政府及其有关部门举报地方人民政府及其有关部门不履行突发事件应急处理职责，或者不按照规定履行职责的情况。接到报告、举报的有关人民政府及其有关部门，应当立即组织对突发事件隐患、不履行或者不按照规定履行突发事件应急处理职责的情况进行调查处理。对举报突发事件有功的单位和个人，县级以上各级人民政府及其有关部门应当予以奖励。

二、突发公共卫生事件的通报

(一)通报责任主体及其通报职责

(1)国务院卫生行政主管部门应当根据发生突发事件的情况及时向国务院有关部门和各省、自治区、直辖市人民政府卫生行政主管部门以及军队有关部门通报。

(2)突发事件发生地的省、自治区、直辖市人民政府卫生行政主管部门，应当及时向毗邻省、自治区、直辖市人民政府卫生行政主管部门通报。

(3)县级以上地方人民政府有关部门，已经发生或者发现可能引起突发事件的情形时，应当及时向同级人民政府卫生行政主管部门通报。

(二)接到通报的相关部门工作职责

接到通报的省、自治区、直辖市人民政府卫生行政主管部门，必要时应当及时通知本行政区域内的医疗卫生机构。其他接到通报后的相关部门，应根据自己的职责，采取相应的控制措施，按应急预案要求，做好必要的准备工作。

三、突发公共卫生事件的信息发布制度

(1)国务院卫生行政主管部门负责向社会发布突发公共卫生事件的信息。

(2)省、自治区、直辖市人民政府卫生行政主管部门经国务院卫生行政主管部门授权，可以向社会发布本行政区域内突发公共卫生事件的信息。

(3)突发公共卫生事件信息发布的要求是及时、准确、全面。

第四节　突发公共卫生事件应急处理

发生突发公共卫生事件时，事发地的县级、市(地)级、省级人民政府及其有关部门按照分级响应的原则，作出相应级别应急反应，采取应急处理措施，迅速应对，以尽可能地保护人民的生命健康权，控制事件危害范围。

1. 突发公共卫生事件的综合评估及应急预案的启动　事件发生后，卫生行政主管部门应当组织专家对突发事件进行综合评估，初步判断突发事件的性质、波及范围、危害程度、控制效

果、发展趋势等，并提出是否启动突发事件应急预案的建议。

在全国范围内或者跨省、自治区、直辖市范围内启动全国突发事件应急预案，由国务院卫生行政主管部门报国务院批准后实施。省、自治区、直辖市启动突发事件应急预案，由省、自治区、直辖市人民政府决定，并向国务院报告。

2. 突发事件应急处理指挥部的建立　突发事件应急预案启动后，应根据预案要求建立突发事件应急处理指挥部。全国突发事件应急处理指挥部对突发事件应急处理工作进行督察和指导，地方各级人民政府及其有关部门应当予以配合。省、自治区、直辖市突发事件应急处理指挥部对本行政区域内突发事件应急处理工作进行督察和指导。

3. 突发事件应急处理专业技术机构的确立　省级以上人民政府卫生行政主管部门或者其他有关部门根据突发事件的类别及应急预案要求，有权指定突发事件应急处理专业技术机构，负责突发事件的技术调查、取证、处置、控制和评价工作。国务院卫生行政主管部门或者其他有关部门指定的专业技术机构，有权进入突发事件现场进行调查、采样、技术分析和检验，对地方突发事件的应急处理工作进行技术指导，有关单位和个人应当予以配合，任何单位和个人不得以任何理由予以拒绝。

4. 应急预案启动前，县级以上各级人民政府有关部门应当根据突发事件的实际情况，做好应急处理准备，采取必要的应急措施。应急预案启动后，突发事件发生地的人民政府有关部门，应当根据预案规定的职责要求，服从突发事件应急处理指挥部的统一指挥，立即到达规定岗位，采取有关的控制措施。医疗卫生机构、监测机构和科学研究机构，应当服从突发事件应急处理指挥部统一指挥，相互配合、协作，集中力量开展相关的科学研究工作。

5. 突发事件发生后，国务院有关部门和县级以上地方人民政府及其有关部门，应当保证突发事件应急处理所需的医疗救护设备、救治药品、医疗器械等物资的生产、供应；铁路、交通、民用航空行政主管部门应当保证及时运送。

6. 根据突发事件应急处理的需要，突发事件应急处理指挥部有权紧急调集人员、储备的物资、交通工具以及相关设施、设备；必要时，对人员进行疏散或者隔离，并可以依法对传染病疫区实行封锁。

7. 突发事件应急处理指挥部根据突发事件应急处理的需要，可以对食物和水源采取控制措施。县级以上地方人民政府卫生行政主管部门应当对突发事件现场等采取控制措施，宣传突发事件防治知识，及时对易受感染的人群和其他易受损害的人群采取应急接种、预防性投药、群体防护等措施。参加突发事件应急处理的工作人员，应当按照预案的规定，采取卫生防护措施，并在专业人员的指导下进行工作。

8. 对新发现的突发传染病、不明原因的群体性疾病、重大食物中毒事件，国务院卫生行政主管部门应当尽快组织力量制定相关技术标准、规范和控制措施。

9. 交通工具公共卫生事件的应急工作内容

(1)交通工具上发现根据国务院卫生行政主管部门的规定需要采取应急控制措施的传染病患者、疑似传染病患者，其负责人应当以最快的方式通知前方停靠点，并向交通工具的营运单位报告。交通工具的前方停靠点和营运单位应当立即向交通工具营运单位行政主管部门和县级以上地方人民政府卫生行政主管部门报告。卫生行政主管部门接到报告后，应当立即组织有关人员采取相应的医学处置措施。

(2)交通工具上的传染病患者密切接触者，由交通工具停靠点的县级以上各级人民政府卫生行政主管部门或者铁路、交通、民用航空行政主管部门，根据各自的职责，依照传染病防治法律、行政法规的规定，采取控制措施。

(3)涉及国境口岸和入出境的人员、交通工具、货物、集装箱、行李、邮包等需要采取传染病应急控制措施的，依照国境卫生检疫法律、行政法规的规定办理。

10. 医疗卫生机构应急工作职责

(1)应当对因突发事件致病的人员提供医疗救护和现场救援，对就诊患者必须接诊治疗，并书写详细、完整的病历记录；对需要转送的患者，应当按照规定将患者及其病历记录的复印件转送至接诊或者指定的医疗机构。

(2)在医疗卫生机构内应当采取卫生防护措施，防止交叉感染和污染。

(3)对传染病患者密切接触者采取医学观察措施，传染病患者密切接触者应当予以配合。

(4)收治传染病患者、疑似传染病患者，应当依法报告所在地的疾病预防控制机构。接到报告的疾病预防控制机构应当立即对可能受到危害的人员进行调查，根据需要采取必要的控制措施。

11. 传染病暴发、流行应急工作内容

(1)传染病暴发、流行时，街道、乡镇以及居民委员会、村民委员会应当组织力量，团结协作，群防群治，协助卫生行政主管部门和其他有关部门、医疗卫生机构做好疫情信息的收集和报告、人员的分散隔离、公共卫生措施的落实工作，向居民、村民宣传传染病防治的相关知识。

(2)对传染病暴发、流行区域内流动人口，突发事件发生地县级以上地方人民政府应当做好预防工作，落实有关卫生控制措施；对传染病患者和疑似传染病患者，应当采取就地隔离、就地观察、就地治疗的措施。对需要治疗和转诊的，按照规定将患者及其病历记录的复印件转送至接诊的或者指定的医疗机构。

12. 有关部门、医疗卫生机构应当对传染病做到早发现、早报告、早隔离、早治疗，切断传播途径，防止扩散。县级以上各级人民政府应当提供必要资金，保障因突发事件致病、致残的人员得到及时、有效的救治。具体办法由国务院财政部门、卫生行政主管部门和劳动保障行政主管部门制定。

在突发事件中需要接受隔离治疗、医学观察措施的患者、疑似患者和传染病患者密切接触者在卫生行政主管部门或者有关机构采取医学措施时应当予以配合；拒绝配合的，由公安机关依法协助。

第五节　突发公共卫生事件的相关法律责任

一、行政责任

(1)县级以上地方人民政府及其卫生行政主管部门未依照《突发公共卫生事件应急条例》的规定履行报告职责，对突发事件隐瞒、缓报、谎报或者授意他人隐瞒、缓报、谎报的，对政府主要领导人及其卫生行政主管部门主要负责人，依法给予降级或者撤职的行政处分；造成传染病传播、流行或者对社会公众健康造成其他严重危害的，依法给予开除的行政处分。

(2)国务院有关部门、县级以上地方人民政府及其有关部门未依照《突发公共卫生事件应急条例》的规定，完成突发事件应急处理所需要的设施、设备、药品和医疗器械等物资的生产、供应、运输和储备的，对政府主要领导人和政府部门主要负责人依法给予降级或者撤职的行政处分；造成传染病传播、流行或者对社会公众健康造成其他严重危害的，依法给予开除的行政处分。

(3)突发事件发生后，县级以上地方人民政府及其有关部门对上级人民政府有关部门的调查不予配合，或者采取其他方式阻碍、干涉调查的，对政府主要领导人和政府部门主要负责人依法给予降级或者撤职的行政处分。

(4)县级以上各级人民政府卫生行政主管部门和其他有关部门在突发事件调查、控制、医疗救治工作中玩忽职守、失职、渎职的，由本级人民政府或者上级人民政府有关部门责令改正、通报批评、给予警告；对主要负责人、负有责任的主管人员和其他责任人员依法给予降级、撤职的行政处分；造成传染病传播、流行或者对社会公众健康造成其他严重危害的，依法给予开除的行政处分。

(5)县级及以上各级人民政府有关部门拒不履行应急处理职责的，由同级人民政府或者上级人民政府有关部门责令改正、通报批评、给予警告；对主要负责人、负有责任的主管人员和其他责任人依法给予降级、撤职的行政处分；造成传染病传播、流行或者对社会公众健康造成其他严重危害的，依法给予开除、撤职的行政处分。

(6)医疗卫生机构有未按照《突发公共卫生事件应急条例》的规定履行报告、控制、监测、诊疗等职责的，由卫生行政主管部门责令改正、通报批评、给予警告；情节严重的，吊销《医疗机构执业许可证》；对主要负责人、负有责任的主管人员和其他直接责任人员给予降级或者撤职的纪律处分。

(7)在突发事件应急处理工作中，有关单位和个人未依照《突发公共卫生事件应急条例》的规定履行报告职责，隐瞒、缓报或者谎报，阻碍突发事件应急处理工作人员执行职务，拒绝国务院卫生行政主管部门或者其他有关部门指定的专业技术机构进入突发事件现场，或者不配合调查、采样、技术分析和检验的，对有关责任人员依法给予行政处分或者纪律处分；触犯《中华人民共和国治安管理处罚法》，构成违反治安管理行为的，由公安机关依法予以处罚。

(8)在突发事件发生期间，散布谣言、哄抬物价、欺骗消费者，扰乱社会秩序、市场秩序的，由公安机关或者工商行政管理部门依法给予行政处罚。

二、刑事责任

在突发事件应急处理工作中，卫生行政部门及其他有关单位和个人违反法定义务责任，造成严重危害，构成犯罪的，应根据我国《刑法》的相关规定承担相应刑事责任。

1.《刑法》第三百九十七条第一款的规定　国家机关工作人员滥用职权或者玩忽职守，致使公共财产、国家和人民利益遭受重大损失的，处 3 年以下有期徒刑或者拘役；情节特别严重的，处 3 年以上 7 年以下有期徒刑。

2.《刑法》第四百零九条的规定　从事传染病防治的政府卫生行政部门的工作人员严重不负责任，导致传染病传播或者流行，情节严重的，处 3 年以下有期徒刑或者拘役。

3.《刑法》第二百七十七条第一款的规定　以暴力、威胁方法阻碍国家机关工作人员依法执行职务的，处 3 年以下有期徒刑、拘役、管制或者罚金。

4.《刑法》第三百三十一条的规定　从事实验、保藏、携带、运输传染病菌种、毒种的人员，违反国务院卫生行政部门的有关规定，造成传染病菌种、毒种扩散，后果严重的，处 3 年以下有期徒刑或者拘役；后果特别严重的，处 3 年以上 7 年以下有期徒刑。

5.《刑法》第二百二十五条的规定　违反国家规定，未经许可经营法律、行政法规规定的专营、专卖物品或者其他限制买卖的物品的；买卖进出口许可证、进出口原产地证明以及其他法律、行政法规规定的经营许可证或者批准文件及其他严重扰乱市场秩序的非法经营行为，情节严重的，处 5 年以下有徒刑或者拘役，并处或者单处违法所得 1 倍以上 5 倍以下罚金；情节特别严重的，处 5 年以上有期徒刑，并处违法所得 1 倍以上 5 倍以下罚金或者没收财产。

第五章 血液及血液制品管理法律制度

第一节 输血概述

血液用来输送人体所需的氧气与养料，维持全身各器官的新陈代谢，对生命的作用是不言而喻的。自古以来人们都很重视补充血液，古埃及人甚至以血液淋浴，认为这样可以恢复体力。

一、输血的起源

最早的输血试验是英国人罗维尔在 1665 年进行的。他把一条因失血过多而濒于死亡的狗的静脉，与另一条健康狗的静脉用鹅毛管连接起来，随着血液的流入，垂死的狗逐渐恢复了精神。

1667 年，法国国王的御医丹尼斯首先进行了将动物血液输入人体的试验。他将 400 mL 羊血注入一个失血青年人的静脉，这个青年人竟奇迹般活了下来，丹尼斯自此开创了人类输血成功的先例。此后他又进行了多次输血试验，受血人均安然无恙。但 1668 年他给一名患者输动物血，第一次输血后患者病情有所好转；第二次输血后，患者出现发热、腹痛、大汗、尿血等症状；第三次输血后患者死亡。

二、输血技术的发展

直到 19 世纪初期医务人员才重新开始输血实验。英国的布伦德利用注射器于 1818 年在伦敦盖伊斯医院进行了第一次成功的输血，开始只用于没有希望的患者；1829 年一位大出血的患者因为输血得救。1870—1871 年的普法战争中开始大量采用输血的方式来拯救受伤的士兵，这时输血遇到的主要问题是血液凝结，医生们试图用去纤维蛋白的方法阻止血液的凝结，但这种方法把血液中的大多数宝贵的成分都去掉了，不能令人满意。

1900 年，奥地利的病理学家兰德斯坦纳发现，人类的血液按红细胞与血清中的不同抗原和抗体分为 A、B、AB、O 四种血型，这也就是传统的 ABO 血型分类。兰德斯坦纳对于两百多年前丹尼斯的试验进行了思考：会不会是输血人的血液与受血者身体里的血液混合产生了病理变化，而导致受血者死亡？进而他又发现只有血型完全一致(包括 O 型血输入)的血液才能够混合而不发生凝血现象，不同血型的血液混合在一起就可能发生凝血、溶血等现象，这种现象如果发生在体内，就会危及生命；AB 型血液的人，能够接受任何血型的血液；O 型血的人，只能接受 O 型血，却是万能输血者。他的发现使输血成为临床上实际可行、安全有效的治疗措施，用来治疗失血过多的患者。由于发展了配血技术预防排斥现象，输血治疗法得以快速发展并不断改良。

20 世纪 30 年代开展了血液冷冻储藏技术，加上第二次世界大战的爆发，对输血的大量需求使得血库的概念进入输血领域；Dr. Charles Drew 发起组织血源，其后发展成为美国红十字会；第一个可以长期保存血液的保养液配方 ACD(酸性枸橼酸钠和葡萄糖)在这个时期也被研制出来，全血用 ACD 保存可达 21 天，此阶段的输血服务主要集中在收集、储存、血型学和配血等范畴。20 世纪 50 年代，科学家开始掌握提炼血浆蛋白的技术，从血浆提炼出多种成分，1959 年吉伯斯提出成分输血的概念，即根据患者的需要输入血液中的各种成分，如红细胞、血小板、血浆等以代替输全血。这使输血更为安全和有效。20 世纪六七十年代，塑料袋的发明使得全血和血液成分可以分别在最适宜条件下采集和保存，有效的密封处理环境，也大大降低细菌污染的危险。后来，为配合成分输血的需要，发展出相连的储血袋，令血液分离程序变得容易。现在，红细胞在适当的保存液中可保存 42 天，血小板在 22～24℃可保存 5 天，血浆在 −18℃下可保存一年。

从 20 世纪 40 年代起，医疗界关注到输血可以感染疾病，于是引进测试来提高血液的安全。初期的测试只限于梅毒，但时至今日，已扩展到乙、丙型肝炎病毒及艾滋病毒等。20 世纪 80 年代，艾滋病的出现对输血服务造成莫大的冲击，最终导致全面改革。20 世纪 90 年代，输血医学发展更快，红细胞的代用品已研制出来，如可以载氧的氟碳化合物，无基质血红蛋白液等；各种凝血因子的基因工程产品也逐渐增多，血小板膜和冻干血小板也可用来替代新鲜的血小板浓缩液。这些进展掀开了输血医学新的一页，改变了输血医学的从属地位，使其成为医学领域的一个新分枝并蓬勃发展。

第二节　无偿献血

血液安全对于卫生服务非常重要，它既可以挽救大量的生命，又可以因为输入不健康的血液传播许多疾病，如艾滋病、乙肝、丙肝、疟疾和梅毒等，因此可靠和安全的血源对公共健康至关重要。安全可靠的血液供应对于加强若干层次的卫生服务，尤其是对于妇女和儿童的健康极其重要，例如，全世界每年有 50 多万妇女死于与妊娠和分娩有关的并发症，其中 99%在发展中国家，出血占并发症的 25%，是最常见的孕产妇死亡原因。在非洲，所有输血中高达 70%输给因疟疾而严重贫血的儿童，约占非洲所有儿童期死亡人数的五分之一。

全球还有不少国家的血源存在安全隐患。数据显示，全球有超过 4000 万的艾滋病病毒感染者，其中 5%～10%是因为输入了不安全的血液导致的。从发展中国家采集的血液中，乙肝、丙肝以及梅毒的感染率仍居高不下。因此，世界卫生组织呼吁各国开展输血战略，确保血源安全可靠。

而无偿献血是保证医疗安全用血的必由之路，只有以人道主义无偿献血，才能从根本上清除有偿供血带来的各种弊病；血液质量才能得到保证；才能保护受血者的安全；才能最大限度地降低血液传播疾病的危险。即自愿的无报酬的献血者是安全血液供应的基础，因为他们同可通过输血传播的包括 HIV 和肝炎病毒在内的感染水平显著较低联系在一起。筛查输血传播的感染极其重要，但是最安全的献血来自最安全的献血者。因此，近半个世纪以来，世界卫生组织和国际红十字会一直向世界各国呼吁“医疗用血采用无偿献血”的原则。

第三节 献血法

一、献血法的概念

血液是生命之源，具有重要的生理意义。输血是临床上抢救危重患者和治疗某些疾病的一项重要措施，是现代医疗不可或缺的重要手段。血液是医疗抢救活动中不可缺少的特殊物质，必须来源于健康的机体。血液管理是医疗卫生管理的重要组成部分。只有加强对血液的管理，才能有效防止乙肝、丙肝、艾滋病等疾病经血液途径传播，保障献血者和用血者的健康和生命安全。

献血法是调整在保证医疗临床用血需要和安全，保障献血者和用血者身体健康活动中产生的各种社会关系的法律规范的总称。根据我国目前血液管理工作的法律法规，将血液分为医疗临床用血和血液制品生产用血两部分分别进行管理。因此，“献血法”一词，在不同的语境使用，有广义和狭义之别。广义的献血法是指一切调整血液采集、供应、临床使用和血液制品生产与流通领域各种社会关系的法律规范的总称。包括医疗临床用血和血液制品生产用血两大部分。其宗旨在于保证临床用血需要和安全，保障献血者身体健康，规范血液制品原料采集和产、供、销活动。狭义范围的献血法是指围绕临床用血需要而开展的血液募集、血液采集、成分制备、储存、供应、使用全过程的质量和安全规制的总和，即围绕医疗临床用血而制定的血液管理规范的总和。通常所说的“献血法”往往特指《中华人民共和国献血法》这部具体的法律规范。

二、献血的法制建设历程

(一)我国存在着三种供血形式：个体供血、义务献血、无偿献血

1. 个体供血　个体供血是公民向采供血机构提供自身血液而获取一定报酬的行为。在一个相当长的时期内，我国的医疗临床用血主要靠个体供血支撑。

2. 义务献血　1978 年国务院批准卫生部《关于加强输血工作的请示报告》后，各省、自治区、直辖市相继开展了公民义务献血活动。1979 年 12 月卫生部颁发了《全国血站工作条例》，义务献血是通过政府献血领导小组或献血委员会向机关、企事业单位分配献血指标，下达献血任务，献血后给予献血者一定营养补助费的献血制度。义务献血对保障医疗临床用血起到了重要作用。

3. 无偿献血　无偿献血是公民向血站自愿、无报酬地提供自身血液的行为。

(二)无偿献血的法制进程

无偿献血是国际红十字会和世界卫生组织 20 世纪 30 年代建议和提倡的。1984 年，卫生部和中国红十字会总会在全国倡导无偿献血，深圳市、海南省已率先通过地方立法确立了无偿献血制度；1987 年 6 月，卫生部和中国红十字会总会颁发了《无偿志愿献血奖励办法(试行)》；1993 年卫生部颁布了《血站基本标准》《采供血机构和血液管理办法》；1994 年颁布了《单采血浆站基本标准》；1996 年，国务院颁布了《血液制品管理条例》；1997 年 12 月 29 日，八届全国人大常委会第二十九次会议通过，国家主席令第九十三号公布了《中华人民共和国献血法》(以下简

称《献血法》），自1998年10月1日起施行。这部法律及相应配套法规的颁布实施，是我国医疗用血的重大发展，标志着我国血液事业进入了法制管理的新阶段，也是我国社会的文明程度提高的标志。1998年之后，卫生部相继颁发了《血站管理办法（暂行）》《医疗机构临床用血管理办法（试行）》《无偿志愿献血奖励办法》等。

进入21世纪，为了加强血液管理，规范献血活动，国家根据社会发展需要，相继出台或修订了一系列法律法规。2000年卫生部修订了《血站基本标准》和《单采血浆站基本标准》。2005年卫生部颁布了《血站管理办法》，并于2009年进行了修订。2007年10月卫生部部务会议讨论通过了《单采血浆站管理办法》。《全国无偿献血表彰奖励办法》分别于2009和2014年进行了两次修订。2012年卫生部部务会议审议通过了《医疗机构临床用血管理办法》，同年8月1日起施行。

三、《献血法》立法的目的及意义

（一）保证医疗临床用血需要和安全

血液具有重要的生理意义，医疗临床用血在临床治疗和战备中都起着重要作用。现阶段人造血液不能广泛应用，且价格昂贵，还不能取代血液，因此，医疗临床用血只能靠公民献血来解决。据不完全统计，1995年我国医疗临床用血量约800吨，年供血约400万人次。而且，临床用血以每年7%～10%的速度递增。由于传统观念的影响，加上缺乏法律的推动，我国开展无偿献血虽经努力，仍远远满足不了实际需要，医疗临床用血大部分来自有偿的供血或卖血，血源不足，医疗临床用血不能得到充分保证。而且，由于个体供血者的血液质量不高，容易引起经血液途径传播疾病的蔓延，影响医疗临床用血的安全。据一些地方的调查：职业卖血者的血液中乙型肝炎表面抗原检测阳性率高达30%～90%，丙型肝炎抗体检测阳性率为8%～13%，流动职业卖血者中丙型肝炎抗体检测阳性率高达40%以上。因此，以乙肝、丙肝、艾滋病等为主的经血液途径传播的疾病威胁用血者的安全。所以，通过立法确立无偿献血制度，促进无偿献血事业的发展，保证医疗临床用血的需要和安全，是我国血液事业的当务之急。

（二）保障献血者和用血者的身体健康

输血是现代医疗的重要手段，是人类认识自己、征服伤病的伟大发现，它在临床医学领域中有拯救生命、治疗疾病的重要作用。但是，血液是一种复杂的维持生命的物质，血液在采集、储存、使用过程中，必须确保质量，避免污染，防止经血液传播疾病。虽然为保障输血安全，我国对血液的采集、检验、监控、储存和运输都有着严格的规定，但是，根据现在的检测手段，漏检现象很难避免，一些经血液途径传播的疾病时有发生。近年来，我国经血液途径传播疾病的形势较为严峻，据统计，到2015年年底，我国艾滋病病毒感染总数约为50万例，其中经血液途径感染的占有很大比例。因此，保证血液质量是保证输血安全、保障用血者身体健康的前提。但是，在我国的无偿献血制度建立起来之前，医疗临床用血还有相当一部分靠个体供血，一些个体供血者在经济利益的驱动下，频繁供血，造成血液质量下降。北京市红十字会血液中心曾作过抽样调查，正常男性的血细胞和血浆的比例为40%～50%，个体卖血者的不足35%，血液质量有明显差异。同时，有的不法分子组织卖血队伍甚至强迫他人卖血，从中牟取暴利。有的医疗机构擅自自采自供，甚至不顾供血者的健康，允许供血者违章重复登记。频繁抽血，严重破坏了血液工作的管理，影响了供血者的身体健康，也为血源性疾病的传播提供了温床。因此，只有依法实行公民无偿献血制度，禁止血液买卖，才是杜绝经血液途径传播疾病隐患，保证医疗临床用血安全的根本途径。为了确保血液质量，保证献血者和用血者的身体健康，《献血法》对输血工作的各个环节规定了严格的管理措施。

（三）促进社会主义物质文明和精神文明建设

实行无偿献血，不仅能保障医疗临床用血的需要，保证输血安全，达到治病救人的目的，它还是一种“我为人人，人人为我”的社会共济行为，是一种无私的奉献，是人道主义精神的重要体现。献血事业的发展程度，是社会文明程度的标志之一。当前，世界很多国家已经做到临床用血全部来自无偿献血。我国的无偿献血工作较落后，1992 年在菲律宾首都马尼拉召开的西太平洋地区输血工作会议上，与会的 17 个国家和地区中，只有中国、老挝、越南和菲律宾 4 国仍保留有偿献血，而且在这 4 个国家中，我国还排在后边。这与我们建设高度文明的社会主义国家的方针很不相称。实行无偿献血，有助于弘扬中华民族团结、友爱、互助的传统美德，是建设社会主义精神文明的具体表现。因此，《献血法》规定实行无偿献血制度，也是促进精神文明建设的一项具体措施，每个公民都应当积极参与。

四、我国无偿献血的法律规定

无偿献血是指公民出于自愿提供自身的血液、血浆或者其他血液成分而不取任何报酬的献血活动。《献血法》规定国家实行无偿献血制度，提倡 18～55 周岁的健康公民自愿献血，既往无献血反应、符合健康检查要求的多次献血者主动要求再献血的，年龄可延长至 60 周岁(2012 年版《献血者健康检查要求》)。国家鼓励国家工作人员、现役军人和高等学校在校学生率先献血，为树立社会新风尚作表率。国家机关、军队、社会团体、企业事业组织、居民委员会、村民委员会，应当动员和组织本单位和本居民区的适龄公民参加献血。对献血者，发给国务院卫生行政部门制作的无偿献血证书，有关单位可以给予适当补贴。

血站对献血者必须免费进行必要的健康检查，身体状况不符合献血条件的，血站应当向其说明情况，不得采集血液。血站对献血者每次采集血液量一般为 200 mL，最多不得超过 400 mL，两次采集时间间隔不少于 6 个月。在正常情况下，一个人体内的血液总量相当于体重的7%～8%，或相当于每千克体重含有 70～80 mL 血液。临床研究表明，一个健康的成年人，一次失血如果不超过血液总量的 10%，通过机体的调节，血压仍可维持正常，没有明显的心血管机能障碍和临床症状，对健康没有明显的影响，而且失去的血量也能较快得到恢复。体重为 50 kg 的成年人，全身大约有 4000 mL 血液。因此，正常成年人一次献血 200～400 mL，不会影响健康。

无偿献血的血液必须用于临床，不得买卖。血站、医疗机构不得将无偿献血的血液出售给单采血浆站或者血液制品生产单位。公民临床需要用血时，只交付用于血液的采集、储存、分离、检验等费用；无偿献血者临床需要用血时，免交前款规定的费用；无偿献血者的配偶和直系亲属临床需要用血时，可以按照省、自治区、直辖市的规定免交或者减交前款规定的费用。

案　例

郎咸平微博“拍砖”：献血无偿为何用血有偿

2011 年 7 月 20 日，经济学家郎咸平发微博质疑中国红十字会，所列问题包括“无偿接受老百姓的捐献，血液以每百毫升百元高价卖给医院”。次日，中国红十字会总会官方微博连续发帖回应，表示“郎咸平先生通过微博指责红十字会‘垄断血液’，这一说法完全不符合事实”，郎咸平与中国红十字会日前在微博上展开关于“无偿献血”的论战，引发了民众关于无偿献血“血疑”的讨论。郎咸平的帖子删了，但是网上讨论仍在继续：献血无偿，为何用血有偿？每袋血四五百元的“身价”，究竟是如何产生的？

血液本身不是商品，不能用金钱衡量，但血液从采集到临床使用存在成本消耗产生的费用，部分需要由用血的患者承担。

临床用血的相关费用可以简便直观地划分：一部分产生于血站，即“血站制备血液的费用”；另一部分产生于医院，即“配血费”“储血费”。按《献血法》的规定，血站制备血液的费用包括血液的采集、储存、分离、检验等费用。其中，采集费用包括购买针具、专用采血袋以及购置和维护采血车、采血设备、化验设备、信息传输设备、献血宣传招募设备、献血者食品饮料储存设备等产生的费用成本；储存费用包括储血冰箱、冷库、冷链监控设备等的购置和运转费用成本；分离费用包括大型离心机等分浆设备、血液深低温冷冻以及解冻设备等的购置和使用成本；检验费用包括ABO血型、Rh血型、血红蛋白、转氨酶、乙型肝炎病毒、丙型肝炎病毒、人类免疫缺陷病毒(艾滋病)、梅毒螺旋体等项目检测的试剂及设备购置和维护，以及乙型肝炎病毒、丙型肝炎病毒、人类免疫缺陷病毒(艾滋病)三种病毒的核酸检测项目产生的费用。

第四节　血液制品管理

一、血液制品的概念

血液制品是特指各种人血浆蛋白制品。人血浆蛋白制品在临床上具有极为重要的应用价值。为了预防和控制经血液途径传播的疾病，保证血液制品的质量，根据药品管理法和传染病防治法，国务院制定了《血液制品管理条例》。

二、原料血浆的管理

原料血浆是指专用于血液制品生产原料的血浆。国家实行单采血浆站统一规划、设置的制度。

(一)单采血浆站的设置

原料血浆由单采血浆站采集。单采血浆站由血液制品生产单位设置或者由县级人民政府卫生行政部门设置，专门从事单采血浆活动，具有独立法人资格。国务院卫生行政部门根据核准的全国生产用原料血浆的需求，对单采血浆站的布局、数量和规模制定总体规划。省、自治区、直辖市人民政府卫生行政部门根据总体规划制定本行政区域内单采血浆站设置规划和采集血浆的区域规划，并报国务院卫生行政部门备案。

申请设置单采血浆站的，应具备相应的条件，由县级人民政府卫生行政部门初审，经设区的市、自治州人民政府卫生行政部门或省、自治区人民政府设立的派出机关的卫生行政机构审查同意，报省、自治区、直辖市人民政府卫生行政部门审批，经审查符合条件的，由省、自治区、直辖市人民政府卫生行政部门核发《单采血浆许可证》，并报国务院卫生行政部门备案。

(二)原料血浆的采集与供应

采集和供应血浆的过程对血浆的质量有决定性的影响。《血液制品管理条例》对血浆采集和供应过程做了严格规定。

1. 血浆的采集　在一个采血浆区域内，只能设置一个单采血浆站。单采血浆站只能对省、自治区、直辖市人民政府卫生行政部门划定区域内的供血浆者进行筛查和采集血浆。严禁单采血浆站采集非划定区域内的供血浆者和其他人员的血浆。

单采血浆站在采集血浆前，必须对供血浆者进行身份识别并核实其《供血浆证》，确认无误的，方可按照规定程序进行健康检查和血液化验，合格者，可以采集血浆，并建立供血浆者健康检查及供血浆记录档案，对检查、化验不合格的，由单采血浆站收缴《供血浆证》，并由所在地县级人民政府卫生行政部门监督销毁。《供血浆证》只能由本人使用，不得涂改、伪造和转让。单采血浆站不得采集无《供血浆证》者的血浆。

为了避免血浆的污染，单采血浆站必须使用单采血浆机械采集血浆，严禁手工操作采集血浆。由于每个人健康状况的不同，以及为了避免经血液途径传播疾病，采集的血浆必须按单人份冰冻保存，不得混浆。

器材的使用也必须符合要求。单采血浆站必须使用有产品批准文号并经国家药品生物制品检定机构逐批检定合格的体外诊断试剂以及合格的一次性采血浆器材。而且这些器材在一次使用后，必须按照国家有关规定予以销毁，并作记录。

对于原料血浆的采集情况，单采血浆站应当每年向卫生行政部门报告。

2. 血浆的供应　单采血浆站只能向一个与其签订质量责任书的血液制品生产单位供应原料血浆，严禁向其他任何单位供应原料血浆。

单采血浆站必须严格执行消毒管理及疫情上报制度。其所采集的原料血浆的包装、储存、运输必须符合卫生标准。

原料血浆不得出口。

三、血液制品生产经营单位管理

(一)对血液制品生产单位的管理

国家对血液制品生产单位的建设纳入全国总体规划控制管理。新建、改建或者扩建血液制品生产单位，经国务院卫生行政部门立项审查同意后，由省、自治区、直辖市人民政府卫生行政部门依照药品管理法的规定审核批准。审核标准是国务院卫生行政部门制定的《药品生产质量管理规范》。

血液制品生产单位所使用的原料血浆应当确保质量可靠，不得向无《单采血浆许可证》的单采血浆站或者未与其签订质量责任书的单采血浆站及其他任何单位收集原料血浆。

为了保证产品质量，血液制品生产单位必须严格遵守生产程序，在原料血浆投料生产前，必须使用有产品批准文号并经国家药品生物制品检定机构逐批检定合格的体外诊断试剂，对每一人份血浆进行全面复检，并作检测记录。经复检不合格的原料血浆不得投料生产，并必须在省级药品监督员监督下按照规定程序和方法予以销毁，并作记录。

原料血浆经复检发现有经血液途径传播的疾病的，必须通知供应血浆的单采血浆站，并及时上报所在地省、自治区、直辖市人民政府卫生行政部门。

血液制品在出厂前还须经过质量检验，不合格者不得出厂。

(二)对血液制品经营单位的管理

血液制品经营单位负责血液制品从出厂到临床应用的环节，对血液制品的质量可能会产生影响，因此也应对其严格管理。

开办血液制品经营单位，应由省、自治区、直辖市人民政府卫生行政部门审核批准，要求其具备与所经营的产品相适应的冷藏条件和熟悉所经营品种的业务人员，并在生产、包装、储存、运输、经营血液制品方面符合国家规定的卫生标准和要求。

四、监督管理

各级卫生行政部门分别负责对血液制品生产和经营的监督管理。

县级以上地方各级人民政府卫生行政部门负责本行政区域内的单采血浆站、供血浆者、原料血浆的采集及血液制品经营单位的监督管理。省、自治区、直辖市人民政府卫生行政部门负责本行政区域内的血液制品生产单位的监督管理。

为了保证监督管理的有效性，省、自治区、直辖市人民政府卫生行政部门每年组织一次对本行政区域内单采血浆站的监督检查并进行年度注册；设区的市、自治州人民政府卫生行政部门或者省、自治区人民政府设立的派出机关的卫生行政机构每半年对本行政区域内的单采血浆站进行一次检查。

国务院卫生行政部门负责全国进出口血液制品的审批及监督管理。国家药品生物制品检定机构及国务院卫生行政部门指定的省级药品检验机构，应当对血液制品生产单位生产的产品定期进行检定。

第五节　医疗机构临床用血管理

为加强医疗机构临床用血管理，推进临床科学合理用血，保护血液资源，保障临床用血安全和医疗质量，卫生部于 2012 年制定了《医疗机构临床用血管理办法》。医疗机构应当加强临床用血管理，将其作为医疗质量管理的重要内容，完善组织建设，建立健全岗位责任制，制定并落实相关规章制度和技术操作规程。

一、组织

医疗机构应当加强组织管理，明确岗位职责，健全管理制度。二级以上医院和妇幼保健院应当设立临床用血管理委员会，负责本机构临床合理用血管理工作。医疗机构应当根据有关规定和临床用血需求设置输血科或者血库，并根据自身功能、任务、规模，配备与输血工作相适应的专业技术人员、设施、设备。

二、临床用血管理

医疗机构临床用血应当制订用血计划，遵循合理、科学的原则，不得浪费和滥用血液。

(一)临床输血的管理

医疗机构应当严格执行《临床输血技术规范》，建立临床用血申请管理制度。非急救用血情况下，同一患者一天申请备血量少于 800 mL 的，由具有中级以上专业技术职务任职资格的医师提出申请，上级医师核准签发后，方可备血；同一患者一天申请备血量在 800～1600 mL 的，由具有中级以上专业技术职务任职资格的医师提出申请，经上级医师审核，科室主任核准签发后，方可备血；同一患者一天申请备血量达到或超过 1600 mL 的，由具有中级以上专业技术职务任职资格的医师提出申请，科室主任核准签发后，报医务部门批准，方可备血。

鉴于输血治疗通常是一种具有一定危险性而又不得已而采用的治疗方法，患者须承受一定的风险，因此必须贯彻知情同意原则。在输血治疗前，医师应当向患者或者其近亲属说明输血的目的、方式和风险，并签署临床输血治疗知情同意书。因抢救生命垂危的患者需要紧急输血，且不能取得患者或者其近亲属意见的，经医疗机构负责人或者授权的负责人批准后，可以立即实施输血治疗。

医疗机构应当建立临床用血医学文书管理制度，确保临床用血信息客观真实、完整、可追溯。医师应当将患者输血适应证的评估、输血过程和输血后疗效评价情况记入病历；临床输血治疗知情同意书、输血记录单等随病历保存。

(二)医疗机构收领、发放血液的管理

医疗机构临床用血，由血站供给。医疗机构要指定医务人员负责血液的收领、发放工作，要认真核查血袋标签，包括：①血站的名称；②献血编号或者条形码、血型；③血液品种；④采血日期及时间或者制备日期及时间；⑤有效期及时间；⑥储存条件。

血液包装不符合国家规定的卫生标准和要求应拒领拒收。

医疗机构对验收合格的血液，应当认真做好入库登记，并按不同品种、血型和采血日期(或有效期)，分别有序存放于专用储藏设施内。禁止将血袋标签不合格的血液入库。

医疗机构的储血设施应当保证运行有效，全血、红细胞的储藏温度应当控制在 2～6℃，血小板的储藏温度应当控制在 20～24℃。储血保管人员应当做好血液储藏温度的 24 小时监测记录。储血环境应当符合卫生标准和要求。

案　例

护理人员不按流程操作，患者被输入异型血

2009 年，43 岁的梁某因宫颈癌晚期，来到某医院住院治疗。12 月 30 日，医院为梁某进行了广泛子宫切除术和淋巴结清扫术，手术过程中，因失血过多，医务人员给她挂上了 200mL 的血浆，开始输血。本来是 O 型血的患者，因为医护人员的疏忽，被错输入了异型 AB 型血 200mL。就在手术结束之际，医生突然发现梁某有血尿迹象，说明异型血在患者体内产生溶血反应。医院马上启动了预警机制，在全医院组织了十余名专家，成立紧急救治组，对患者展开急救。经过一系列医疗措施，48 小时后，梁某脱离危险。

事发后，医院根据流程查对系统，初步调查出事故的原因是一名护士不按流程操作造成的。医院在此有直接责任，承担了梁某今后的治疗费用，并会对患者及家属做出相应的赔偿。医院依照有关规定，和该起事故中的护士等直接责任人解除劳动合同；对直接责任科室手术室、血库等负责人给予行政记过处分。

(三)医疗机构临时采集血液的情形

医疗机构应当制订应急用血工作预案。为保证应急用血，医疗机构可以临时采集血液，但必须同时符合以下条件：

(1)危及患者生命，急需输血。

(2)所在地血站无法及时提供血液，且无法及时从其他医疗机构调剂血液，而其他医疗措施不能替代输血治疗。

(3)具备开展交叉配血及乙型肝炎病毒表面抗原、丙型肝炎病毒抗体、艾滋病病毒抗体和梅毒螺旋体抗体的检测能力。

(4)遵守采供血相关操作规程和技术标准。

案　例

"血"的教训

2005 年 6 月 8 日上午，云南省昆明市东川区人民医院，一位孕妇突然产后大出血，情况危急，但医院没有止血功能的血小板和血浆，只有红细胞。在输了 1200 mL 红细胞后，产妇仍然出血不止。为有效止血，医生在征得患者家属同意的情况下实施了子宫切除术后，出血有所减少，但患者仍有生命危险，而医院输血科却连患者最需要的 AB 型红细胞都没有了。

医院距血液中心有近三个小时的车程，去血液中心取血已经来不及了，医院领导临时决定，在医院内紧急采血给患者，经过相应的检测并证明合格后，从手术室的卢医生身上抽取了 200 mL新鲜血输入患者的体内，患者的出血终于被有效地止住了，产妇及家属对医院表达了衷心的感谢，医院也打算为卢医生主动献血的行为进行表彰。

但不久后，医院收到了云南省卫生厅作出的处罚通知书，认为该医院未经许可擅自进行采血，属于非法采供血。因为为了保证血液使用的安全，目前我国负责采供血的机构是各级血站，其他机构不能擅自采集血液，否则会给用血安全带来很大的隐患。

云南省卫生厅认为边远地区是指该地区离当地中心血站单程在 4 个小时以上的地区，同时东川区人民医院没有采供血许可证，不能够擅自进行采血，因为现在通过血液传播疾病的情况非常严峻，而云南省又是一个重灾区，在血液质量无法把关的前提下将血液输给患者，不仅会给患者今后的生活造成伤害，还会对整个社会造成不良影响。而通过调查也发现，从 2004 年 12 月到 2005 年 6 月，短短 6 个月的时间，东川区人民医院总共进行了 7 次非法采供血，共采集血液 6200 mL，虽然这 7 次都是应急采血，但云南省卫生厅认为出现这么多次应急采血的情况，根本原因在于医院的用血计划没有做到位，医院的管理存在问题。2005 年 8 月 15 日，云南省卫生厅作出了处罚决定：要求东川区人民医院立即改正违法行为，并罚款 6 万元。对于东川区人民医院来说，获得的最大的教训就是一切医疗行为都应该在国家允许的范围内进行，都应该遵守国家的法律规定。

医疗机构应当在临时采集血液后 10 日内将情况报告县级以上人民政府卫生行政部门。

三、监督管理

县级以上地方人民政府卫生行政部门应当加强对本行政区域内医疗机构临床用血情况的督导检查。

县级以上地方人民政府卫生行政部门应当建立医疗机构临床用血评价制度，定期对医疗机构临床用血工作进行评价。

县级以上地方人民政府卫生行政部门应当建立临床合理用血情况排名、公布制度。对本行政区域内医疗机构临床用血量和不合理使用等情况进行排名，将排名情况向本行政区域内的医疗机构公布，并报上级卫生行政部门。

县级以上地方人民政府卫生行政部门应当将医疗机构临床用血情况纳入医疗机构考核指标体系，将临床用血情况作为医疗机构评审、评价重要指标。

第六节　血站管理

血站是指不以营利为目的采集、制备、储存血液，并向临床提供血液的公益性卫生机构。血站分为一般血站和特殊血站。血液是指用于临床的全血、成分血。

一、一般血站管理

(一)设置审批

一般血站包括血液中心、中心血站和中心血库，由地方人民政府设立。直辖市、省会市、自治区首府市设血液中心，设区的市设中心血站，县及县级市可以设基层血站或者中心血库。出于采供血需要，经过省、自治区、直辖市人民政府卫生行政部门批准，血液中心和中心血站也可以在辖区内设立血站分站或采血点(室)，隶属于血液中心或中心血站。

血液中心的设置必须经国务院卫生行政部门批准，中心血站、基层血站或中心血库的设置必须经省、自治区、直辖市人民政府卫生行政部门批准。

(二)执业许可及注册登记

血站开展采供血活动，应当向所在省、自治区、直辖市人民政府卫生行政部门申请办理执业登记，取得《血站执业许可证》，其有效期为 3 年。没有取得《血站执业许可证》的，不得开展采供血活动。《血站执业许可证》有效期满前 3 个月，血站应当办理再次执业登记，并提交《血站再次执业登记申请书》及《血站执业许可证》。

血站因采供血需要，在规定的服务区域内设置分支机构，应当报所在省、自治区、直辖市人民政府卫生行政部门批准；设置固定采血点（室）或者流动采血车的，应当报省、自治区、直辖市人民政府卫生行政部门备案。血站设置的储血点，应当具备必要的储存条件，并由省级卫生行政部门批准。

(三)血液采集和供应管理

为确保血液的高质量，保证临床用血安全，我国实行严格的采供血许可制度。未取得采供血许可的任何单位和个人都不能开展采供血业务。同时，血站的技术人员也必须经输血业务知识技术考试，取得考试合格证书后才能上岗。

1. 血液采集　血站采集血液前应当对献血者身份进行核对并登记，严禁采集冒名顶替者的血液。血站按照《献血者健康检查要求》等国家有关规定对献血者进行免费健康检查；身体状况不符合献血条件的，血站应当向其说明情况，不得采集血液。严禁超量、频繁采集血液，血站不得采集血液制品生产用原料血浆。

血站采集血液应当遵循自愿和知情同意的原则，并对献血者履行规定的告知义务。建立献血者信息保密制度，为献血者保密。

血站开展采供血业务应当实行全面质量管理，严格遵守《中国输血技术操作规程》《血站质量管理规范》《血站实验室质量管理规范》和《血站技术操作规程(2015 版)》等技术规范和标准。采血由具有采血资格的医务人员进行，血站工作人员应当符合岗位执业资格的规定，并接受血液安全和业务岗位培训与考核，领取岗位培训合格证书后方可上岗。血站各业务岗位工作记录应当内容真实、项目完整、格式规范、字迹清楚、记录及时，有操作者签名。

血站对采集的血液必须进行检测，保证所采集的血液由具有血液检测实验室资格的实验室进行检测。对检测不合格或者报废的血液，血站应当严格按照有关规定处理。

血站使用的药品、体外诊断试剂、一次性卫生器材应当符合国家有关规定。一次性采血器材用后必须销毁。

2. 血液供应　在血液供应方面，血站的一个十分重要的任务是保证血液的来源有据可查。一旦发生因输血感染疾病的情况，可以帮助医疗机构查明患者病因以及输血责任。

血站应当保证发出的血液质量符合国家有关标准，其品种、规格、数量、活性、血型无差错；未经检测或者检测不合格的血液，不得向医疗机构提供。血液的包装、储存、运输应当符合《血站质量管理规范》的要求，血液包装袋上应当标明：①血站的名称及其许可证号；②献血编号或者条形码；③血型；④血液品种；⑤采血日期及时间或者制备日期及时间；⑥有效日期及时间；⑦储存条件。献血、检测和供血的原始记录应当至少保存10年，血液标本的保存期为全血或成分血使用后2年。

案　例

晶晶的遭遇

8岁的女孩晶晶在出生40天时由于急性肺炎进行了输血，没想到竟由此感染了艾滋病。

8岁的晶晶家住河南郑州，早在3年前，还不到5岁的晶晶就被确诊为艾滋病。晶晶的父母不明白，小晶晶怎么可能会得上这种病的呢？后来有个医生问晶晶妈妈：你的女儿以前输没输过血？小孩得这种病很可能是由输血引起的。医生的提醒让晶晶的妈妈突然想起来，晶晶刚出生40天时，得了急性肺炎，危在旦夕，当时儿童医院确实给孩子输过血。但院方回复医院没有义务对血液的质量进行再次检验。血液的内在质量则应该由血液提供单位来负责，而不是医疗机构的责任。儿童医院认为，无论如何也不应该追究医院的责任，因为在2年前，他们就与河南省红十字血液中心签订了一份《采供血合同》，在合同中明确规定，儿童医院使用的血液制品必须由血液中心提供，血液中心负责向儿童医院提供合格的血液制品，因血液质量引起的纠纷也就应该由血液中心来承担责任。儿童医院认为，如果血液中心能提供当天使用的血浆的提供者的健康证明，事情自然就十分明了了。血液中心为证明血液质量是合格的，向儿童医院提供了3个供血者的化验记录，这3袋血浆提供者的化验记录都在当天记录的最后一行，而且这3个供血者的记录又都是和当天其他记录的笔迹不一致。西南政法大学司法鉴定中心对这3份记录鉴定后得出结论，这3份记录的字迹与其前面各行字迹不是同一支笔一次性连续书写的，也就是说这3份记录是在事后添加的。在血液中心的档案室里，记者始终没有见到这3个供血者的原始资料记录。由于血液中心不能提供他们给儿童医院的血液制品是合格的原始证据，根据过错推定原则，法院判令血液中心对晶晶因输血感染艾滋病的事实承担赔偿责任，赔偿晶晶治疗费用共计675000元。

无偿献血的血液必须用于临床，不得买卖。血站、医疗机构不得将无偿献血的血液出售给单采血浆站或者血液制品生产单位。特殊血型的血液需要从外省、自治区、直辖市调配的，或者因科研或者特殊需要而进行血液调配的，由省级人民政府卫生行政部门批准。

二、特殊血站管理

特殊血站包括脐带血造血干细胞库和卫生部根据医学发展需要批准、设置的其他类型血库。卫生部根据全国人口分布、卫生资源、临床造血与细胞移植需要等实际情况，统一制定我国脐带血造血干细胞库等特殊血站的设置规划和原则。国家不批准设置以营利为目的的脐带血造血干细胞库等特殊血站。

卫生部负责脐带血造血干细胞库等特殊血站设置审批。省级卫生行政部门负责脐带血造血干细胞库等特殊血站执业登记，发给血站执业许可证，有效期为 3 年。

脐带血等特殊血液成分的采集必须符合医学伦理的有关要求，并遵循自愿和知情同意的原则。脐带血造血干细胞库必须与捐献者签署经执业登记机关审核的知情同意书；脐带血造血干细胞库等特殊血站只能向有造血干细胞移植经验和基础，并装备有造血干细胞移植所需的无菌病房和其他必需设施的医疗机构提供脐带血造血干细胞；出于人道主义、救死扶伤的目的，必须向境外医疗机构提供脐带血造血干细胞等特殊血液成分的，应当严格按照国家有关人类遗传资源管理规定办理手续。

三、监督管理

1. 卫生行政部门的直接监督　对血站的监督管理以行政区域为单位，由卫生行政部门负责。《血站管理办法》规定，县级以上人民政府卫生行政部门按照《献血法》和本办法的规定，负责对辖区内血站进行监督管理。

2. 血液质量管理委员会的监督　省、自治区、直辖市以上卫生行政部门委托输血协会成立由卫生行政主管、血液管理、公共卫生等有关专家组成的血液质量管理委员会，接受同级卫生行政部门领导，对血站质量管理、血液质量进行检查和技术指导。

3. 血液管理监督员的监督　设区的市级以上人民政府卫生行政部门可以聘任血液管理监督员，执行同级人民政府卫生行政部门交付的监督管理任务。

血液管理监督员和血液检定机构有权对血站进行现场检查，无偿调阅有关资料。

第七节　血液及血液制品的相关法律责任

《献血法》《医疗机构临床用血管理办法》《血站管理办法》《血液制品管理条例》等法律法规中分别规定了违反献血法律制度的行政责任和民事责任。《刑法》中有关于血液领域中犯罪应承担刑事责任的规定。

一、行政责任

《献血法》规定，有下列行为之一的，由县级以上地方人民政府卫生行政部门予以取缔，没收违法所得，可以并处 10 万元以下的罚款：①非法采集血液的；②血站、医疗机构出售无偿献血的血液的；③非法组织他人出卖血液的。

血站违反有关操作规程和制度采集血液，向医疗机构提供不符合国家规定标准的血液的，以及医疗机构的医务人员违反规定，将不符合国家规定标准的血液用于患者的，由县级以上人民政府卫生行政部门责令改正；给献血者、患者健康造成损害的，对直接负责的主管人员和其他直接责任人员，依法给予行政处分。

临床用血的包装、储存、运输，不符合国家规定的卫生标准和要求的，由县级以上地方人民政府卫生行政部门责令改正，给予警告，可以并处1万元以下的罚款。

卫生行政部门及其工作人员在献血、用血的监督管理工作中，玩忽职守，造成严重后果，尚不构成犯罪的，依法给予行政处分。

违反《血液制品管理条例》规定，未取得省、自治区、直辖市人民政府卫生行政部门核发的《单采血浆许可证》，非法从事组织、采集、供应、倒卖原料血浆活动的，由县级以上地方人民政府卫生行政部门予以取缔，没收违法所得和从事违法活动的器材、设备。

二、民事责任

《献血法》规定，血站违反有关操作规程和制度采集血液，给献血者造成损害的，应当依法赔偿；医疗机构及医务人员将不符合国家规定标准的血液用于患者，给患者健康造成损害的，应当依法赔偿。这种赔偿主要是财产责任，即应承担当事人的医疗费、生活补助费、误工工资等损害赔偿责任；造成当事人死亡的，还应承担死者的丧葬费、遗属抚恤金等。

血站和医疗机构在采供血、用血过程中，确实严格执行规定和操作规程，但由于献血者感染病毒正处于“窗口期”，或现使用的试剂不可能达到100％的检出率，由此而造成用血者不良后果，不能追究单位或个人责任并索赔。

案 例

先心病女童手术输血染艾滋

毛毛是福建龙岩连城人，2009年9月12日出生。8个月大的时候，被确诊为先天性心脏病，后在福建医科大学附属协和医院手术，手术时输注了血小板、悬浮红细胞和血浆，涉及8个献血者。毛毛手术成功，恢复不错，却于2014年9月被查出感染艾滋病毒。毛毛的爸爸妈妈应协和医院要求，做了检查，没有感染艾滋病毒。他们要求协和医院、供血单位福建省血液中心调查此事。

2015年1月10日，福建省卫计委向毛毛家人及社会通报了调查结果。调查组通过追踪涉及毛毛8位献血者的相关情况，经福建省疾控中心检测排查，最终确认一位献血者HIV抗体为阳性，也是就说，这位献血者被确诊为患有艾滋病。故此，调查专家认为毛毛因输注“窗口期”血液而感染艾滋病病毒的“可能性极大”。经“窗口期”血液途径感染艾滋病属于临床小概率事件，相关数据显示感染概率大约为五十万分之一，依靠现有的检验手段无法避免“窗口期”事件的发生。

根据有关条例，对于输注“窗口期”血液引起的HIV感染，血站和医疗机构不存在过错行为，但福建省卫计委要求，福建省血液中心和协和医院给予毛毛人道主义的救助补偿。经调解，毛毛法定监护人与毛毛手术供血单位福建省血液中心、治疗手术医院福建医科大学附属协和医院达成共识：①毛毛因输注处于检测“窗口期”血液而感染HIV可能性极大，系无过错的医疗意外事件；②考虑到对毛毛造成的实际损害，福建省血液中心、协和医院愿意一次性给予毛毛经济补偿77万元以了结纠纷。

“经输血感染艾滋病是一个全国性的问题，发达国家也面临这个问题。这问题不应回避，应主动建立机制。”福建省血液中心就“毛毛事件”呼吁政府相关部门应加快建立经输血感染艾滋病病毒保险和补偿机制。安全血液来源于以利他主义为动机，且具有健康生活方式的献血者。福建省血液中心还呼吁：“请献血者不要为了检测而献血，更希望有高危性行为者主动放弃献血，这既是对患者负责，对社会负责，更是对自己的良心和道德负责。”

此外，人大代表、政协委员、律师等各有关人士也通过“毛毛事件”，再次重视到经输血感染艾滋病病毒这一小概率事件，并发出以救助、保险、基金等方式对经输血感染艾滋病病毒进行救助的呼吁。

三、刑事责任

对于非法组织他人出卖血液构成犯罪的，应追究刑事责任。《刑法》规定：“非法组织他人出卖血液的，处 5 年以下有期徒刑，并处罚金；以暴力、威胁方法强迫他人出卖血液的，处 5 年以上 10 年以下有期徒刑，并处罚金。”

《刑法》第三百三十四条规定：“非法采集、供应血液或者制作、供应血液制品，不符合国家规定的标准，足以危害人体健康的，处 5 年以下有期徒刑或者拘役，并处罚金；对人体健康造成严重危害的，处 5 年以上 10 年以下有期徒刑，并处罚金，造成特别严重后果的，处 10 年以上有期徒刑或者无期徒刑，并处罚金或者没收财产。经国家主管部门批准采集、供应血液或者制作、供应血液制品的部门，不依照规定进行检测或者违背其他操作规定，造成危害他人身体健康后果的，对单位判处罚金，并对其直接负责的主管人员和其他直接责任人员，处 5 年以下有期徒刑或者拘役。”

《献血法》规定：“有以下行为之一，如果情节严重，构成犯罪的，可以给予刑事处罚：非法采集血液的；血站、医疗机构出售无偿献血的血液的；非法组织他人出卖血液的；血站违反有关操作规程和制度采集血液，给献血者健康造成损害的；血站向医疗机构提供不符合国家规定标准的血液的，情节严重，造成经血液途径传播或者有传播严重危险的；医疗机构的医务人员违反规定，将不符合国家规定标准的血液用于患者，给患者健康造成损害的。”

第六章 消毒与医疗废物管理法律制度

第一节 消毒管理的法律制度

医院感染是指住院患者在医院内获得的感染，包括在住院期间发生的感染和在医院内获得出院后发生的感染，但不包括入院前已开始或者入院时已处于潜伏期的感染。医院工作人员在医院内获得的感染也属医院感染。医源性感染是指在医学服务中，因病原体传播引起的感染。医院感染暴发是指在医疗机构或其科室的患者中，短时间内发生3例以上同种同源感染病例的现象。消毒是指用化学、物理、生物的方法杀灭或者消除环境中的病原微生物。灭菌是杀灭或者消除传播媒介上的一切微生物，包括致病微生物和非致病微生物，也包括细菌芽孢和真菌孢子。

一、消毒管理的立法现状

（一）法律、法规

《中华人民共和国传染病防治法》既是有关传染病的法律，也是和消毒有关的法律。它规定医疗机构必须严格执行相关制度、规范，防止传染病的医源性感染和医院感染；应当设专门的部门或者人员，承担传染病、医院感染的预防与监测、消毒、隔离等工作；对被传染病病原体污染的污水、污物、场所和物品，有关单位和个人必须进行严格消毒处理；医疗机构对本单位内被传染病病原体污染的场所、物品，必须依照法律、法规的规定实施消毒和无害化处置；用于传染病防治的消毒产品应当符合国家卫生标准和卫生规范；疫区中被传染病病原体污染或者可能被传染病病原体污染的物品，经消毒可以使用的，应当在当地疾病预防控制机构的指导下，进行消毒处理后，方可使用、出售和运输。

国务院发布的《中华人民共和国传染病防治法实施办法》进一步强化了医疗卫生机构在执行消毒隔离、防止医院内感染和医源性感染方面的责任；要求有关单位必须对实验后的样品、器材、污染物品等进行严格消毒处理；细化了被甲类传染病病原体污染的污水、污物、粪便，以及被伤寒和副伤寒、细菌性痢疾、脊髓灰质炎、病毒性肝炎病原体污染的水、物品、粪便的消毒处理措施等。

（二）部门规章

1986年10月卫生部颁布《消毒管理办法》，1992年、2002年又两次进行了修订。《消毒管理办法》是我国第一部有关消毒的专门法律，适用于医疗卫生机构，消毒服务机构，从事消毒产品生产、经营活动的单位和个人，以及其他需要消毒的场所和物品。根据《消毒管理办法》要求，医疗卫生机构应当建立消毒管理组织，制定消毒管理制度，定期开展消毒与灭菌效果检测工作；医疗卫生机构工作人员应当接受消毒技术培训、掌握消毒知识、严格执行消毒隔离制度；医疗卫生机构使用的进入人体组织或无菌器官的医疗用品必须达到灭菌要求；各种注射、穿刺、采血器具应当一人一用一灭菌；凡接触皮肤、黏膜的器械和用品必须达到消毒要求；医疗卫生机构购进消毒产品必须建立并执行进货检查验收制度；发生感染性疾病暴发、流行时，医疗卫生机构应当及时报告当地卫生行政部门，并采取有效消毒措施，运送传染病患者及其污染物品的车辆、工具必须随时进行消毒处理。

2000 年 11 月卫生部颁布《医院感染管理规范(试行)》，2006 年该规范经修改后改为《医院感染管理办法》，并于 2006 年 9 月起施行。该办法要求医疗机构设立医院感染管理委员会和独立的医院感染管理部门；要按照《消毒管理办法》，严格执行医疗器械、器具的消毒工作技术规范；要保证医务人员的手卫生、诊疗环境条件、无菌操作技术和职业卫生防护工作符合规定要求；要严格执行隔离技术规范，根据病原体传播途径，采取相应的隔离措施；要做好人员培训工作。如果发生医院感染，医疗机构应当于 12 小时内向所在地的县级地方人民政府卫生行政部门报告，并同时向所在地疾病预防控制机构报告。特殊情况要按照《国家突发公共卫生事件相关信息报告管理工作规范(试行)》的要求进行报告。

(三)规范、标准

为进一步规范和评价相关人员的行为，卫生部还制定了消毒规范和标准。1987 年卫生部颁布《消毒技术规范》，1991 年、1999 年、2002 年分别进行修订。《消毒技术规范》主要包括消毒产品检验技术规范、医疗卫生机构消毒技术规范、疫源地消毒技术规范。1995 年开始，卫生部相继制定《一次性使用卫生用品卫生标准》《一次性使用医疗用品卫生标准》《消毒与灭菌效果评价方法与标准》《医院消毒卫生标准》《医疗卫生用品辐射灭菌消毒质量控制标准》《疫源地消毒总则》等。这些都使得消毒技术、方法更加规范、明确，更具可操作性。

二、医疗卫生机构的消毒管理

根据国家卫生与计划生育委员会的要求，各级各类医疗机构应当建立医院感染管理责任制，制定并落实医院感染管理的规章制度和工作规范，严格执行有关技术操作规范和工作标准，有效预防和控制医院感染，防止传染病病原体、耐药菌、条件致病菌及其他病原微生物的传播。医院感染管理专职人员的配备要求是：1000 张床位以上的医院不得少于 5 人；500 张床位以上的医院不得少于 3 人；300～500 张床位的医院不得少于 2 人；300 张床位以下的医院不得少于 1 人。基层医疗机构必须指定专人兼职负责医院感染管理工作。

医院感染管理委员会由医院感染管理部门、医务部门、护理部门、临床科室、消毒供应室、手术室、临床检验部门、药事管理部门、设备管理部门、后勤管理部门及其他有关部门的主要负责人组成，主任委员由医院院长或者主管医疗工作的副院长担任。

(一)医院感染管理委员会的职责

(1)认真贯彻医院感染管理方面的法律法规及技术规范、标准，制定本医院预防和控制医院感染的规章制度、医院感染诊断标准并监督实施。

(2)根据预防医院感染和卫生学要求，对本医院的建筑设计、重点科室建设的基本标准、基本设施和工作流程进行审查并提出意见。

(3)研究并确定本医院的医院感染管理工作计划，并对计划的实施进行考核和评价。

(4)研究并确定本医院的医院感染重点部门、重点环节、重点流程、危险因素以及采取的干预措施，明确各有关部门、人员在预防和控制医院感染工作中的责任。

(5)研究并制定本医院发生医院感染暴发及出现不明原因传染性疾病或者特殊病原体感染病例等事件时的控制预案。

(6)建立会议制度，定期研究、协调和解决有关医院感染管理方面的问题。

(7)根据本医院病原体特点和耐药现状，配合药事管理委员会提出合理使用抗菌药物的指导意见。

(8)其他有关医院感染管理的重要事宜。

(二)医疗机构医院内感染防控的具体措施

(1)进入人体组织、无菌器官的医疗器械、器具和物品必须达到灭菌水平；接触皮肤、黏膜的医疗器械、器具和物品必须达到消毒水平；各种用于注射、穿刺、采血等有创操作的医疗器具必须一用一灭菌；消毒药械、一次性医疗器械和器具应当符合国家有关规定；一次性使用的医疗器械、器具不得重复使用。

(2)医疗机构应当制定具体措施，保证医务人员的手卫生、诊疗环境条件、无菌操作技术和职业卫生防护工作符合规定要求；医疗机构应当严格执行隔离技术规范，根据病原体传播途径，采取相应的隔离措施；医疗机构应当严格按照《抗菌药物临床应用指导原则》，加强抗菌药物临床使用和耐药菌监测管理。

(3)医疗机构应当按照医院感染诊断标准及时诊断医院感染病例，建立有效的医院感染监测制度，分析医院感染的危险因素，并针对导致医院感染的危险因素，实施预防与控制措施；及时发现医院感染病例和医院感染的暴发，分析感染源、感染途径，采取有效的处理和控制措施，积极救治患者。

(4)医疗机构经调查证实发生医院感染暴发，符合法定需要上报的情形时，按照规定时限向县级以上卫生行政主管部门报告并采取控制措施，防止感染源的传播和感染范围的扩大。

(5)医疗机构应当制订对本机构工作人员的培训计划，对全体工作人员进行医院感染相关法律法规、医院感染管理相关工作规范和标准、专业技术知识的培训。

第二节　医疗废物管理法律制度

一、医疗废物管理概述

医疗废物是指医疗卫生机构在医疗、预防、保健以及其他相关活动中产生的具有直接或者间接感染性、毒性以及其他危害性的废物。根据相关法律规定，将医疗废物做如下分类：

1. 感染性废物　指携带病原微生物且具有引发感染性疾病传播危险的医疗废物，包括被患者血液、体液、排泄物污染的物品，传染病患者产生的垃圾等。

2. 病理性废物　指在诊疗过程中产生的人体废弃物和医学试验动物尸体，包括手术中产生的废弃人体组织、病理切片后废弃的人体组织、病理蜡块等。

3. 损伤性废物　指能够刺伤或割伤人体的废弃的医用锐器，包括医用针、解剖刀、手术刀、玻璃试管等。

4. 药物性废物　指过期、淘汰、变质或被污染的废弃药品，包括废弃的一般药品、废弃的细胞毒性药物和遗传毒性药物等。

5. 化学性废物　指具有毒性、腐蚀性、易燃易爆性的废弃化学物品，如废弃的化学试剂、化学消毒剂、汞血压计、汞温度计等。

由于医疗废物中可能含有大量病原微生物和有害化学物质，甚至会有放射性和损伤性物质，因此医疗废物是引起疾病传播或相关卫生问题的重要危险性因素。为了加强医疗废物的安全管理，防止疾病传播，保护环境，保障人体健康，国务院依据《中华人民共和国传染病防治法》《中华人民共和国固体废物污染环境防治法》《医疗废物管理条例》《医疗废物管理行政处罚办法》等行政法规、部门规范性文件，构成我国对医疗废物安全管理的制度保障。

二、医疗废物管理的一般规定

(一)建立、健全医疗废物管理责任制

医疗卫生机构和医疗废物集中处置单位，应当建立、健全医疗管理责任制，其法定代表人为第一责任人，切实履行职责，预防医疗废物导致传染病传播和环境污染事故。

(二)制定与医疗废物安全处置有关的规章制度和事故发生的应急方案

医疗卫生机构和医疗废物集中处置单位，应当制定与医疗废物安全处置有关的规章制度及在发生意外事故时的应急方案；设置监控部门或者专(兼)职人员，负责检查、督促、落实本单位医疗废物的管理工作，防止违法行为的产生。

(三)对从事医疗废物处理的工作人员和管理人员进行相应知识的培训

医疗卫生机构和医疗废物集中处置单位，应当对本单位从事医疗废物收集、运送、储存、处置等工作的人员和管理人员，进行相关法律和专业技术、安全防护以及紧急处理等知识的培训；同时，采取有效的职业卫生防护措施，为从事医疗废物收集、运送、储存、处置等工作的人员和管理人员，配备必要的防护用品，定期进行健康检查；必要时，对有关人员进行免疫接种，防止其健康受到损害。

(四)执行危险废物转移联单和登记管理制度

医疗卫生机构和医疗废物集中处置单位，依法执行危险废物转移联单管理制度，并对医疗废物进行登记，采取有效措施防止医疗废物流失、泄漏、扩散。发生医疗废物流失、泄漏、扩散时，医疗卫生机构和医疗废物集中处置单位应当采取减少危害的紧急处理措施，对致患者员提供医疗救护和现场救援；同时向所在地的县级人民政府卫生行政主管部门、环境保护行政主管部门报告，并向可能受到危害的单位和居民通报。

(五)禁止事项

(1)禁止任何单位和个人转让、买卖医疗废物。

(2)禁止在运送过程中丢弃医疗废物，在非储存地点倾倒、堆放医疗废物或将医疗废物混入

其他废物和生活垃圾中。

(3)禁止邮寄医疗废物。

(4)禁止通过铁路、航空运输医疗废物。有陆路通道的，禁止通过医疗废物；没有陆路通道必须经水路运输医疗废物的，应当经设区的市级以上人民政府环境保护行政主管部门批准，并采取严格的环境保护措施后，方可通过水路运输。

(5)禁止将医疗废物与旅客在同一运输工具上载运。

(6)禁止在饮用水源保护区的水体上运输医疗废物。

三、医疗卫生机构对医疗废物的管理

(一)医疗卫生机构对医疗废物的收集

医疗卫生机构应当及时收集本单位产生的医疗废物，并按照类别分置于防渗漏、防锐器穿透的专用包装物或者密闭的容器内，并有明显的警示标识和警示说明。

(二)医疗卫生机构对医疗废物的存放

医疗卫生机构应当建立医疗废物的暂时储存设施、设备，不得露天存放医疗废物，在远离医疗区、食品加工区和人员活动区以及生活垃圾存放场所建立医疗废物的暂时储存设施、设备，并设置明言警示标识。

(三)医疗机构对医疗废物的就近集中处置的原则

医疗卫生机构应当根据就近集中处置的原则，及时将医疗废物交由医疗废物集中处置单位处置。医疗废物中病原体的培养基、标本和菌种、毒种保存液等高危险废物，在交医疗废物集中处置单位处置前应当就地消毒。

(四)医疗机构对医疗污水及患者排泄物的处置

医疗机构产生的污水、传染病患者或者疑似传染病患者的排泄物，应当按照国家规定严格消毒并达到国家规定的排放标准后，方可排入污水处理系统。

第三节 法律责任

一、消毒管理的相关法律责任

《消毒管理办法》规定："医疗卫生机构违反相关规定，由县级以上地方卫生行政部门责令限期改正，可以处 5000 元以下罚款；造成感染性疾病暴发的，可以处 5000 元以上 20000 元以下罚款。消毒产品生产经营单位违反本办法规定，由县级以上地方卫生行政部门责令其限期改正，可以处 5000 元以下罚款；造成感染性疾病暴发的，可以处 5000 元以上 20000 元以下罚款。"

《医院感染管理办法》规定："医疗机构违反本办法有下列行为之一的，由县级以上地方人民政府卫生行政部门责令改正，逾期不改的，给予警告并通报批评；情节严重的，对主要负责人给予降级或者撤职的行政处分：

(1)未建立或者未落实医院感染管理的规章制度、工作规范。

(2)未设立医院感染管理部门、分管部门以及指定专(兼)职人员负责医院感染预防与控制工作。

(3)违反医疗器械、器具的消毒工作技术规范。

(4)违反无菌操作技术规范和隔离技术规范。

(5)未对消毒药械和一次性医疗器械、器具的相关证明进行审核。

(6)未对医务人员职业暴露提供职业卫生防护。”

如果医疗机构行为违反《传染病防治法》中有关消毒规定，由县级以上人民政府卫生行政部门责令改正，通报批评，给予警告；造成传染病传播、流行或者其他严重后果的，对负有责任的主管人员和其他直接责任人员，依法给予降级、撤职、开除的处分，并可以依法吊销有关责任人员的执业证书；构成犯罪的，依法追究刑事责任。

二、医疗废物管理的相关法律责任

县级以上地方人民政府卫生行政主管部门、环境保护行政主管部门，应当依照《医疗废物管理条例》和《医疗卫生机构医疗废物管理办法》的规定，按照职责分工，对所辖区域的医疗卫生机构和医疗废物集中处置单位进行定期监督检查和不定期抽查。医疗卫生机构和医疗废物集中处置单位，对有关部门的检查、监测、调查取证，应当予以配合，不得拒绝和阻碍，不得提供虚假材料。医疗卫生机构、医疗废物集中处置单位违反《医疗废物管理条例》规定，将视具体情形给予责令限期改正、警告；处以罚款；暂扣或者吊销医疗卫生机构执业许可证件；构成违反治安管理行为的，公安机关依法予以处罚；给他人造成损害的，依法承担民事赔偿责任；构成犯罪的，依法追究刑事责任等不同程度的单独或组合处理。

第七章 医疗器械管理法律制度

第一节 医疗器械法律制度概述

一、医疗器械的概念

医疗器械是指直接或者间接用于人体的仪器、设备、器具、体外诊断试剂及校准物、材料以及其他类似或者相关的物品，包括所需要的计算机软件。

医疗器械不仅是预防、诊断疾病，施行手术及研究病原必不可少的工具，有的还直接用于治疗，对保护人体健康具有重要作用。医疗器械用于人体体表及体内的作用不是用药理学、免疫学或者代谢的手段获得，但是可能有这些手段参与并起一定的辅助作用。其使用旨在达到下列预期目的：

(1)疾病的诊断、预防、监护、治疗或者缓解。

(2)损伤的诊断、监护、治疗、缓解或者功能补偿。

(3)生理结构或者生理过程的检验、替代、调节或者支持。

(4)生命的支持或者维持。

(5)妊娠控制。

(6)通过对来自人体的样本进行检查，为医疗或者诊断目的提供信息。

二、医疗器械监管立法

2000 年 1 月 4 日，国务院发布了《医疗器械监督管理条例》，于 2000 年 4 月 1 日起施行。这是我国第一个关于医疗器械监督管理的行政法规，适用于中华人民共和国境内从事医疗器械研制、生产、经营、使用监督管理的单位和个人，标志着我国医疗器械的监督管理进入依法行政的新阶段。此后，国家食品药品监督管理局相继发布了《医疗器械注册管理办法》《医疗器械分类规则》《医疗器械新产品审批规定》《医疗器械生产企业监督管理办法》《医疗器械标准管理办法》等部门规章，医疗器械监管立法逐步完善。2014 年 3 月 7 日，国务院颁布修订后的《医疗器械监督管理条例》，自 2014 年 6 月 1 日起施行。

三、医疗器械的分类

《医疗器械监督管理条例》规定，国家对医疗器械实行分类管理。国家依据医疗器械的风险程度，考虑医疗器械的预期目的、结构特征、使用方法等因素，将医疗器械分为三类，实行分类管理：第一类是风险程度低，实行常规管理可以保证其安全、有效的医疗器械；第二类是具有中度风险，需要严格控制管理以保证其安全、有效的医疗器械；第三类是具有较高风险，需要采取特别措施严格控制管理以保证其安全、有效的医疗器械。

第二节 医疗器械的基本管理

一、医疗器械产品备案与注册管理

国家对医疗器械实行产品生产备案与注册制度。第一类医疗器械实行产品备案管理，第二类、第三类医疗器械实行产品注册管理。第一类医疗器械产品备案和申请第二类、第三类医疗器械产品注册，应当提交下列资料：

(1)产品风险分析资料。

(2)产品技术要求。

(3)产品检验报告。

(4)临床评价资料。

(5)产品说明书及标签样稿。

(6)与产品研制、生产有关的质量管理体系文件。

(7)证明产品安全、有效所需的其他资料。

第一类医疗器械的备案，由备案人向所在地设区的市级人民政府食品药品监督管理部门提交备案资料。向我国境内出口第一类医疗器械的境外生产企业，由其在我国境内设立的代表机构或者指定我国境内的企业法人作为代理人，向国务院食品药品监督管理部门提交备案资料和备案人所在国(地区)主管部门准许该医疗器械上市销售的证明文件。

第二类医疗器械的注册由省、自治区、直辖市(食品)药品监督管理部门审查批准。第三类医疗器械由国家食品药品监督管理局审查批准。向我国境内出口第二类、第三类医疗器械的境外生产企业，应当由其在我国境内设立的代表机构或者指定我国境内的企业法人作为代理人，向国务院食品药品监督管理部门提交注册申请资料和注册申请人所在国(地区)主管部门准许该医疗器械上市销售的证明文件。

第一类医疗器械产品备案，不需要进行临床试验；申请第二类、第三类医疗器械产品注册，应当进行临床试验。

受理注册申请的食品药品监督管理部门应当自受理之日起 3 个工作日内将注册申请资料转交技术审评机构。技术审评机构应当在完成技术审评后向食品药品监督管理部门提交审评意见。受理注册申请的食品药品监督管理部门应当自收到审评意见之日起 20 个工作日内作出决定。对符合安全、有效要求的，准予注册并发给医疗器械注册证；对不符合要求的，不予注册并书面说明理由。

医疗器械产品注册书有效期为 5 年。有效期满需要延续注册的，应当在有效期满 6 个月前向原注册部门提出延续注册的申请。已注册的第二类、第三类医疗器械产品，其设计、原材料、生产工艺、适用范围、使用方法等发生实质性变化，有可能影响该医疗器械安全、有效的，注册人应当向原注册部门申请办理变更注册手续；发生非实质性变化，不影响该医疗器械安全、有效的，应当将变化情况向原注册部门备案。

二、医疗器械的临床试验

医疗器械临床试验，是指获得医疗器械临床试验资格的医疗机构对申请注册的医疗器械在正常使用条件下的安全性和有效性按照规定进行试用或验证的过程。

临床试用和验证是保证医疗器械对人体安全、有效的重要环节。根据《医疗器械临床试用规定》，医疗器械临床试用的范围包括：市场上尚未出现过，安全性、有效性有待确认的医疗器械。临床验证的范围包括：同类产品已上市，其安全性、有效性需要进一步确认的医疗器械。

《医疗机构监督管理条例》规定，第一类医疗器械产品备案，不需要进行临床试验。申请第二类、第三类医疗器械产品注册，应当进行临床试验；但有下列情形之一的，可以免于进行临床试验：

(1)工作机理明确、设计定型，生产工艺成熟，已上市的同品种医疗器械临床应用多年且无严重不良事件记录，不改变常规用途的。

(2)通过非临床评价能够证明该医疗器械安全、有效的。

(3)通过对同品种医疗器械临床试验或者临床使用获得的数据进行分析评价，能够证明该医疗器械安全、有效的。

开展医疗器械临床试验，应当按照医疗器械临床试验质量管理规范的要求，在有资质的临床试验机构进行，并向临床试验提出者所在地的省、自治区、直辖市人民政府食品药品监督管理部门备案。接受临床试验备案的食品药品监督管理部门应当将备案情况通报临床试验机构所在地的同级食品药品监督管理部门和卫生计生主管部门。第三类医疗器械进行临床试验对人体具有较高风险的，应当经国务院食品药品监督管理部门批准。

医疗器械临床试验应当遵守《世界医学大会赫尔辛基宣言》的道德准则，公正、尊重人格，力求使实验者最大程度受益和尽可能避免伤害。

三、医疗器械的进口

进口的医疗器械应当是依照《医疗机构监督管理条例》规定已注册或者已备案的医疗器械。进口的医疗器械应当有中文说明书、中文标签。说明书、标签应当符合《医疗机构监督管理条例》规定以及相关强制性标准的要求，并在说明书中载明医疗器械的原产地以及代理人的名称、地址、联系方式。没有中文说明书、中文标签或者说明书、标签不符合本条规定的，不得进口。进口医疗器械应当依法由出入境检验检疫机构实施检验，检验不合格的，不得进口。

四、医疗器械的标准

医疗器械产品应当符合医疗器械强制性国家标准，尚无强制性国家标准的，应当符合医疗器械强制性行业标准。医疗器械应当有说明书、标签。说明书、标签的内容应当与经注册或者备案的相关内容一致。医疗器械的说明书、标签应当标明下列事项：

(1)通用名称、型号、规格。

(2)生产企业的名称和住所、生产地址及联系方式。

(3)产品技术要求的编号。

(4)生产日期和使用期限或者失效日期。

(5)产品性能、主要结构、适用范围。

(6)禁忌证、注意事项以及其他需要警示或者提示的内容。

(7)安装和使用说明或者图示。

(8)维护和保养方法，特殊储存条件、方法。

(9)产品技术要求规定应当标明的其他内容。

第二类、第三类医疗器械还应当标明医疗器械注册证编号和医疗器械注册人的名称、地址及联系方式。由消费者个人自行使用的医疗器械还应当具有安全使用的特别说明。

五、医疗器械再评价及召回制度

(1)为了保障医疗器械对人体的安全性、有效性，国家对医疗器械实施再评价及召回制度。医疗器械再评价是指对获准上市的医疗器械的安全性、有效性进行重新评价，并实施相应措施的过程。有下列情形之一的，省级以上人民政府食品药品监督管理部门应当对已注册的医疗器械组织开展再评价：

①根据科学研究的发展，对医疗器械的安全、有效有认识上的改变的。

②医疗器械不良事件监测、评估结果表明医疗器械可能存在缺陷的。

③国务院食品药品监督管理部门规定的其他需要进行再评价的情形。

再评价结果表明已注册的医疗器械不能保证安全、有效的，由原发证部门注销医疗器械注册证，并向社会公布。被注销医疗器械注册证的医疗器械不得生产、进口、经营、使用。

(2)国家实施医疗器械召回制度。医疗器械生产企业发现其生产的医疗器械不符合强制性标准、经注册或者备案的产品技术要求或者存在其他缺陷的，应当立即停止生产，通知相关生产经营企业、使用单位和消费者停止经营及使用，召回已经上市销售的医疗器械，采取补救、销毁等措施，记录相关情况，发布相关信息，并将医疗器械召回和处理情况向食品药品监督管理部门和卫生计生主管部门报告。

医疗器械经营企业发现其经营的医疗器械存在以上情形的，应当立即停止经营，通知相关生产经营企业、使用单位、消费者，并记录停止经营和通知情况。医疗器械生产企业认为属于依照规定需要召回的医疗器械，应当立即召回。医疗器械生产经营企业未依照规定实施召回或者停止经营的，食品药品监督管理部门可以责令其召回或者停止经营。

第三节　医疗器械生产、经营、使用和广告管理

一、医疗器械生产企业管理

(一)医疗器械生产企业的设立条件

根据《医疗器械监督管理条例》的规定，开办医疗器械生产企业，应当具备以下条件：

(1)有与生产的医疗器械相适应的生产场地、环境条件、生产设备以及专业技术人员。

(2)有对生产的医疗器械进行质量检验的机构或者专职检验人员以及检验设备。

(3)有保证医疗器械质量的管理制度。

(4)有与生产的医疗器械相适应的售后服务能力。

(5)产品研制、生产工艺文件规定的要求。

(二)医疗器械生产企业许可证的取得

从事第一类医疗器械生产的企业，应当向省、自治区、直辖市人民政府药品监督管理部门备案。从事第二类、第三类医疗器械生产的，生产企业应当向所在地的省、自治区、直辖市人民政府食品药品监督管理部门申请生产许可，受理生产许可申请的食品药品监督管理部门应当自受理之日起 30 个工作日内对申请资料进行审核，按照国务院食品药品监督管理部门制定的医疗器械生产质量管理规范的要求进行核查。对符合规定条件的，准予许可并发给医疗器械生产许可证；对不符合规定条件的，不予许可并书面说明理由。

(三)医疗器械生产管理

(1)医疗器械生产质量管理规范应当对医疗器械的设计开发、生产设备条件、原材料采购、生产过程控制、企业的机构设置和人员配备等影响医疗器械安全、有效的事项作出明确规定。

(2)医疗器械生产企业应当按照医疗器械生产质量管理规范的要求，建立健全与所生产医疗器械相适应的质量管理体系并保证其有效运行；严格按照经注册或者备案的产品技术要求组织生产，保证出厂的医疗器械符合强制性标准以及经注册或者备案的产品技术要求。医疗器械生产企业应当定期对质量管理体系的运行情况进行自查，并向所在地的省、自治区、直辖市人民政府食品药品监督管理部门提交自查报告。

(3)医疗器械生产企业的生产条件发生变化，不再符合医疗器械质量管理体系要求的，医疗器械生产企业应当立即采取整改措施；可能影响医疗器械安全、有效的，应当立即停止生产活动，并向所在地县级人民政府食品药品监督管理部门报告。

(4)医疗器械应当使用通用名称。通用名称应当符合国务院食品药品监督管理部门制定的医疗器械命名规则。

(5)医疗器械生产企业可以将医疗器械产品委托给其他企业生产。受委托方应当是符合规定、具备相应生产条件的医疗器械生产企业。委托生产医疗器械，由委托方对所委托生产的医疗器械质量负责。具有高风险的植入性医疗器械不得委托生产。

二、医疗器械经营企业管理

(一)医疗器械经营企业的条件

从事医疗器械经营活动，应当有与经营规模和经营范围相适应的经营场所和储存条件，以及与经营的医疗器械相适应的质量管理制度和质量管理机构或者人员。

(二)医疗器械经营企业许可证的取得

从事第一类医疗器械经营的，不需要药品监督管理部门备案或许可。从事第二类医疗器械经营的，由经营企业向所在地设区的市级人民政府食品药品监督管理部门备案。从事第三类医疗器械经营的，经营企业应当向所在地设区的市级人民政府食品药品监督管理部门申请经营许可并提供证明资料。受理经营许可申请的食品药品监督管理部门应当自受理之日起 30 个工作日内进行审查，必要时组织核查。对符合规定条件的，准予许可并发给《医疗器械经营许可证》；对不符合规定条件的，不予许可并书面说明理由。《医疗器械经营企业许可证》有效期为 5 年，有效期满需要延续的，依照有关行政许可的法律规定办理延续手续。

(三)医疗器械经营管理

(1)未取得《医疗器械经营企业许可证》的，不得经营第三类医疗器械器械。

(2)医疗器械经营企业、使用单位购进医疗器械，应当查验供货者的资质和医疗器械的合格证明文件，建立进货查验记录制度。从事第二类、第三类医疗器械批发业务以及第三类医疗器械零售业务的经营企业，还应当建立销售记录制度。

(3)运输、储存医疗器械，应当符合医疗器械说明书和标签标示的要求；对温度、湿度等环境条件有特殊要求的，应当采取相应措施，保证医疗器械的安全、有效。

三、医疗器械使用管理

医疗机构不得使用未经注册、无合格证明、过期、失效或者淘汰的医疗器械。

医疗机构对一次性使用的医疗器械不得重复使用；使用过的，应当按照国家有关规定销毁，并作记录。

医疗器械使用单位对需要定期检查、检验、校准、保养、维护的医疗器械，应当按照产品说明书的要求进行检查、检验、校准、保养、维护并予以记录，及时进行分析、评估，确保医疗器械处于良好状态，保障使用质量；对使用期限长的大型医疗器械，应当逐台建立使用档案，记录其使用、维护、转让、实际使用时间等事项。记录保存期限不得少于医疗器械规定使用期限终止后5年。

发现使用的医疗器械存在安全隐患的，医疗器械使用单位应当立即停止使用，并通知生产企业或者其他负责产品质量的机构进行检修；经检修仍不能达到使用安全标准的医疗器械，不得继续使用。

四、医疗器械广告管理

医疗器械广告应当真实合法，不得含有虚假、夸大、误导性的内容。医疗器械广告应当经医疗器械生产企业或者进口医疗器械代理人所在地的省、自治区、直辖市人民政府食品药品监督管理部门审查批准，并取得医疗器械广告批准文件。

广告发布者发布医疗器械广告，应当事先核查广告的批准文件及其真实性；不得发布未取得批准文件、批准文件的真实性未经核实或者广告内容与批准文件不一致的医疗器械广告。

第四节　医疗器械的监督管理

一、医疗器械监督管理机构及其职权

食品药品监督管理部门应当对医疗器械的注册、备案、生产经营、使用活动加强监督检查，并对下列事项进行重点监督检查：

(1)医疗器械生产企业是否按照经注册或者备案的产品技术要求组织生产。

(2)医疗器械生产企业的质量管理体系是否保持有效运行。

(3)医疗器械生产经营企业的生产经营条件是否持续符合法定要求。

食品药品监督管理部门在监督检查中享有下列职权：

(1)进入现场实施检查、抽取样品。

(2)查阅、复制、查封、扣押有关合同、票据、账簿以及其他有关资料。

(3)查封、扣押不符合法定要求的医疗器械，违法使用的零配件、原材料以及用于违法生产医疗器械的工具、设备。

(4)查封违反《医疗器械监督管理条例》规定从事医疗器械生产经营活动的场所。

食品药品监督管理部门进行监督检查，应当出示执法证件，保守被检查单位的商业秘密。有关单位和个人应当对食品药品监督管理部门的监督检查予以配合，不得隐瞒有关情况。对人体造成伤害或者有证据证明可能危害人体健康的医疗器械，食品药品监督管理部门可以采取暂停生产、进口、经营、使用的紧急控制措施。

二、医疗器械监督管理信息平台

国务院食品药品监督管理部门建立统一的医疗器械监督管理信息平台。食品药品监督管理部门应当通过信息平台依法及时公布医疗器械许可、备案、抽查检验、违法行为查处情况等日常监督管理信息。但是，不得泄露当事人的商业秘密。

食品药品监督管理部门对医疗器械注册人和备案人、生产经营企业、使用单位建立信用档案，对有不良信用记录的增加监督检查频次。

第五节　法律责任

一、行政责任

(1)有下列情形之一的，由县级以上人民政府食品药品监督管理部门没收违法所得、违法生产经营的医疗器械和用于违法生产经营的工具、设备、原材料等物品；违法生产经营的医疗器械货值金额不足 1 万元的，并处 5 万元以上 10 万元以下罚款；货值金额 1 万元以上的，并处货值金额 10 倍以上 20 倍以下罚款；情节严重的，5 年内不受理相关责任人及企业提出的医疗器械许可申请：

①生产、经营未取得医疗器械注册证的第二类、第三类医疗器械的。

②未经许可从事第二类、第三类医疗器械生产活动的。

③未经许可从事第三类医疗器械经营活动的。

有上述第①项情形、情节严重的，由原发证部门吊销医疗器械生产许可证或者医疗器械经营许可证。

(2)提供虚假资料或者采取其他欺骗手段取得医疗器械注册证、医疗器械生产许可证、医疗器械经营许可证、广告批准文件等许可证件的，由原发证部门撤销已经取得的许可证件，并处 5 万元以上 10 万元以下罚款，5 年内不受理相关责任人及企业提出的医疗器械许可申请。伪造、变造、买卖、出租、出借相关医疗器械许可证件的，由原发证部门予以收缴或者吊销，没收违法所得；违法所得不足 1 万元的，处 1 万元以上 3 万元以下罚款；违法所得 1 万元以上的，处违法所得 3 倍以上 5 倍以下罚款；构成违反治安管理行为的，由公安机关依法予以治安管理处罚。

(3)未依照《医疗器械监督管理条例》规定备案的，由县级以上人民政府食品药品监督管理部门责令限期改正；逾期不改正的，向社会公告未备案单位和产品名称，可以处 1 万元以下罚款。

备案时提供虚假资料的，由县级以上人民政府食品药品监督管理部门向社会公告备案单位和产品名称；情节严重的，直接责任人员 5 年内不得从事医疗器械生产经营活动。

(4)有下列情形之一的，由县级以上人民政府食品药品监督管理部门责令改正，没收违法生产、经营或者使用的医疗器械；违法生产、经营或者使用的医疗器械货值金额不足 1 万元的，并处 2 万元以上 5 万元以下罚款；货值金额 1 万元以上的，并处货值金额 5 倍以上 10 倍以下罚款；情节严重的，责令停产停业，直至由原发证部门吊销医疗器械注册证、医疗器械生产许可证、医疗器械经营许可证：

①生产、经营、使用不符合强制性标准或者不符合经注册或者备案的产品技术要求的医疗器械的。

②医疗器械生产企业未按照经注册或者备案的产品技术要求组织生产，或者未依照《医疗器械监督管理条例》的规定建立质量管理体系并保持有效运行的。

③经营、使用无合格证明文件、过期、失效、淘汰的医疗器械，或者使用未依法注册的医疗器械的。

④食品药品监督管理部门责令其依照《医疗器械监督管理条例》的规定实施召回或者停止经营后，仍拒不召回或者停止经营医疗器械的。

⑤委托不具备《医疗器械监督管理条例》规定条件的企业生产医疗器械，或者未对受委托方的生产行为进行管理的。

(5)有下列情形之一的，由县级以上人民政府食品药品监督管理部门责令改正，处 1 万元以上 3 万元以下罚款；情节严重的，责令停产停业，直至由原发证部门吊销医疗器械生产许可证、医疗器械经营许可证：

①医疗器械生产企业的生产条件发生变化、不再符合医疗器械质量管理体系要求，未依照《医疗器械监督管理条例》的规定整改、停止生产、报告的。

②生产、经营说明书、标签不符合《医疗器械监督管理条例》规定的医疗器械的。

③未按照医疗器械说明书和标签标示要求运输、储存医疗器械的。

④转让过期、失效、淘汰或者检验不合格的在用医疗器械的。

(6)有下列情形之一的，由县级以上人民政府食品药品监督管理部门和卫生计生主管部门依据各自职责责令改正，给予警告；拒不改正的，处 5000 元以上 2 万元以下罚款；情节严重的，责令停产停业，直至由原发证部门吊销医疗器械生产许可证、医疗器械经营许可证：

①医疗器械生产企业未按照要求提交质量管理体系自查报告的。

②医疗器械经营企业、使用单位未依照《医疗器械监督管理条例》的规定建立并执行医疗器械进货查验记录制度的。

③从事第二类、第三类医疗器械批发业务以及第三类医疗器械零售业务的经营企业未依照《医疗器械监督管理条例》的规定建立并执行销售记录制度的。

④对重复使用的医疗器械，医疗器械使用单位未按照消毒和管理的规定进行处理的。

⑤医疗器械使用单位重复使用一次性使用的医疗器械，或者未按照规定销毁使用过的一次性使用的医疗器械的。

⑥对需要定期检查、检验、校准、保养、维护的医疗器械，医疗器械使用单位未按照产品说明书要求检查、检验、校准、保养、维护并予以记录，及时进行分析、评估，确保医疗器械处于良好状态的。

⑦医疗器械使用单位未妥善保存购入第三类医疗器械的原始资料，或者未按照规定将大型医疗器械以及植入和介入类医疗器械的信息记载到病历等相关记录中的。

⑧医疗器械使用单位发现使用的医疗器械存在安全隐患未立即停止使用、通知检修，或者继续使用经检修仍不能达到使用安全标准的医疗器械的。

⑨医疗器械生产经营企业、使用单位未依照《医疗器械监督管理条例》的规定开展医疗器械不良事件监测，未按照要求报告不良事件，或者对医疗器械不良事件监测技术机构、食品药品监督管理部门开展的不良事件调查不予配合的。

(7)违反《医疗器械监督管理条例》的规定开展医疗器械临床试验的，由县级以上人民政府食品药品监督管理部门责令改正或者立即停止临床试验，可以处5万元以下罚款；造成严重后果的，依法对直接负责的主管人员和其他直接责任人员给予降级、撤职或者开除的处分；有医疗器械临床试验机构资质的，由授予其资质的主管部门撤销医疗器械临床试验机构资质，5年内不受理其资质认定申请。

医疗器械临床试验机构出具虚假报告的，由授予其资质的主管部门撤销医疗器械临床试验机构资质，10年内不受理其资质认定申请；由县级以上人民政府食品药品监督管理部门处5万元以上10万元以下罚款；有违法所得的，没收违法所得；对直接负责的主管人员和其他直接责任人员，依法给予撤职或者开除的处分。

(8)医疗器械检验机构出具虚假检验报告的，由授予其资质的主管部门撤销检验资质，10年内不受理其资质认定申请；处5万元以上10万元以下罚款；有违法所得的，没收违法所得；对直接负责的主管人员和其他直接责任人员，依法给予撤职或者开除的处分；受到开除处分的，自处分决定作出之日起10年内不得从事医疗器械检验工作。

(9)违反《医疗器械监督管理条例》的规定，发布未取得批准文件的医疗器械广告，未事先核实批准文件的真实性即发布医疗器械广告，或者发布广告内容与批准文件不一致的医疗器械广告的，由工商行政管理部门依照有关广告管理的法律、行政法规的规定给予处罚。

篡改经批准的医疗器械广告内容的，由原发证部门撤销该医疗器械的广告批准文件，2年内不受理其广告审批申请。

发布虚假医疗器械广告的，由省级以上人民政府食品药品监督管理部门决定暂停销售该医疗器械，并向社会公布；仍然销售该医疗器械的，由县级以上人民政府食品药品监督管理部门没收违法销售的医疗器械，并处2万元以上5万元以下罚款。

(10)医疗器械技术审评机构、医疗器械不良事件监测技术机构未依照《医疗器械监督管理条例》的规定履行职责，致使审评、监测工作出现重大失误的，由县级以上人民政府食品药品监督管理部门责令改正，通报批评，给予警告；造成严重后果的，对直接负责的主管人员和其他直接责任人员，依法给予降级、撤职或者开除的处分。

(11)食品药品监督管理部门及其工作人员应当严格依照《医疗器械监督管理条例》规定的处罚种类和幅度，根据违法行为的性质和具体情节行使行政处罚权，具体办法由国务院食品药品监督管理部门制定。

(12)违反《医疗器械监督管理条例》的规定，县级以上人民政府食品药品监督管理部门或者其他有关部门不履行医疗器械监督管理职责或者滥用职权、玩忽职守、徇私舞弊的，由监察机关或者任免机关对直接负责的主管人员和其他直接责任人员依法给予警告、记过或者记大过的处分；造成严重后果的，给予降级、撤职或者开除的处分。

二、刑事责任

《医疗器械监督管理条例》规定，违反有关规定，构成犯罪的，依法追究刑事责任。

《刑法》第一百四十五条规定："生产不符合保障人体健康的国家标准、行业标准的医疗器械、医用卫生材料，或者销售明知是不符合保障人体健康的国家标准、行业标准的医疗器械、医用卫生材料，足以严重危害人体健康的，处 3 年以下有期徒刑，并处销售金额 50%以上 2 倍以下罚金；对人体健康造成严重危害的，处 3 年以上 10 年以下有期徒刑，并处销售金额 50%以上 2 倍以下罚金；后果特别严重的，处 10 年以上有期徒刑或者无期徒刑，并处销售金额 50%以上 2 倍以下罚金或者没收财产。"

《刑法》第三百九十七条规定："国家机关工作人员滥用职权或者玩忽职守，致使公共财产、国家和人民利益遭受重大损失的，处 3 年以下有期徒刑或者拘役；情节特别严重的，处 3 年以上 7 年以下有期徒刑。本法另有规定的，依照规定。"

"国家机关工作人员徇私舞弊，犯前款罪的，处 5 年以下有期徒刑或者拘役；情节特别严重的，处 5 年以上 10 年以下有期徒刑。本法另有规定的，依照规定。"

第八章 药品管理法律制度

第一节 药品管理概述

一、药品的概念和特点

《中华人民共和国药品管理法》第一百条规定："药品，是指用于预防、治疗、诊断人的疾病，有目的地调节人的生理机能并规定有适应证或者功能主治、用法和用量的物质，包括中药材、中药饮片、中成药、化学原料药及其制剂、抗生素、生化药品、放射性药品、血清、疫苗、血液制品和诊断药品等。"

药品的特点主要表现为：

1. 药品有维系人类健康的特殊作用　药品的正确研制、开发与使用与人体的健康和生命安全息息相关，药品的直接作用就是"预防、治疗、诊断"人的疾病，使人的生理机能保障具有可控性。

2. 药品有危及人类健康的不良反应　药品自身局限或药品管理的不当，会使治病救人的药品变成危害人类健康的"杀手"。

3. 药品管理控制的严格性　只有符合药品标准的药品才能保证药品效果，对药品进行严格的控制，才能尽可能保证人们用药的安全和效果。一方面，法律对药品质量安全设置了强制性的标准，以保证药品的安全性和合格性；另一方面，药品的研制、生产和销售等都必须经过相关政府部门的批准。

二、药品管理立法现状

药品作为与人民生命健康息息相关的特殊商品，为加强药品监督管理，保证药品质量，保障人体用药安全，维护人民身体健康和用药的合法权益，国家通过制度和颁布有关法律、法规、规章来规范药品的生产、经营、使用、监督管理等环节，明确各类单位和人员的责任，医方给药、用药，从而使药品的质量得以保障，以达到维护人民健康的最终目的。

目前，我国的药事立法已形成较为完整的体系，药品管理法律制度的立法文件主要包括：《中华人民共和国药品管理法》《中华人民共和国药品管理法实施条例》《药品注射管理办法》《医疗机构制剂注册管理办法》《药品生产质量管理规范》(2010 年修订)、《药品召回管理办法》《麻醉药品和精神药品管理条例》《医疗用毒性药品管理办法》《放射性药品管理办法》《血液制品管理办法》《中药品种保护条例》等。

第二节　医疗机构的药品管理机制

为了规范管理医疗机构药事工作，保证用药安全、有效、经济，保障人民身体健康，必须对医疗机构药事活动进行管理。医疗机构药事管理是指医疗机构内以服务患者为中心，临床药学为基础，促进临床科学、合理用药的药学技术服务和相关的药品管理工作。国家卫生与计划生育委员会、国家中医药管理局负责全国医疗机构药事管理工作。医疗机构的药事管理分为内部管理和外部管理机制。

一、内部管理机制

(一)设置药事管理组织

(1)二级以上的医院应成立药事管理和药物治疗学委员会，其他医疗机构可成立药事管理与药物治疗学组。

药事管理委员会(组)监督、指导本机构科学管理药品和合理用药。三级医院药事管理委员会委员由具有高级技术职务任职资格的药学、临床医学、医院感染管理和医疗行政管理等方面的专家组成。二级医院的药事管理委员会，可以根据情况由具有中级以上技术职务任职资格的上述人员组成。其他医疗机构的药事管理，可以根据情况由具有初级以上技术职务任职资格的上述人员组成。

(2)医疗机构应根据本机构的功能、任务、规模，按照精简高效的原则设置相应的药学部门。

医疗机构药事管理委员会(组)应建立健全相应的工作制度，日常工作由药学部门负责。药学部门在医疗机构负责人领导下，按照《药品管理法》及相关法律、法规和本单位管理的规章制度，具体负责本机构的药事管理工作，负责组织管理本机构临床用药和各项药学服务。

(二)内部管理主要职责

1. 监管药物临床应用管理　药物临床应用是使用药物进行预防、诊断和治疗疾病的过程。医师和药学专业技术人员在药物临床应用时须遵循安全、有效、经济的原则。医师应尊重患者对应用药物进行预防、诊疗的知情权。医务人员如发现可能与用药有关的严重不良反应，在做好观察与记录的同时，应及时报告本机构药学部门和医疗管理部门，并按规定上报药品监督管理部门和卫生行政部门。药学专业技术人员发现处方或医嘱所列药品违反治疗原则，应拒绝调配；发现有滥用药物者应及时报告本机构药学部门和医疗管理部门，并按规定上报卫生行政部门和其他有关部门。

2. 监管药品的供应与管理　药学部门要制定和规范药品采购工作程序，药学部门要掌握新药动态和市场信息，制定药品采购计划，加速周转，减少库存，保证药品供应。同时，做好药品成本核算和账务管理。药学部门应制定和执行药品保管制度。定期对储存药品质量进行抽检。药品仓库应具备冷藏、防冻、防潮、避光、通风、防火、防虫、防鼠等适宜的仓储条件，保证药品质量。定期对库存药品进行养护，防止变质失效。过期、失效、淘汰、霉烂、虫蛀、变质的药品不得出库，并按有关规定及时处理。

案　例

使用过期药品引发纠纷

任某，女，28岁，孕35周在某医院住院待产，给予保胎治疗。患者静脉输液时，孕妇家属发现药物(液体)过期(生产日期：2011年12月10日；有效期：2013年12月9日)，告知护士后给予更换。家属当场拍照留取证据。当日行剖宫产两男婴入住新生儿监护病房，其中一新生儿反复感染，花费较大，家属认为与应用过期药品有关，要求医疗机构予以赔偿。

根据《中华人民共和国药品管理法》的规定，医疗机构内药品管理部门和使用部门要加速周转，减少库存，保证药品供应。药品存储条件符合规定，定期对储存药品质量进行抽检，防止药品变质失效。过期、失效、淘汰、霉烂、虫蛀、变质的药品不得出库和使用。本案中，药品使用单位未定期清理药品库存，造成过期药品在科室长时间存放，对患者用药安全构成极大隐患，虽孕妇使用过期药品后所生新生儿的病情与用药没有理论上的关联，但医疗机构在管理中的过错显而易见，值得管理者深思。

3. 监管医疗机构药品调剂　药品调剂工作是药学技术服务的重要组成部分。医疗机构的药学专业技术人员必须严格执行操作规程和医嘱、处方管理制度，认真审查和核对，确保发出药品的准确、无误。发出药品应注明患者姓名、用法、用量，并交代注意事项。对处方所列药品，不得擅自更改或者代用。对有配伍禁忌、超剂量的处方，药学专业技术人员应拒绝调配。必要时，经处方医师更正或者重新签字，方可调配。

4. 药学研究管理和药学专业技术人员的培养与管理　有条件的医疗机构应支持药学专业技术人员结合临床实际工作需要开展药学研究工作。医疗机构负责对本单位药学专业技术人员进行日常管理和考核。

二、外部管理机制

对临床制剂的管理采用的是典型的外部管理模式，必须经过一定的申请批准程序，医疗机构才能进行医疗机构的制剂配制。医疗机构制剂是指医疗机构根据本单位临床需要而常规配制、自用的固定处方制剂。

(一)主管部门

医疗机构制剂配制监督管理是指(食品)药品监督管理部门依法对医疗机构制剂配制条件和配制过程等进行审查、许可、检查的监督管理活动。

(二)医疗机构制剂配制权的实体和程序条件

1. 实体条件

(1)必须配备依法经过资格认定的药学技术人员。

(2)医疗机构制剂的申请人，应当是持有《医疗机构执业许可证》并取得《医疗机构制剂许可证》的医疗机构。未取得《医疗机构制剂许可证》或者《医疗机构制剂许可证》无相应制剂剂型的“医院”类别的医疗机构可以申请医疗机构中药制剂，但是必须同时提出委托配制制剂的申请。接受委托配制的单位应当是取得《医疗机构制剂许可证》的医疗机构或者取得《药品生产质量管理规范》认证证书的药品生产企业。委托配制的制剂剂型应当与受托方持有的《医疗机构制剂许可证》或者《药品生产质量管理规范》认证证书所载明的范围一致。

(3)医疗机构配制的制剂，应当是本单位临床需要而市场上没有供应、取得省级药品监督管理部门批准文号的品种。

(4)医疗机构配制制剂必须是不属于以下市场上已有供应的品种种类之一：含有未经国家食品药品监督管理局批准的活性成分的品种；除变态反应原外的生物制品；中药注射剂；中药、化学药组成的复方制剂；麻醉药品、精神药品、医疗用毒性药品、放射性药品；其他不符合国家有关规定的制剂。

(5)医疗机构配制制剂，必须具有能够保证制剂质量的设施、管理制度、检验仪器和卫生条件，必须制定和执行药品质量管理制度，采取必要的冷藏、防冻、防潮、防虫、防鼠等措施保证药品质量。不得与其他单位共用配制场所、配制设备及检验设施。

2. 程序条件　医疗机构配制制剂，须经所在地省、自治区、直辖市人民政府卫生行政部门审核同意，由省级药品监督管理部门批准，取得《医疗机构制剂许可证》后方可配制制剂。无《医疗机构制剂许可证》的，不得配制制剂。《医疗机构制剂许可证》应当标明有效期，到期重新审查发证。

(三)医疗机构制剂使用监管

(1)医疗机构配制制剂所用的原料、辅料、包装材料必须符合药用标准。医疗机构应制定自配制制剂的质量标准，按照标准进行制剂原料和成品的质量检验。

(2)医疗机构制剂只能在本医疗机构内凭执业医师或者执业助理医师的处方使用，并与《医疗机构执业许可证》所载明的诊疗范围一致，不得在市场销售。

(3)医疗机构制剂一般不得调剂使用。发生灾情、疫情、突发事件或者临床急需而市场没有供应时，需要调剂使用的，属省级辖区内医疗机构制剂调剂的，必须经所在地省、自治区、直辖市(食品)药品监督管理部门批准；属国家食品药品监督管理局规定的特制剂以及省、自治区、直辖市之间医疗机构制剂调剂的，必须经国家食品药品监督管理局批准。

第三节　处方管理

建设良好的处方管理制度，有利于保护医患双方的合法权益，也有利于规范我国的医疗管理制度。处方是指由注册的执业医师和执业助理医师(以下简称医师)在诊疗活动中为患者开具的由取得药学专业技术职务任职资格的药学专业技术人员(以下简称药师)审核、调配、核对，并作为患者用药凭证的医疗文书。处方包括医疗机构病区用药医嘱单。

一、医师处方权的获得

(一)一般处方权的获得

我国医师处方权包括两类：完整处方权和不完整处方权。不具有完整处方权的医师开具的处方需经有完整处方权的医师审核签字或盖章同意才有效。

完整处方权的获得有三种情况：

(1)经注册的执业医师在执业地点取得相应的处方权。

(2)经注册的执业助理医师在乡、民族乡、镇、村的医疗机构独立从事一般的执业活动，在注册的执业地点取得相应的处方权。

(3)进修医师由接收进修的医疗机构对其胜任本专业工作的实际情况进行认定后授予相应的处方权。

不完整处方权获得有两种情况：

(1)取得执业助理医师资格注册后在注册的执业地点取得。

(2)具备一定条件被医疗机构聘用处于试用期人员在试用医疗机构取得。

(二)特殊处方权的获得

特殊处方权是指对麻醉药品和精神药品的处方权。医疗机构应当按照有关规定，对本机构执业医师进行麻醉药品和精神药品使用知识和规范化管理培训，经考核合格后取得麻醉药品和第一精神药品的处方权。医师取得麻醉药品和第一类精神药品处方权后，方可在本机构开具麻醉药品和第一类精神药品处方，但不得为自己开具该类药品处方。

二、处方的书写规则

(1)处方标准和处方格式符合有关规定。

(2)患者一般情况、临床诊断填写清晰、完整，并与病历记载相一致。

(3)每张处方限于一名患者的用药。

(4)字迹清楚，不得涂改；如需修改，应当在修改处签名并注明修改日期。

(5)药品名称应当使用规范的中文名称书写，没有中文名称可以使用规范的英文名称书写；书写药品名称、剂量、规格、用法、用量要准确规范，药品用法可用规范的中文、英文、拉丁文或缩写体书写，但不得使用“遵医嘱”“自用”等含糊不清的字句。

案　例

处方开具不当造成患者过量服药

莫某，女，48岁，因“失眠、发作性心烦”就诊，完善相关检查后诊断：神经衰弱，开具处方：多虑平25 mg×100片，用法：口服，每日3次，每次25片；谷维素10 mg×100片，用法：口服，每日3次，每次3片；十一味参芪片0.3 g×96片，用法：口服，每日3次，每次3片。患者家属曾质疑药物用量，医生当时并未查看是否有误。患者回家服药后不久即神志不清，遂于当日再次就诊因疑药物过量中毒住院治疗，经治疗后，患者遗留呆滞等后遗症。医患双方因药物使用过量引发纠纷，患方要求赔偿150000元。

根据《处方管理办法》之规定，药品剂量应当使用法定剂量单位，药品用量应当按照药品说明书规定的常规用量使用，特殊情况需要超剂量使用时，医师应当注明原因并在处方剂量处再次签名。本案中，多虑平口服初始剂量为一次25 mg，一日2～3次，最大量一日不超过300 mg。经治医师错开医嘱，致使患者服药过量出现中毒症状，经治疗后仍遗留呆滞后遗症，给患者及其亲属带来极大痛苦，对此，医疗机构应当承担侵权损害的赔偿责任。

(6)患者年龄应当填写实足年龄，新生儿、婴幼儿写日、月龄，必要时要注明体重。

(7)西药和中成药可以分别开具处方，也可以开具一张处方，中药饮片应当单独开具处方。

(8)开具西药、中成药处方，每一种药品应当另起一行，每张处方不得超过5种药品。

(9)中药饮片处方的书写，一般应当按照“君、臣、佐、使”的顺序排列；调剂、煎煮的特殊要求注明在药品右上方，并加括号，如布包、先煎、后下等；对饮片的产地、炮制有特殊要求的，应当在药品名称之前写明。

(10)药品用法用量应当按照药品说明书规定的常规用法用量使用，特殊情况需要超剂量使用时，应当注明原因并再次签名。

(11)开具处方后的空白处画一斜线以示处方完毕。

(12)处方医师的签名式样和专用签章应当与院内药学部门留样备查的式样相一致，不得任意改动，否则应当重新登记留样备案。

(13)药品剂量与数量用阿拉伯数字书写。剂量应当使用法定剂量单位。

三、开具处方的规则

(1)医师应当根据医疗、预防、保健需要，按照诊疗规范、药品说明书中的药品适应证、药理作用、用法、用量、禁忌、不良反应和注意事项等开具处方。开具医疗用毒性药品、放射性药品的处方应当严格遵守有关法律、法规和规章的规定。

(2)医师开具处方应当使用经药品监督管理部门批准并公布的药品通用名称、新活性化合物的专利药品名称和复方制剂药品名称。

(3)医师应当按照卫生部制定的麻醉药品和精神药品临床应用指导原则，开具麻醉药品、第一类精神药品处方。

(4)医师利用计算机开具、传递普通处方时，应当同时打印出纸质处方，其格式与手写处方一致；打印的纸质处方经签名或者加盖签章后有效。药师核发药品时，应当核对打印的纸质处方，无误后发给药品，并将打印的纸质处方与计算机传递处方同时收存备查。

四、开具处方的要求

(1)处方开具当日有效。特殊情况下需延长有效期的，由开具处方的医师注明有效期限，但有效期最长不得超过 3 天。

(2)处方一般不得超过 7 日用量；急诊处方一般不得超过 3 日用量；对于某些慢性病、老年病或特殊情况，处方用量可适当延长，但医师应当注明理由。医疗用毒性药品、放射性药品的处方用量应当严格按照国家有关规定执行。

(3)门(急)诊癌症疼痛患者和中、重度慢性疼痛患者需长期使用麻醉药品和第一类精神药品的，首诊医师应当亲自诊查患者，建立相应的病历，要求其签署《知情同意书》。病历中应当留存诊断证明、身份证明文件等。

(4)除需长期使用麻醉药品和第一类精神药品的门(急)诊癌症疼痛患者和中、重度慢性疼痛患者外，麻醉药品注射剂仅限于医疗机构内使用。

(5)为门(急)诊患者开具的麻醉药品注射剂，每张处方为一次常用量；控缓释制剂，每张处方不得超过 7 日常用量；其他剂型，每张处方不得超过 3 日常用量。第一类精神药品注射剂，每张处方为一次常用量；控缓释制剂，每张处方不得超过 7 日常用量；其他剂型，每张处方不得超过 3 日常用量。哌甲酯用于治疗儿童多动症时，每张处方不得超过 15 日常用量。第二类精神药品一般每张处方不得超过 7 日常用量；对于慢性病或某些特殊情况的患者，处方用量可以适当延长，医师应当注明理由。

(6)为门(急)诊癌症疼痛患者和中、重度慢性疼痛患者开具的麻醉药品、第一类精神药品注射剂，每张处方不得超过 3 日常用量；控缓释制剂，每张处方不得超过 15 日常用量；其他剂型，每张处方不得超过 7 日常用量。

(7)为住院患者开具的麻醉药品和第一类精神药品处方应当逐日开具，每张处方为 1 日常用量。

(8)对于需要特别加强管制的麻醉药品，盐酸二氢埃托啡处方为一次常用量，仅限于二级以上医院内使用；盐酸哌替啶处方为一次常用量，仅限于医疗机构内使用。

(9)医疗机构应当要求长期使用麻醉药品和第一类精神药品的门(急)诊癌症患者和中、重度慢性疼痛患者，每 3 个月复诊或者随诊一次。

五、处方的保管

(1)调剂处方药品的医疗机构应妥善保存处方。普通处方、急诊处方、儿科处方保存期限为 1 年，医疗用毒性药品、第二类精神药品处方保存期限为 2 年，麻醉药品和第一类精神药品处方保存期限为 3 年。处方保存期满后，经医疗机构主要负责人批准、登记备案，方可销毁。

(2)医疗机构应当根据麻醉药品和精神药品处方开具情况，按照麻醉药品和精神药品品种、规格对其消耗量进行专册登记，登记内容包括发药日期、患者姓名、用药数量。专册保存期限为 3 年。

第四节　特殊药品管理

《药品管理法》第三十五条规定："国家对麻醉药品、精神药品、医疗用毒性药品、放射性药品实行特殊管理。管理办法由国务院制定。"特殊管理药品，是指麻醉药品、精神药品、医疗用毒性药品和放射性药品。国家对麻醉药品、精神药品、医疗用毒性药品、放射性药品实行特殊管理，保证合法、安全、合理使用、防止流入非法渠道，构成对人体健康、公共卫生和社会的危害。

一、麻醉药品和精神药品管理

(一)麻醉药品和精神药品的含义

麻醉药品和精神药品，是指列入麻醉药品目录、精神药品目录(以下称目录)的药品和其他物质。精神药品分为第一类精神药品和第二类精神药品。

(二)医疗机构使用麻醉药品和精神药品的管理

1. 印鉴卡管理制度　医疗机构需要使用麻醉药品和第一类精神药品的，应当经所在地设区的市级人民政府卫生主管部门批准，取得麻醉药品、第一类精神药品购用印鉴卡(以下称印鉴卡)。医疗机构应当凭印鉴卡向本省、自治区、直辖市行政区域内的定点批发企业购买麻醉药品和第一类精神药品。

设区的市级人民政府卫生主管部门发给医疗机构印鉴卡时，应当将取得印鉴卡的医疗机构情况抄送所在地设区的市级药品监督管理部门，并报省、自治区、直辖市人民政府卫生主管部门备案。省、自治区、直辖市人民政府卫生主管部门应当将取得印鉴卡的医疗机构名单向本行政区域内的定点批发企业通报。

医疗机构取得印鉴卡应当具备下列条件：

(1)有专职的麻醉药品和第一类精神药品管理人员。

(2)有获得麻醉药品和第一类精神药品处方资格的执业医师。

(3)有保证麻醉药品和第一类精神药品安全储存的设施和管理制度。

2. 执业资格管理制度　医疗机构应当按照国务院卫生主管部门的规定，对本单位执业医师进行有关麻醉药品和精神药品使用知识的培训、考核，经考核合格的，授予麻醉药品和第一类精神药品处方资格。执业医师取得麻醉药品和第一类精神药品的处方资格后，方可在本医疗机构开具麻醉药品和第一类精神药品处方，但不得为自己开具该种处方。

医疗机构应当将具有麻醉药品和第一类精神药品处方资格的执业医师名单及其变更情况，定期报送所在地设区的市级人民政府卫生主管部门，并抄送同级药品监督管理部门。

3. 执业制度　医务人员应当根据国务院卫生主管部门制定的临床应用指导原则，使用麻醉药品和精神药品。具有麻醉药品和第一类精神药品处方资格的执业医师，根据临床应用指导原则，对确需使用麻醉药品或者第一类精神药品的患者，应当满足其合理用药需求。在医疗机构就诊的癌症疼痛患者和其他危重患者得不到麻醉药品或者第一类精神药品时，患者或者其亲属可以向执业医师提出申请。具有麻醉药品和第一类精神药品处方资格的执业医师认为要求合理的，应当及时为患者提供所需麻醉药品或者第一类精神药品。

执业医师应当使用专用处方开具麻醉药品和精神药品，单张处方的最大用量应当符合国务院卫生主管部门的规定。对麻醉药品和第一类精神药品处方，处方的调配人、核对人应当仔细核对，签署姓名，并予以登记；对不符合《麻醉药品和精神药品管理条例》规定的，处方的调配人、核对人应当拒绝发药。

医疗机构应当对麻醉药品和精神药品处方进行专册登记，加强管理。麻醉药品处方至少保存3年，精神药品处方至少保存2年。医疗机构抢救患者急需麻醉药品和第一类精神药品而本医疗机构无法提供时，可以从其他医疗机构或者定点批发企业紧急借用；抢救工作结束后，应当及时将借用情况报所在地设区的市级药品监督管理部门和卫生主管部门备案。对临床需要而市场无供应的麻醉药品和精神药品，持有医疗机构制剂许可证和印鉴卡的医疗机构需要配制制剂的，应当经所在地省、自治区、直辖市人民政府药品监督管理部门批准。医疗机构配制的麻醉药品和精神药品制剂只能在本医疗机构使用，不得对外销售。

二、医疗用毒性药品和放射性药品管理

(一)定义

医疗用毒性药品(以下简称毒性药品)，是指毒性剧烈、治疗剂量与中毒剂量相近，使用不当会致人中毒或死亡的药品。

放射性药品是指用于临床诊断或者治疗的放射性核素制剂或者其标记药物。

(二)医疗机构使用医疗用毒性药品的管理

医疗单位供应和调配毒性药品，凭医生签名的正式处方。国营药店供应和调配毒性药品，凭盖有医生所在的医疗单位公章的正式处方。每次处方剂量不得超过2日剂量。

调配处方时，必须认真负责，计量准确，按医嘱注明要求，并由配方人员及具有药师以上

技术职称的复核人员签名盖章后方可发出。对处方未注明“慎用”的毒性中药，应当依方调制制品。如发现处方有疑问时，须经原处方医生重新审定后再行调配。处方当次有效，取药后处方保存 2 年备查。

(三)医疗机构使用放射性药品的管理

医疗单位设置核医学科、室(同位素室)，必须配备与其医疗任务相适应的并经核医学技术培训的技术人员。非核医学专业技术人员未经培训，不得从事放射性药品使用工作。医疗单位使用放射性药品，必须符合国家放射性同位素卫生防护管理的有关规定。所在地的省、自治区、直辖市的公安、环保和卫生行政部门，应当根据医疗单位核医疗技术人员的水平、设备条件，核发相应等级的《放射性药品使用许可证》，无许可证的医疗单位不得临床使用放射性药品。

《放射性药品使用许可证》有效期为 5 年，期满前 6 个月，医疗单位应当向原发证的行政部门重新提出申请，经审核批准后，换发新证。持有《放射性药品使用许可证》的医疗单位，在研究配制放射性制剂并进行临床验证前，应当根据放射性药品的特点，提出该制剂的药理、毒性等资料，由省、自治区、直辖市卫生行政部门批准，并报卫生部备案。该制剂只限本单位内使用。持有《放射性药品使用许可证》的医疗单位，必须负责对使用的放射性药品进行质量检验，收集药品不良反应等项工作，并定期向所在地卫生行政部门报告。由省、自治区、直辖市卫生行政部门汇总后报国家卫生与计划生育委员会。放射性药品使用后的废物(包括患者排出物)，必须按国家有关规定妥善处置。

第九章 医患法律关系

第一节　医患法律关系的概念

医患关系就是医疗服务关系，其本质是医患法律关系，医疗服务关系与医患法律关系之间是原生与派生的关系。第一，医患关系就是医疗服务关系，也即一种社会生活关系。医患关系是医者为救助患者而提供医疗服务所形成的一种服务关系，或者说，是因医疗服务而在医患主体之间形成的医疗服务关系。患者的不特定性决定医疗服务具有面向社会的属性，以致医疗服务关系是一种社会生活关系。第二，医患关系的本质是医患法律关系。人们日常所说的医患关系，虽然泛指医疗服务关系，但社会生活中具体运行的医患关系却是医疗服务合同关系、医疗无因管理关系和强制治疗关系。而医疗服务合同关系、医疗无因管理关系和强制治疗关系，都是医患法律关系。所以，医患关系的本质是医患法律关系。第三，医疗服务关系与医患法律关系之间是原生与派生的关系。“法律关系是社会生活关系的法律形式，是受法律确认和调整的社会生活关系……法律关系不是社会生活关系中独立的一种，而是一种派生的综合的关系。”所以，医患法律关系是医疗服务关系的法律形式，是受法律确认和调整的医疗服务关系，是不能脱离医疗服务关系而存在的一种派生的综合的医患关系。

第二节　医患法律关系的特征

医患法律关系除具有一般法律关系所具有的特征外，它还具有以下特征。

一、医患法律关系是存在于“医”“患”之间的一种法律关系

医患关系中的“医”“患”到底包括哪些呢？从广义角度讲，目前大家认识比较一致的是，“医”是指为群众提供医疗卫生保健服务的整个群体，包括医疗机构、医生、护士、医技人员、管理人员、后勤人员等。“患”首先是指就诊的患者及与其相关的人员如家属、亲戚、朋友、监护人等，其次是指未求医的患者，包括为了预防疾病、促进健康而要求咨询、体检等的健康人。而“医”包不包括卫生行政部门则有不同看法。正因为对“医”“患”外延认识的不同，大家对用什么法律规范调整医患关系就有不同认识，进而对医患法律关系到底属于哪一种法律关系就有不同的看法，综合来说有以下观点：民事法律关系、行政法律关系、行政合同关系、综合性法律关系、新型的社会法律关系等。目前大多数人认为医患关系属于民事法律关系，理由是医患法

律关系具有民事法律关系的三大特征：平等性、自愿性和等价有偿性。

医疗机构、医疗人员与患者之间在法律地位上是平等的，不存在行政上的隶属关系和命令与服从关系，更不是强迫与被强迫关系。存在于平等主体间的法律关系就是民事法律关系。虽然医患之间在医疗服务和管理过程中存在管理与被管理的关系，但这不是行政上的隶属关系。另外虽然医疗行业属于特殊性技术服务行业，需要患者的积极配合，且患者在达到恢复健康目的治疗过程中，明显存在着对医务人员的依赖，使得双方的权利和义务并不完全对应，但这不能作为否定医患关系法律上平等性的理由。

医患双方的意思表示是自愿的，这种自愿原则贯穿于医患关系全过程。医疗机构及其医务人员可以根据自身情况来确定为哪些患者服务，而患者可以根据自己病情、经济能力等自愿选择某医院、某科室、某医生为自己服务。随着我国卫生事业的改革，患者选择权还将越来越大。虽然我国出台一些法规，规定医院不得拒绝治疗和处理身无分文的危急重患者，但这并不是对自愿原则的颠覆，因为任何自愿都必须在法律规范的范围内进行。

医患关系的双方是等价有偿的关系。在计划经济时代，医疗服务基本上是属于公益性的，但随着我国经济体制的改革，医疗机构已经划分为营利性和非营利性两大类，即使是非营利的医疗机构，也是在成本的基础上进行医疗收费，因此等价交换的原则已在我国的医疗服务领域中形成，并随着市场经济的发展将更加显著。

二、医患法律关系是一种由多种法律规范调整的法律关系

目前我国还没有一部完整的调整和规范医疗领域中医患行为的医事法律，医患关系的法律还存在着争论，从而使各级法院对医疗纠纷处理时存在着法律适用的冲突。目前在司法实践中《中华人民共和国民法通则》《中华人民共和国合同法》《中华人民共和国消费者权益保护法》《医疗事故处理条例》《最高人民法院关于确定民事侵权精神损害赔偿责任若干问题的解释》《最高人民法院关于审理人身损害赔偿案件适用法律若干问题的解释》等法律、法规和司法解释都成为处理医患纠纷的法律依据。

目前在我国大多数人赞成使用《中华人民共和国民法通则》《中华人民共和国侵权责任法》《医疗事故处理条例》来处理医患之间的法律问题。医患关系是否适用《合同法》和《消费者权益保护法》则争论比较大。四川省泸州市中级人民法院为了规范辖区内司法裁判，出台了《关于审理医疗损害赔偿案件的若干意见(试行)》，其中规定“医疗损害赔偿案件适用法律顺序是：①法律，即《民法通则》《合同法》等；②法规，明确规定处理医患纠纷可以适用《合同法》。”2000 年 10 月 29 日，浙江省人大常委会修订的，浙江省实施《中华人民共和国消费者权益保护法》办法中明确把医患关系纳入消费者保护法的调整范围，这方面已经有判例报道。2007 年 12 月 25 日，《广东省高级人民法院关于审理医疗损害赔偿纠纷案件的指导意见》第二十条第一款规定：“医疗机构向患者提供的诊断、治疗、手术、护理等医疗服务，不属于一般商业服务。对因此产生的医疗损害赔偿纠纷，不适用《消费者权益保护法》的规定。”第二款规定：“对于医疗机构在医疗服务之外单纯提供商品(如出售药品、医疗器械、日用品)和具有医疗辅助性质的商业服务(如提供住宿、餐饮)产生的纠纷，可以适用《产品质量法》《消费者权益保护法》的规定。”

医患关系是否适用《合同法》以及如何适用《合同法》有不同观点。有人认为患者的挂号属于合同上的要约，医疗机构发给患者挂号单、收取挂号费属于合同法上的承诺，但这只是一个初步的合同关系的建立。在继续的诊治过程中还要继续建立新的合同。有人认为医患虽属合同关系，但因医患双方订约自由受到限制、双方实质地位严重不对称、合同内容具有高度不确定性

及广泛复杂性、合同直接关系重大人身利益、合同具有较强的涉他性，因此有必要制定专门法律来进行调解。也有人认为医患关系不是单一关系，包括诊疗康复、预防保健和特殊服务关系，诊疗康复过程中(包括自愿关系和强制性关系)形成的医患关系不适宜采用合同关系，原因是医患之间不具备合同的合意；诊疗的内容、项目、措施等内容无法用合同约定；用合同调整双方关系会对一方产生不利后果。而对因自愿性预防保健和特殊服务需要产生的医患关系因医患双方有合同的合意，服务内容只能由医患双方约定，可以采用合同调整。

医患之间适用《消费者保护法》，专家认为这是不能成立的。原因有：从法律关系主体看，患者不是消费者，医疗机构不是经营者；从法律关系内容看，医疗机构所承担的提供医疗服务义务不同于经营者提供的商品和服务义务；从法律救济手段看，保护消费者的特殊救济手段不适用于患者的救济。消费关系论者的最大失误是把生活消费和经济学意义上的消费混同于法律上的消费，况且消费者的权利患者也无法享受。

综上所述，在我国医患法律关系是由多种法律规范调整的，处于法律适用混乱状态，有必要从全国角度加以统一。

三、医患法律关系是法律上的权利义务关系

医患法律关系的内容是指存在于医患主体之间的法律权利和法律义务。通常情况下，医患关系中的己方权利与对方义务是对应存在的。比如，医疗服务合同关系中，医方的合同主权利就是患方的主给付义务；患方的合同主权利也是医方的主给付义务。具体地说，医方的合同主权利就是医方服务费的权利；患方的主给付义务是缴纳医疗服务费的义务；患方的合同主权利是获得规范医疗的权利；医方的主给付义务是提供规范医疗的义务。“现行合同法以主给付义务为规律对象，基于诚实信用原则，由近及远，逐渐发生从给付义务，以及其他以辅助实现给付利益及维护对方人身和财产上利益为目的的附随义务，组成了义务体系。现代合同法的发展，在一定意义上可以说是合同关系上义务群的发展。”所以，在医疗服务合同关系中，医方义务是指医疗服务合同关系中医者应当履行的主给付义务、从给付义务和附随义务；患方义务是指医疗服务合同关系中患方应当履行的主给付义务、附随义务和不真正义务。

第三节　医患法律关系的要素

一、医患法律关系的主体

法律关系的主体是指法律关系的参加者，即在法律关系中享有一定权利和承担一定义务的人。医患法律关系的主体主要包括医方和患方，医方和患方都不是简单的一个单位或个体。

(一)医方

医方主要是指为患者治疗疾病的医疗机构和个体医师，其中在我国医疗机构占大多数。医疗机构内的医师和护士由于不独立参与医患法律关系，因此不是医患法律关系主体。

1. 医疗机构　医疗机构是根据《医疗机构管理条例》和《医疗机构管理条例实施细则》的规定，经登记取得《医疗机构执业许可证》而从事医疗、预防、保健服务行业的机构。根据相关法律规定，在医疗服务活动中的医疗机构应当具备的合法行医条件是：医疗机构具有《医疗机构执

业许可证》，且其聘用的医师具有医师执业证书，医疗辅助技术人员也具有相应资格。由于合法成立的医疗机构，在核准登记的地点、诊疗科目和业务范围内，具有医业上的权利能力和行为能力，而医师为代表的医务人员是医疗机构聘用的工作人员，他们实施的医疗服务行为是基于医疗机构的职务授权而产生的，因此，医疗机构在法律规制中是医疗合同关系中的医方主体。

2. 个体医师　个体医师是指依照法律规定取得医师资格与执业执照以个人名义从事医疗服务的自然人。个体医师是特定医疗机构的设立人，只要在其所设医疗机构核准登记的地点、类别和诊疗科目范围内行医，就具有医业上的权利能力和行为能力。个体医师应以其全部私有财产对外承担无限责任。

(二)患方

医疗合同关系中的患方主体一般是指患者，但在一定条件下可以包括患者的监护人、亲属和其他代理人等。患者是生物、心理和社会的统一体，作为医疗的实施对象，其医疗权利，自然会受到生物因素、心理因素和社会因素的综合影响。作为极有可能因年龄、疾病及突发事件所致的无民事行为能力或者限制民事行为能力的患者，其生命健康利益，既是自然人的基本利益，又是自然人的最高利益。在传统的家庭本位观念、投医的求救愿望和医疗救助性的共同支配下，法律确认了患者权利在医疗服务活动中可由其监护人、亲属和其他代理人行使。在医疗服务合同中，患者是确定不疑的合同权利主体，而监护人、亲属和其他代理人，只是患者权利义务的代行主体。

二、医患法律关系的内容

医患法律关系的内容是指存在于医患主体之间的法律权利和法律义务。通常情况下，医患关系中的己方权利与对方义务是对应存在的。（详见医患双方的权利与义务一章）

三、医患法律关系的客体

法律关系的客体是指法律关系主体之间权利和义务所指向的对象。一般法律关系的客体包括物、人身、精神产品、行为结果。医患法律关系客体主要是指生命、身体、健康、物品、医疗服务等。

(一)生命

生命是自然人物质人格的集中体现，如果生命终止了，人的其他权利赖以存在的基础就消失了，因此人的生命是任何一部法律都要保护的。医疗行为对患者生命权的侵害表现为医疗过错致使患者生命的丧失，即导致患者死亡。

(二)身体

身体是自然人生命和健康得以产生和延续的整体。身体权是指自然人维护其身体的完整性并支配其肢体、器官和其他组织的人格权。侵害身体权，就是损害他人身体的完整性。医疗行为对患者身体权的侵害表现为医疗过错致使患者身体的完整性受到损害。具体地说，是医方对患者身体的完整性作出了不当处置，即切除了不必切除的器官或组织，或者，本可治愈的器官或组织因医疗过错导致不得不放弃。

（三）健康

健康是自然人生理机能的正常运作和功能的完善发挥。健康权是指自然人所具有的，维护本人生理机能正常运行生命价值和功能正常发挥的人格权。医疗行为对患者健康权的侵害表现为医疗过错致使患者生理机能的正常运作和功能完善发挥的损害，即应当治愈的疾病因医疗过错致使患者肌体器官的器质性、功能性损害。

（四）物品

物品是指现实中存在的、能够被主体支配的、利用的，具有一定价值的物质。医患法律关系中的物品包括药品、医疗器械、病历、病理切片等，医疗机构侵权行为的表现一般包括使用不合格医用产品、病历资料的遗失等。

（五）行为

行为是医疗合同关系主体有目的、有意识的活动，既包括诊疗护理行为，也包括医疗机构的医院管理行为，可以分为作为与不作为。

在某些特定情况下，肖像、隐私等也会成为医患法律关系的客体。

第十章 医患双方的权利与义务

医患关系是医学实践中人际关系的主要方面。著名的医学史家西格里斯(Sigerist)曾经有过这样精辟的阐述:“医学的目的是社会的,它的目的不仅仅是治疗疾病,使某个机体康复;它的目的是使人调整以适应他的环境,作为有用的社会成员。每一种医学行动始终涉及两类当事人:医生和患者,或者更广泛地说,医学团体和社会,医学无非是这两群人之间多方面的关系。”布朗斯坦(Braunstein)在其编著的《行为科学在医学中的应用》一书中指出:现代医患关系正在从以医生为中心的“传统模式”向着以患者为中心的“人道模式”转型。在“传统模式”中医生拥有绝对权威,为患者做决定,患者则听命服从,执行决定。“人道模式”则充分体现了对患者意志和权利的尊重,将患者看成一个完整的人,重视患者的心理和社会方面的因素,对患者不仅要给予技术方面的帮助,同时医生还应当富有同情心以及关切、负责的态度。医患关系的这种以医生为中心向以患者为中心的转变趋势,充分体现了患者地位的不断提高及其权利意识的不断增强。美国卫生教育福利部所属的医疗纠纷委员会则指出:“忽视患者权利是违背基本的人道及引起不满的原因,可能会导致医疗纠纷的诉讼。”

第一节 病人权利运动

一、病人权利运动的萌芽

病人权利运动主要发生在欧美,与欧美国家人们长期以来受个人主义思想的影响有密切关系,个人主义强调自由、平等的权利,本身就包含了对个人权利的追求,病人权利运动就是随着权利意识的觉醒被提出来的。

最早的病人权利运动开始于 18 世纪 90 年代法国大革命时期,主要围绕健康权利问题,资产阶级提出“给穷人以健康权”;在病人权利运动的影响下,患者的权利在一定程度上得到了保障,如 1793 年病人权利运动要求医院每张病床上只能睡一个患者,两张病床之间的距离也至少应有 90 cm。从此,许多西方国家开始重视患者权利的研究和实践。

二、病人权利运动的发展

进入 20 世纪以后,影响最大的病人权利运动发生在六七十年代的美国,它与消费者权益运动和女权运动有着必然的联系,病人权利运动进入高潮。1959 年美国护理联盟提出《病人权利法案》,虽未公开发表,但对联盟中的会员起到了约束作用。1973 年美国医院协会制定并发表

《病人权利法案》，列举了 12 条患者权利，也成为医师在诊疗活动中与患者合作的依据。1975 年，欧洲议会理事会将有关保证患者权利的建议草案提交给会员国；1980 年，美国召开全国第一届患者权利大会；1981 年，世界医学会在葡萄牙通过《患者权利宣言》。1986 年，世界医学会在美国召开的第 38 届大会上，通过了医师专业的独立与自主宣言，要求医师必须尊重及支持患者的权利。进入 90 年代以后，患者的权利运动涉及更多的国家和地区，目前，不少国家都制定了有关患者权利的文件。

三、美国《病人权利法案》

1973 年美国制定并发表的《病人权利法案》明确了患者应有的权利，并保证患者行使自己权利时有法可依，是保障人的正当权利的重要文献，为世界各国患者权利的确定提供了重要的借鉴。《病人权利法案》规定患者应有以下权利：

(1)你有权利接受妥善而有尊严的治疗。

(2)你有权利要求自己或你的亲友能得到：(以你所能理解的方式)有关自己的诊断、治疗方式及预后的情况。你也有权利知道为你医疗的人员的名字。

(3)你有权利在任何医疗开始前，了解并决定是否签写"同意书"(informed consent)，除了紧急处理外，一般同意书的内容应包括以浅显易懂的文句介绍医疗程序的本质、预期的危险性及益处、不同意时的后果、有无其他可选择的医疗方式且同意是你"自愿"的。

(4)你有权利拒绝治疗(refusal to treatment)。

(5)你有权利保持你的"隐私"(privacy)。

(6)你有权利使你的沟通及记录保持"机密"。

(7)你有权利要求医院在能力范围内对你所要求的服务做出合理的响应。而医院在紧急时，必须提供评估、服务及转诊。在情况允许下，转诊之前，你有权利得到你全部的病历资料及解释。

(8)你有权利获知医院之间的关系及治疗你医疗人员的专业资料。

(9)你有权利被告知，你被进行人体试验或临床研究；且你有权利拒绝。

(10)你有权利要求合理的持续照顾(continuity of care)。

(11)你有权利知道你的账单，并检查内容或要求院方解释。

(12)你有权利知道医院的规则以及患者的行为规范。对于患者应有的权利，你可以主动争取而不被忽略。

四、我国对患者权利的规定

1998 年 6 月 26 日中华人民共和国第九届全国人民代表大会常务委员会第三次会议通过、自 1999 年 5 月 1 日起施行的《中华人民共和国执业医师法》对患者权利做了相应的规定。

第二节　医方的权利与义务

2009 年新医改方案出台，我国的医疗卫生服务和医患关系问题成为人们关注的焦点，其中，医患之间的权利义务关系正是医患法律关系的核心内容，因此，理清双方的权利与义务，能够加强医患双方的理解与沟通，较好地防止医疗纠纷的发生，从而建立融洽和谐的医患关系。

一、医方的权利

根据《中华人民共和国执业医师法》《护士条例》等有关法律法规的规定，医方在医学活动中，享有一些法定权利。

(一)基本诊疗护理权

医方在自己注册的职业范围内，对患者享有实施疾病诊断、治疗及护理的权利。医方的专业活动就是利用自己的专业知识与技能为患者恢复或维持健康提供诊疗行为，这是医方最基本的执业权利。具体包括：

1. 疾病调查权　疾病调查权是指为取得患者病情最客观结论，制定正确的诊疗方案，医方有权询问患者的病史(包括患者的家族病史、患者本人的既往病史、现病史、个人生活习惯等)，获取与疾病相关的全部信息。

2. 诊断权　诊断权是指医方以医学知识为基础，根据患者的生理、心理、社会因素所致的疾病表征，为明确诊断而给患者实施的各种医学检查、操作医嘱的权利。

3. 医学处置权　医学处置权是指医方在诊断明确或已有初步诊断的情况下，根据患者的疾病性质、发展进程而采取的合乎医疗技术规范的有利于患者的治疗措施的权利。如药物治疗、化学治疗、放射治疗、物理治疗、手术治疗、生殖技术、移植技术、输液、牵引、针灸、推拿等。

4. 证明权　证明权是指医方在核准登记的诊疗科目范围内，对诊疗结果享有出具医学证明文件的权利。医学证明文件是指和患者疾病预防、诊断、治疗、预后、康复、死亡、出生等有关的法定书面证明，如出生医学证明、出院证明、诊断证明、死亡证明、伤残证明、检验报告、休假证明等。

(二)医学研究权

医学研究权是指医务人员在医学实践中，对疾病的治疗与预防进行研究的权利。

医疗行业是一项技术和知识密集的行业，医学上有许多人们尚未认识的疾病，需要广大医务人员不断地投入精力和体力来探索一些复杂疾病的规律性。医方有对复杂疑难疾病实施研究的权利。当然这些研究必须把患者的生命健康放在第一位，以不损害患者的生命健康为宗旨，同时，在针对具体患者时，应该经过有关机构的同意并征得患者本人及家属的同意。

(三)医疗费用支付请求权

医疗费用支付请求权是指医方在开展诊疗护理服务中，享有按照人民政府或物价部门的有关规定收取医疗费用的权利。医疗机构为患者提供医疗服务，根据我国《民法通则》规定的等价有偿原则和公平原则，有权就其服务向患者收取医疗费用，即医疗机构有权就患者因就医行为所发生的欠费进行追偿。

案　例

患方故意欠费被告

2007年6月17日晚上，71岁的北京市民张某因突发心脏病被家人送到市某医院心血管诊疗中心，当时老人胸闷，病情危急，经心电图等检查，确诊为急性心肌梗死，而家人只带了

3 000元医药费，时间就是生命，张某马上被送入绿色通道，这是目前在很多家医院都开展的一种为简化冠心病患者急诊抢救的流程，即对危及生命的心源性患者不收住院押金，实行先救人后缴费的方式，立刻组织进行手术，最后手术成功，老人转危为安，未出现任何并发症。然而就在患者日渐康复的时候，其家属却违背承诺，拖欠医疗费用，开始医院多次向患者家属催缴欠款，都被推托费用正在由外地的家属邮寄中。6 月 23 日上午，趁着医生护士抢救其他患者的时候，张某在家人的安排下，自行离开医院。对经自己和同事们精心救治而恢复健康的患者，竟以恶意欠费的态度对待救自己一命的医院，医生们无论如何也想不通。院方认为对于这种故意欠费的患者，医院在催缴欠款无效的情况下，将诉诸法律。

(四)维护正常秩序权

医方在提供诊疗护理服务时享有安静、清洁、免受干扰的正常秩序的权利。公安部、卫生部《关于维护医院秩序的联合通告》规定：禁止任何人利用任何手段扰乱医院的医疗秩序。《医疗事故处理条例》第五十九条规定："以医疗事故为由，寻衅滋事、抢夺病历资料，扰乱医疗机构正常医疗秩序和医疗事故技术鉴定等工作，依照刑法关于扰乱社会秩序罪的规定，依法追究刑事责任，尚不够刑事处理的，依法给予治安处罚。"

(五)特殊干涉权

特殊干涉权是指医疗机构为履行法定义务或完成诊疗护理工作，依法对患者的就诊行为采取医学干预措施的权利。这一权利的出现是由于在社会现实的某些具体情况下，社会公共利益高于个人利益。为了对患者健康及社会安全负责，医方有权对强制管理人员采取强制隔离治疗等医学措施。例如，《传染病防治法》规定，医疗机构发现甲类传染病时，对患者、病原携带者，予以隔离治疗；当精神病患者的行为失控时，医方有权利限制其不当行为而选择采取相应医疗措施，以免造成不良的后果。

(六)医疗行为豁免权

医疗行为豁免权是一个较为特殊的权利，它在上升为法律权利之前就一直作为一条重要的伦理学原则长期存在着。分析医疗行为的特点，可以发现医疗行为的侵袭性、高风险性和医学技术的局限性决定了医疗损害必然发生，这就构成了医疗行为豁免权的免责事由。医疗行为豁免权在医疗实践中的运用主要体现在两个方面：手术知情同意书免责条款的效力探究和无过失医疗损害赔偿责任的认定。医疗机构享有医疗行为豁免权方能从根本上减轻医方因无过失医疗损害而产生的赔偿责任。

(七)其他

医方的其他合法权益，如财产所有权、知识产权、名称权、名誉权等均受法律保护；在执业活动中，人格尊严、人身安全不受侵犯，还依法享有继续教育权、取得报酬权。

案 例

10. 25 温岭袭医事件

连某曾于 2012 年 3 月 20 日到温岭市第一人民医院进行鼻内镜下鼻腔微创手术，主刀医生为该院耳鼻咽喉科副主任医师蔡某，手术成功。但连某在术后时常感到鼻子通气不畅，2012 年

12 月 28 日，连某第一次到温岭市第一人民医院医务部投诉，此后又陆续投诉多次。

医院组织医生为连某先后两次进行会诊，但未找出原因。连某又前往台州市中心医院、浙医一院就诊，两次诊断结果都表明不需要再动手术。2013 年 5 月 14 日，温岭市第一人民医院邀请浙江大学邵逸夫医院五官科副主任医师汤某为连某会诊，会诊结论为：手术良好，不需再做手术。

2013 年 10 月 17 日，连某曾到温岭市卫生局反映情况。“从事实来看，这连医疗事故都算不上。”据接待投诉的工作人员回忆，连某自己也承认，多家医院的复诊结论都说手术没问题，但他坚持认为，是多家医院串通一气在骗他。

2013 年 10 月 25 日上午 8 时许，手持榔头、尖刀的连某直奔五楼蔡某所在门诊室，里面的 5 名患者发现后，死死抵住办公室门。连某用榔头敲碎门上玻璃窗，随后进入另一间开着门的门诊室，坐诊的是主任医师王某某。连某用匕首向王某某行凶，王某某胸口流着血跑出门诊室，逃向口腔科病室。

主治医师王某听到对面门诊室的吵闹声，随即起身察看，正好看到王某某跑出门诊室，而连某紧追其后。口腔科医生和患者不少，但都来不及反应。连某一把扭住王某某，刀口直刺其心脏。王某上前夺刀，右上胸也被捅了一刀。

王某用手捂住伤口在后追赶。连某跑进放射科，将副主任医师江某捅成重伤，最终被赶来的医院保安制服。

主任医师王某某经抢救无效去世，年仅 46 岁；副主任医师江某心包刺伤加膈肌穿透，被捅成重伤；主治医师王某右上胸皮肤被刺伤，为 3 人中伤势最轻者。

二、医方的义务

医方义务是指在医疗活动中，医方对患者及其家属乃至整个社会所负有的职责。既包括在宪法原则指导下的各种法律、法规所规定的具体的法定义务，还包括法律法规没有具体规定的而由职业道德规范调整的道德义务。简单地说，救死扶伤、治病救人是医方的神圣职责和义务。

(一)严格遵守法律、法规，遵守技术操作规范的义务

《医疗机构管理条例》第二十五条规定：“医疗机构执业，必须遵守有关法律、法规和医疗技术规范。”《执业医师法》第二十二条规定：“医师有遵守法律、法规，遵守技术操作规范的义务。”《护士条例》第十六条规定：“护士执业，应当遵守法律、法规、规章和诊疗技术规范的规定。”《医疗事故处理条例》中，医疗事故是指医务人员在医疗过程中违反医疗卫生管理法律、行政法规、部门规章和诊疗护理规范、常规，过失造成患者人身损害的事故。

(二)遵守职业道德，尽职尽责为患者服务的义务

医方应树立敬业精神，遵守职业道德，根据患者的要约，运用医学知识和技术，正确地诊治护理患者，履行医方职责。《医疗机构管理条例》第二十九条规定：“医疗机构应当加强对医务人员的医德教育。”

(三)保护患者隐私的义务

在诊疗过程中，患者必须对医务人员真实告知各种情形，从而医务人员对患者负有保密义务。我国《执业医师法》《护士条例》《艾滋病监测管理的若干规定》《侵权责任法》等规定，医方应关心、爱护、尊重患者，保护患者的隐私。

（四）努力钻研业务，提高专业技术水平的义务

《执业医师法》第二十二条规定："医务人员应努力钻研业务，更新知识，提高专业技术水平。"

（五）宣传卫生保健知识的义务

《医疗机构管理条例》《执业医师法》规定："医务人员应承担预防保健任务，宣传卫生保健知识，对患者进行健康教育。"

（六）告知的义务

告知义务是指医方为取得患者有效同意的说明义务。在医疗服务中，医方应对医疗护理行为提供充分的信息，对相关事项进行详尽说明，供患者了解，以帮助其选择与决定。《侵权责任法》第五十五条规定："医务人员在诊疗活动中应当向患者说明病情和医疗措施，需要实施手术、特殊检查、特殊治疗的，医疗人员应当及时向患者说明医疗风险、替代医疗方案等情况，并取得书面同意。"《执业医师法》第二十六条规定："医师应当如实向患者或者其家属介绍病情，但应注意避免对患者产生不利后果。医师进行实验性临床医疗，应当经医院批准并征得患者本人或者其家属同意。"

（七）报告的义务

医师发生医疗事故或者发现传染病疫情、患者涉嫌伤害事件或者非正常死亡时，应当按照有关规定向有关部门报告。

（八）制作、保存病历的义务

我国《医疗机构管理条例》第五十三条规定："医疗机构的门诊病历的保存期不得少于15年；住院病历的保存期不得少于30年。"病历内容应清晰、详尽、完整。

（九）转诊的义务

医方对危重患者应当立即抢救，因限于设备或技术条件无法诊治的患者应及时转诊。医疗机构只能建议转诊，患者具有自主决定权。

（十）履行传染病、事故等防治处理的义务

突发重大伤亡事故、疾病流行及其他严重威胁人民生命健康的紧急情况时，医方应当服从县级以上人民政府卫生行政部门的调遣，参加抢救处理工作。

（十一）不作为的义务

不作为义务是指医方在从事医疗服务的执业活动过程中依法不作出某种医疗服务行为的义务。这是法律规范、道德规范对医方实施医疗服务行为在职权上或内容上的限制或抑制。包括：①医方不得出具各种虚假证明材料；②发生医疗纠纷后，医方不得涂改、隐匿、销毁医疗资料；③医方不得以医谋私；④医方不得以格式文书、通知、声明等方式作出对患者不公平、不合理的规定，或者减轻、免除其损害患者合法权益应当承担的民事责任；⑤不得侵犯患者的身体或限制人身自由（精神病患者发作期除外）。

第三节 患者的权利与义务

关于患者的权利义务的讨论最早始于法国革命时期，1946 年《纽伦堡法典》更加强调和确认患者的权利和义务。近几十年来，重视和尊重患者的权利已成为世界各国的共识，我国也越来越强调对患者权利的保护。

一、患者的权利

(一)生命健康权

生命权是一项独立的人格权，是指自然人的生命安全不受侵犯的权利。健康权是自然人以其器官乃至整体功能利益为内容的人格权，它的客体是人体器官及各系统乃至身心整体的安全运行，以及功能的正常发挥。我国宪法从国家的基本制度、保护和改善生活环境及生态环境、改善劳动条件和从公民权利的角度等多个方面直接或间接地肯定了公民的生命健康权。《民法通则》第九十八条规定："公民享有生命健康权。"这都表明每个公民的生命和健康都不能受到非法侵害。

(二)平等医疗保健权

人生而自由平等，也应同时享有平等的医疗保健权，不因年龄、性别、身份、地位、收入等不同而不同。《宪法》第四十五条规定："中华人民共和国公民在年老、疾病或者丧失劳动能力的情况下，有从国家和社会获得物质帮助的权利。"宪法的规定表明我国公民患有疾病或损伤时，享有从医疗保健机构获取医疗保健服务的权利。医方应提供及时的医疗服务，对于危急患者，应当采取紧急措施进行诊疗，不得拒绝处置危急患者。

(三)隐私权

对于医学领域隐私的概念，学者认为是指患者不妨碍他人与社会利益，而在个人内心与身体中存在不愿让别人知晓的秘密。包括：患者身体的生理特点、生殖系统、生理缺陷和影响其社会形象、地位、从业的特殊疾病，家族疾病史、既往疾病史、生活史、情感史、婚姻史，人际关系状况、财产及其他经济能力状况等。医方应时时处处注意保护患者的隐私，未经患者同意，病历资料不能交与他人阅读，临床医学报告及研究不能用真实姓名和真实病历方式对外公开报道，不得随意拍摄可暴露患者身份或特征的摄影资料。

案 例

医院未经患者同意组织学生观摩人流过程侵犯隐私权案

2003 年 9 月 2 日，在青岛打工的梁某在朋友初某的陪同下到青岛某医院做人工流产。作为青岛市某医学院的教学医院，医院组织了八九位见习学生对人流的手术过程进行了观摩，因麻醉处于睡眠状况的梁某在手术后醒来，听朋友告知其手术过程被无关人员观摩，感到非常气愤，遂与院方发生争执，因未达成和解，最后以医院侵犯其隐私权为由诉至法院，要求赔偿精神损失。审理过程中，医院提供手术医生和教学带队教师的证言，证明手术前已得到患者口头同意，且以教学医院组织学生观摩符合国际惯例为由，拒绝承担责任。但患者否认了同意观摩的说法，查病历记录亦无患者同意的记载或协议，为此院方“患者已同意”的主张没有被法院采信。青岛市中级人民法院判决认定医院侵犯患者隐私权，并为此应向患者赔偿精神抚慰金1万元。

(四)知情同意权

患者有权知晓自己的病情、医疗方案、诊疗后果和并发症等，并可以对医方所采取的医疗措施决定取舍。知情同意权包含了知情权和同意权两部分，实质是患者在实施自主权的基础上，向医方进行医疗服务授权委托的行为。

我国《医疗机构管理条例》规定，医疗机构必须将《医疗机构执业许可证》、治疗科目、诊疗时间和收费标准悬挂在医院的明显之处；医疗机构工作人员上岗工作必须佩戴本人姓名、职务或者职称的标牌；医疗机构实施手术、特殊检查、特殊治疗时，必须征得患者同意，并应当取得其家属或者关系人同意。

案　例

未与患者或家属沟通，擅自摘除患者脾脏引纠纷

2003年1月6日，肖某被某医院初步诊断为胃内基底肌瘤，无其他病症。医院于3日后对肖某实施胃底肌瘤切除手术。手术结束后，医生告知肖某的家属：患者的脾脏已被切除。家属询问原因，主刀医师告知是因为胃底肌瘤与脾脏紧密粘连一起，分离手术十分困难，强行分离可能损伤脾门处的动脉、静脉血管，切除脾脏比可能发生的大出血且危及患者生命的后果要轻得多，为了达到手术目的而不得已采取了切除措施。肖某及其家属认为，医院在没有告知和征得他们同意的情况下，擅自摘除了脾脏，导致肖某失去部分胃体和脾脏，并且手术后肖某身体免疫力明显降低，频发感冒、头痛，丧失了劳动能力。故向法院提起民事诉讼请求赔偿。

(五)自主决定权

自主决定权是指在医疗法律关系中，具有行为能力的患者，在寻求医疗服务的过程中，有权就关于自己疾病和健康问题等作出理性考虑和决定，并根据决定采取负责的行动。在我国，患者的医疗自主决定权主要体现在：有权自主选择医疗机构、医务人员和医疗服务方式；有出院及要求转院的权利(但若患者未痊愈，医方应充分告知说明，并在医嘱和病历上写明)；有权决定其遗体或组织器官的处理和捐赠(如患者死亡后，其近亲亲属可行使此项权利)等。需要指出的是，患者的自主权并不是无限制性，必须服从国家法律法规的特别规定。如烈性传染病、严重精神病发病期间等情况下，患者的入院治疗、出院、转院等均必须服从国家法律关于进行强行隔离治疗的规定和医务人员的管理。

(六)病历资料复制权

《医疗事故处理条例》第十条和《侵权责任法》第六十一条均提出了患者的病历资料复制权，即患者有权复印或复制其门诊病历、住院志、体温单、医嘱单、化验单(检验报告)、医学影像检查资料、特殊检查同意书、手术同意书、手术及麻醉记录单、病理资料、护理记录以及国务院卫生行政部门规定的其他病历资料。

(七)求偿权

在医疗服务过程中，如果出现因医疗机构及其医务人员的过错行为而对患者造成死亡、残疾、功能障碍及其他不良后果等医疗损害的事实情形时，患者及其家属有权就此提出赔偿需求。《侵权责任法》规定："患者在诊疗活动中受到损害，医疗机构及其医务人员有过错的，由医疗机构承担赔偿责任。"《医疗事故处理条例》规定了更为详尽的赔偿项目。

（八）其他

患者还依法享有身体权、人格尊严权、肖像权、人身财产安全权、监督权、诉讼权等。

二、患者的义务

（一）遵守医疗机构规章制度的义务

患者由于疾病因素或恢复、维持健康状况就医，而医疗机构则是通过正常的医疗管理制度运行来保证就医者的就医权利得以实现。因此，患者就医时必须自觉遵守医院的规章制度。

（二）配合诊疗护理的义务

寻医就诊是患者的自由选择结果，而且医疗服务活动是需要医务人员与就医者相互配合才能顺利开展，达到就医者就医目的的活动，患者应配合医方诊疗的需要，如实陈述病史、病情、按医嘱进行各项检查并按医方的指示接受治疗。如果由于患者的错误陈述导致医方的判断错误，医方不承担民事责任。

案　例

丈夫拒绝手术签字致孕妇死亡

2007 年 11 月 21 日下午 3 点左右，湖南来京人员肖某和妻子李某云来到了朝阳医院京西分院看感冒。此时，李某云已有 9 个多月的身孕。接诊医生诊断李某云感染了重症肺炎。李某云在入住妇产科二病房后，医生们诊断，肺炎导致产妇的心肺功能严重下降，产妇和胎儿都有危险，必须马上剖宫产。按照规定，进行任何手术前，必须得到患者或家属的签字同意。由于李某云陷入昏迷，肖某成为唯一有权签字的人。当医生将手术单递给肖某时，肖某拒签。医生两次对李某云进行心肺复苏，肖某仍然拒绝，他在手术通知单上写：坚持用药治疗，坚持不做剖腹手术，后果自负。第三次手术机会丧失后，晚 7 点 20 分，李某云因为严重的呼吸、心肺衰竭而不治身亡。李某云死后，其父母以朝阳医院没有对李某云采取有效的救助措施，最终造成一尸两命的惨剧，朝阳医院具有不可推卸的责任，将朝阳医院起诉。

此案一审期间，经司法鉴定，朝阳医院对患者李某云的诊疗过程中存在一定不足，但医方的不足与患者的死亡无明确因果关系。

朝阳法院认为，朝阳医院履行了医疗方面法律法规的要求，而患者家属却不予配合，这些因素均是造成患者最终死亡的原因。因朝阳医院的医疗行为与患者的死亡后果之间没有因果关系，故不构成侵权。考虑到本案的实际情况，法院判决朝阳医院补偿死者李某云家属 10 万元。李某云的父母不服一审判决提出上诉。

北京市第二中级人民法院对备受关注的"丈夫拒绝手术签字致孕妇死亡"案作出终审判决：驳回上诉，维持原判。

（三）尊重医务人员的义务

医务人员是提供医疗服务行为的主体，他们的人格与就医者的人格一样都必须得到尊重。患者应尊重医务人员的人格、职业、医疗过程和医务劳动等。

（四）支付医疗费用的义务

目前我国医疗机构基本上都实行有偿服务，所以患者要相应地支付报酬。医疗费用包括诊疗、处方、检验、药品、手术、处置、住院等各种费用的总和。患者接受诊疗后，不论其效果如何，都应给付医疗费用。

（五）正常出院的义务

对于符合出院标准的患者，应及时办理出院手续。

（六）配合尸体常规处置的义务

《医疗事故处理条例》第十九条规定："患者在医疗机构死亡的，尸体应立即移放太平间。"卫生部、公安部《关于加强医疗机构治安管理维护正常诊疗秩序的通告》规定："患者在医疗机构死亡后，其尸体必须按规定及时处理；传染病患者的尸体必须及时火花；其他病因死亡患者的尸体应立即移放太平间。"

（七）接受强制治疗的义务

强制性治疗是针对就医者患有医疗法律法规规定必须对患者的人身自由加以限制，进行专门性隔离治疗的一种特殊行为，如SARS、鼠疫、霍乱等烈性传染病。

第十一章 医患纠纷的防范与处理

第一节 医患纠纷概述

一、医患纠纷的概念与分类

纠纷一词并非法律术语。一般来说，纠纷意指民间争执的事情。因此，争执伴随纠纷而存在，有纠纷必有争执。医患纠纷是因医疗服务活动引发的应否承担或如何承担民事责任的医患争执。医疗服务关系是特殊而复杂的服务关系，是医患主体在医疗服务中形成的与医疗行为相联系的服务关系。其中，与医疗行为直接联系的是特殊服务关系，即医疗关系；与医疗行为间接联系(与非医疗行为直接联系)的是一般服务关系，即非医疗关系。也就是说，医疗服务关系包括特殊服务关系和一般服务关系，也即医疗关系和非医疗关系。那么，医患纠纷必然包括医疗纠纷和一般纠纷。

医患主体在医疗服务关系中实施的行为包括医疗行为、医疗配合行为和非医疗行为。其中，医疗行为是医者履行医疗义务或医疗注意义务的行为；医疗配合行为是患方履行不真正义务、间接义务或对己义务的行为，以致医疗民事责任能被独立追究的只是医方。非医疗行为是医患主体履行非医疗义务的行为。所以，凡因医疗行为引发的民事责任争执才可成为医疗纠纷。否则当属一般纠纷。

(一)医疗纠纷

所谓医疗纠纷，是指因医疗活动引发的医者应否承担或如何承担医疗民事责任的医患争执。或者说，医疗纠纷是以医疗上的患方请求权与医方抗辩权为内容的民事责任争执。理论上可根据一定原则从不同视角出发对医疗纠纷作出不同的划分。

1. 根据医疗的实施是否构成违约，可将医疗纠纷划分为违约的医疗纠纷和未违约的医疗纠纷。

2. 根据医疗的实施是否构成侵权，可将医疗纠纷划分为有过错的医疗纠纷和无过错的医疗纠纷。

3. 根据患方维权的不同主张，可将医疗纠纷作进一步划分

(1)根据患方主张违约和侵权的不同，可将医疗纠纷划分为医疗违约纠纷与医疗侵权纠纷。

(2)根据患方主张侵权事由是否构成医疗事故，可将医疗纠纷划分为医疗事故纠纷与非医疗事故纠纷。

(3)根据患方主张侵权事由是否涉及医疗产品质量或输血感染，可将医疗纠纷划分为：①因产品质量与非因产品质量引发的医疗纠纷；②因输血感染与非因输血感染引发的医疗纠纷；③因产品质量及输血感染引发的医疗纠纷与非因产品质量及输血感染引发的医疗纠纷。

(二)一般纠纷

所谓一般纠纷，是指因一般服务(非医疗)活动引发的应否承担或如何承担民事责任的医患争执。医疗服务关系中，较为常见的一般纠纷主要有一般人身损害赔偿纠纷、财产损坏赔偿纠纷、超标收费纠纷、欠费纠纷、隐私或名誉侵权纠纷等。

二、医患纠纷的成因与防范

(一)医患纠纷的成因

医患纠纷是医患主体因医疗服务活动产生民事责任争执的主、客观因素而形成的。所以，医患纠纷的成因是指医患主体因医疗服务活动产生民事责任争执的主、客观因素。实践中可以找出医疗服务活动中产生医疗民事责任和一般民事责任的直接原因——违反民事义务的行为。引发医患纠纷的原因颇多，有根本原因与非根本原因、直接原因与间接原因、主观原因与客观原因、医疗原因与非医疗原因、单一原因与复合原因、医方原因与患方原因、当事人的原因与案外人的原因等。虽然医患纠纷的成因错综复杂，各种原因又时常交织在一起，但医患纠纷的发生与其他所有事物的发生一样，总有其规律可循。

1. 来自医方的原因

(1)因沟通不良引发的纠纷：包括言语不当、未尽告知义务、态度不友善等。

患者因病痛难忍、久治不愈、经济拮据而焦虑郁闷、性情急躁，几乎所有患者及家属都希望早看病、看好病、少花钱，而且希望获得同情、关爱和理解。但医务人员工作量大，个别缺乏同情心，不能设身处地为患者着想，以生、冷、硬的态度对待患者，以致丧失患方信赖。当治疗效果不佳或出现医疗意外时，部分患者及其家属就会质疑整个诊疗过程，以致引发医疗纠纷。

(2)因病历文书书写引发的纠纷：包括开具虚假诊断证明、病历书写不规范、病历管理不当等。

疾病诊断证明是医师代表医疗机构对患者所患疾病的诊断的书面证明。该疾病诊断证明必须和患者其他病历资料所显示的诊断相一致，出具虚假证明不仅会引发纠纷，还属于违法行为。病历文书的书写应严格按照《病历书写基本规范》的要求进行，对病历的书写基本要求是：客观、真实、准确、及时、完整；病历修改应符合规范的要求，不得用刮、粘、涂等方法掩盖或除去原来的字迹。根据《医疗机构病历管理规定》的要求，门诊病历由患方保存，住院病历由医疗机构保存。医疗机构有妥善保管住院病历的义务，因病案保管不当导致病历遗失、缺损都有可能引发医疗纠纷。

案 例

诊断报告错误导致医疗纠纷

2012 年 6 月 6 日，齐齐在家玩耍，因地面水滑，不慎摔伤右脚。次日上午，齐齐到医院门诊骨伤科进行检查治疗，医院为其开了右小脚正侧位片检查，花费 139.5 元，拍片医生在 X—

RAY影像诊断报告书的诊断结果为：左踝关节未见骨折及脱位，请必要时复查。齐齐的父亲认为医院的诊断报告书有误，报告书写明检查部位是右踝关节正侧位片，诊断结果却是左踝关节未见骨折及脱位，遂找医院协商。医生经再次读片，诊断为右胫骨下段后缘青枝骨折，并对其进行了石膏固定术，花费62元。双方因报告书的错误产生争执，同年7月3日，该院医务科科长向齐齐的妈妈赔礼道歉，并愿意协商解决此事。同年7月16日，齐齐在另一医院进行复查并支付112元检查费，诊断结果为：右胫骨后踝见模糊透亮影，对位对线良好，余未见明显异常，右胫骨后踝骨折。同年8月13日，齐齐父母向该医院提出赔偿6230元的赔偿要求，该医院不同意。

江西省修水县人民法院一审认为，齐齐在该医院治疗，该医院对其进行了相关检查，故齐齐与医院为医疗关系。患者在诊疗活动中受到损害，医疗机构及其医务人员有过错的，由医疗机构承担赔偿责任。该案中，齐齐的伤情并非因医院造成的，医院错写报告单的行为虽未加重齐齐的伤情，但对其及家人造成一定的影响，故医院应对齐齐承担一定的赔偿责任。综合事实考虑，医院应承担原告的损失范围为：复查费112元、交通费酌定100元、精神抚慰金酌定500元，共计712元。齐齐其他的损失并非因医院的诊疗行为直接造成的，其要求医院承担赔偿责任无法律依据，法院不予支持。

(3)因仪器设备故障引发的纠纷：医疗机构突然停水、停电、停止供氧、中心负压装置不能正常工作等情况有可能影响对患者的诊疗，医疗机构应及时启动备用系统或人工替代，避免因该类事件影响诊疗引发纠纷。

(4)因医方诊疗存在过错给患者造成损害后果而引发的纠纷：根据《中华人民共和国侵权责任法》第七章的规定，医疗损害侵权责任的归责原则为过错责任原则，即患者在诊疗活动中受到损害，医疗机构及其医务人员有过错的，由医疗机构承担赔偿责任。

2. 来自患方的原因

(1)因不配合诊疗而引发的纠纷：诊疗活动中的患方负有配合诊疗的义务。个别患者及其家属在医方履行告知义务后，对医方缺乏信任，不遵从医嘱，擅自离院等情况时有发生。一旦出现治疗效果不理想或出现并发症及其他意外，患方又以医方未尽注意义务和告知义务引发纠纷的并不在少数。

(2)因医学知识缺乏引发的纠纷：众所周知，医学知识属于高端且前沿的学科，医学的发展日新月异，即使是医务人员本身，对医学学科的认知亦是一生的课程。患方大多缺乏最基本的医学常识，对治疗效果抱有不科学的期望，对医学的不确定性、局限性和风险性认识不足。一旦治疗效果不良或出现并发症即归咎于医方的原因，进而导致纠纷发生。

(3)因外因介入引发的纠纷：外因介入的情况较为复杂，介入动机各异，有想在亲属中树立威信者，有内行间不当竞争者，有上级医疗机构医务人员不注意言辞表述被断章取义者。

(4)因经济困难求助无果引发的纠纷：在社会转型期中，地区和行业差别不可避免，人们的收入差距和贫富差距客观存在。医疗成本的增加，使相当一部分家庭尤其是重大疾病家庭不堪重负，因病致贫、因病返贫情况仍然存在。政府和社会救助往往滞后，且杯水车薪，并不能从根本上解决问题。个别患者明知诊疗无不当，仍拒缴住院费用，或以其他极端方式要求医院给予赔偿，从而引发纠纷。

(二)医患纠纷的防范

医患纠纷的防范应针对具体引发原因，根据医患纠纷的发生和发展规律，从宏观上把握防范措施，对于解决和减少医患纠纷，重建医患和谐关系具有重大意义。

1. 加强医德教育　对于以医生、护士为代表的医务人员，因其捍卫生命与健康的天职，他们获得了“白衣天使”的美誉，自古就有“医者父母心”的说法。医者基于其拥有的医学知识、技术、经验和应当具备的高尚道德，赢得了全社会的真诚期盼和信赖。正因如此，国家通过法律形式赋予专家型的医师在医疗服务活动中享有相当的自由裁量权，不经严格的法定程序，不能认定诊疗过错。可见，医德属于最高限度的道德。医德要求如此之高，甚至十分苛刻，体现的是对生命的尊重和敬畏，医者应当注重医德教育和自我修养的提升，并以最高道德标准来规范自己，才有可能获得患者、患者亲属及全社会的认同。

2. 加强医患沟通　诊疗中的医患沟通具有交流信息、传播情感、调节行为三大功能，是促进医患和谐的重要手段，有助于维护和改善医疗服务关系。统计数据表明，良好的沟通是双方建立互信关系的基石，不仅有利于减少纠纷发生，且在纠纷发生后，也能在化解的过程中起到重要的调解作用，进而重建医患信任关系。医务人员基于其在诊疗活动中的地位，在沟通中亦应处于主导地位。在实际工作中，应遵循一定的技巧，以起到事半功倍的效果。

3. 明确合同内容，履行合同义务　医疗服务合同的内容是指医疗合同关系主体的合同权利及合同义务。伴随社会的进步与发展，民众的法律意识普遍增强，患者的权利意识也随之发生了巨大的变化。在医疗服务合同关系中，医方的合同权利与患方的合同义务是对应存在的。医患关系建立即意味着医患双方依法履行义务并享有相应权利。医方的权利主要是依法收取诊疗服务费用的权利，患方的义务主要是配合诊疗并缴纳诊疗费用；医方的义务主要是提供规范诊疗的义务，患方的权利主要是获取规范诊疗的权利。医患双方依法履行义务、行使权利就能最大限度降低医患纠纷的发生率。

4. 质量持续改进，保障患者安全　医生是人不是神，即使华佗再世也难免有过失。现实中的医患纠纷，一部分确实存在诊疗过错。只不过，诊疗过错行为侵害的客体及其所致损害有所不同，以致诊疗过错行为与损害后果之间的因果关系及原因也各异。杜绝医患纠纷不可能，减少医患纠纷发生却能够实现。达此目的的关键在于医疗机构内部管理的持续改进。医疗机构应当加强医务人员的专业技术和技能、医德修养、相关法律法规的培训。在发生医患纠纷后，应于深入调查的基础上依法及时处理；对典型案例做深入的根因分析；对医患纠纷中确实存在诊疗过错的责任人员，应依照法律、法规处理，绝不回避问题。

第二节　医疗纠纷的处理机制

医疗纠纷的处理机制是指化解医疗纠纷的方式或制度。医疗服务关系中的医疗关系是医方负有医疗义务和医疗注意义务，患方负有医疗配合义务的救助关系。

由于医疗的技术性决定患方的医疗配合义务是不真正义务、间接义务和对己义务，以致医疗纠纷是旨在追究医方民事责任的一种医患争执。或者说，医疗纠纷是以医疗上的患方请求权与医方抗辩权为内容的民事责任争执。根据民事纠纷处理机制，可将医疗纠纷处理机制划分为私力救济、社会救济和公力救济三种方式。

一、私力救济

私力救济特指医疗纠纷的和解，俗称“私了”。实体法学者认为，私力救济是指权利主体在法律允许的范围内，依靠自己的力量，通过自卫或自助行为来救济被侵害权益的一种纠纷处理方式。由此可见，实体法学者强调私力救济的合法性。医疗纠纷发生后，患方通常都会主动与医方进行交涉，试探性地了解医方态度，同时表明自己的观点，希望通过磋商获得一个“说法”。其实质是利用自己的力量进行“和解”式的私力救济。实践中，医疗过错明显和因果关系明确的医疗纠纷均可通过和解方式解决。和解式私力救济相对于公力救济来说，具有如下特征：

1. 自愿性　和解式私力救济之所以能够进行并得以实现，首要的条件是双方自愿。缺乏自主自愿的所谓“和解”，具有胁迫性质而属于自决的范畴。比如纠缠医生、护士、医院管理人员等方式要求协议赔偿的，就是一种胁迫的具体表现。因此，和解式私力救济以“自愿”为主要特征。

2. 合法性　和解式私力救济在自愿的基础上无强制性规范制约，双方当事人可以自由选择磋商的时间、地点、形式和代表，所以，和解式私力救济具有一定的随意性。和解式私力救济作为解决纷争的手段之一因其后果涉及侵权的赔偿和国有资产的处置，其处理方式已纳入纠纷处理的法定程序之中，必须在合法的大框架下进行。

3. 成本低　和解式私力救济牵涉人员少，涉及面窄小，消耗的时间、精力、财力相对较少，可以说，是一种经济实惠的纠纷解决方式。因此，和解式私力救济相对于社会救济和公力救济来说，成本低得多。

4. 彻底性　和解式私力救济是双方当事人在自由意志支配下，在互让互谅或妥协退让基础上达成的和解协议，是双方当事人的真实意思表达。因此，和解式私力救济对于矛盾的化解来说，通常最为彻底。

二、社会救济

社会救济特指医疗纠纷的调解和仲裁。它是依靠社会力量来化解医疗纠纷的方式。其主要特征是基于当事人的共同意愿而请求中立的第三方介入主持调解或进行仲裁来处理纠纷。社会救济与私力救济的主要区别在于是否有中立的第三方介入；社会救济与公力救济的主要区别则在于中立的第三方是否代表国家行使公权力，也即第三方是否为代表国家行使裁决权的国家机关。

(一)调解

所谓调解是在第三者(调解人)主持下，促成当事人自愿协商、妥协、退让，以达到化解矛盾的纠纷处理方式。调解根植于我国几千年的传统文化和司法实践之中，因其明显的诸多优点，而被国际司法界誉为“东方经验”。

在我国，现有调解机制中属于社会救济范畴的主要有人民调解和行政调解。其中，人民调解是指社区委员会、村民委员会、乡镇、街道，以及企事业单位等设立的人民调解委员会对所属区域发生的民间纠纷而进行的调解。比如，医疗纠纷调解委员会针对医患纠纷而组织的调解等。行政调解是指各级行政机关在履行行政职责时，受理当事人的请求，或者主动介入与其工作相关的民事纠纷而组织的调解。例如，交通警察对交通事故当事人组织的事故赔偿调解；公安派出所组织犯罪嫌疑人或侵权人与受害人之间的民事赔偿调解；土地管理部门针对土地权属争议而组织的调解；卫生行政部门组织的医疗事故调解等。本质上说，行政调解的主持人虽然属于国家机关，但在调解中无权采取任何强制措施，即无权行使强制性的公权力。换言之，行政机关在调解中履行的是社会中介职能，不是行使公权力的社会管理职能。行政调解不是仲裁和诉讼的前置程序，当事人可以不经调解而直接申请仲裁或者提起诉讼。调解不成或者对调解协议反悔的，当事人也可申请仲裁或者提起民事诉讼。调解具有如下特征：

1. 调解人的中立性　调解人既可以是国家机关，也可以是各种社会团体或者个人。但调解人在调解活动中只能是中立的第三方。如果调解人偏袒一方而丧失中立性，则不仅不利于促成调解，而且极易造成调解失败，甚至激化矛盾。

案　例

因病求医，术后成瘫痪；住院8年，不给解决不回家

1996年3月的一天，高先中因为感到左腿麻木到新沂市人民医院就诊，被诊断为肿瘤，需手术治疗。但术中发现他的神经纤维瘤在脊髓的腹侧，如果勉强切除的话会损伤患者的胸髓，导致患者在手术中截瘫，所以他们只做了椎管减压术来缓解病情，随后将伤口缝合了，但术后患者还是瘫痪了。2001年1月，高先中以医院盲目手术、粗暴手术给自己造成严重的人身损害为由，将新沂市人民医院告上了法庭，要求医院赔偿他各项损失共计49万余元。医院方面表示，高先中和家人的生活状况的确令人同情，但是高先中不能把生活的不满转成对医院的怨恨，进而侵害医院的权益。而两次医疗事故技术鉴定的结论是不构成医疗事故。彻底失望的高先中在医院病房一住就是8年，声称如果医院不给个说法，就绝不搬走。2000年4月，新沂市人民医院起诉高先中侵占着医院的一间外科病房，请求法院判令他离开病房，并赔偿医院经济损失1万余元。新沂市人民法院调查审理后认为，在两级医疗事故技术鉴定委员会都作出不构成医疗事故的结论后，高先中在既未申请最终鉴定，又未诉讼的情况下强行侵占原告病房一间，已经构成侵权，判决高先中搬离病房并支付占用病房款5000余元。高先中不服，提出上诉，但徐州市中级人民法院维持了一审判决。

2003年10月，徐州市中级人民法院的司法鉴定处委托徐州医学会组织专家，对新沂市医院在处理高先中病案中诊断是否正确，是否存在医疗过错等进行了鉴定。在这份徐州医学会出具的专家分析意见中的第三条指出，术前患者未做核磁共振检查，在定位不明确的情况下实施手术，违反操作规程。2003年12月24日，徐州市中级人民法院做出终审判决，撤销一审判决，判决新沂市人民医院赔偿高先中医疗费、误工费等各项费用共计21万余元。

徐州市中级人民法院经审理后做出认定：新沂市人民医院在没有对高先中的病情做出明确诊断的情况下盲目手术，违反医疗规程，具有明显过错。医院的医疗行为与高先中被损害结果之间有一定的因果关系，应承担相应的赔偿责任。

本案中关注的焦点之一为两次鉴定除了内容上的不同之外，在组成人员上面也有区别。高先中刚提到他第一次做鉴定的时候，15名成员中有13个都是他做手术的那家医院里的专家。当时的《医疗事故处理办法》规定，医疗专家的组成是由卫生行政部门提名，由政府来任命的，所以在较小的城市，医院里主要的专家可能都是鉴定委员会里的成员。新的条例规定，每一个学科的专家应设立一个专家库，患者和医院双方都可以在专家库里进行抽选。同时条例还提出了专家应当避免是医疗事故争议的当事人或者近亲属。因此在这个案例中该医院的专家都应该作为是医疗事故争议当事人的范畴加以回避的，不能直接参加到鉴定委员会里面去。

2. 当事人的自愿性　双方自愿是民事意思自治原则的内在要求。对于调解意向、协议内容、调解方法等均取决于当事人的自愿。调解人斡旋于当事人之间，摆事实、讲道理，促使双方自愿协商、妥协、退让，以达成化解矛盾解决纠纷的合意，就是基于对当事人自主意愿的尊重。所以，自愿原则是调解的重要工作原则。

3. 一定的规范性 调解与仲裁及诉讼相比，其形式具有一定的随意性，程序无须严格，故而具有更大灵活性。调解的程序和结果，通常伴随着当事人的意志变动而改变。因此，调解相对于仲裁及诉讼而言，其本身所固有的规范和制度因素较少；但相对于和解来说，其规范和制度因素却相对较多。

(二)仲裁

仲裁是指当事人根据仲裁协议自愿将民事纠纷提交仲裁机构进行裁决，并有义务履行裁决的一种纠纷解决方式。仲裁相对于民事诉讼而言，具有如下特征：

1. 仲裁的自治性 自治性是指当事人意思自治原则和程序主体权理论在仲裁活动中的充分体现。是否选择仲裁来解决纠纷，完全取决于当事人的自主意愿，所以，《仲裁法》规定必须以当事人在纠纷发生前或者纠纷发生后达成仲裁协议时，仲裁机构才可受理。除此之外，根据程序主体权理论，当事人有权自行商定仲裁程序。

2. 仲裁的民间性 民间性是指仲裁机构不是国家机关，不代表国家行使公权力，而是民间组织或社会法人。应当说明的是，现实中的仲裁机构，既可以是永久性的，也可以是临时性的，有些仲裁机构还可设在政府机关之内，甚至一些仲裁员还具有公务员的身份，但所有仲裁机构及仲裁员在仲裁活动中，均与政府机关之间无隶属关系。

3. 仲裁的法律性 法律性是指仲裁的自治性和民间性，并不完全排除仲裁应当遵守当事人选定或法律规定必须适用的仲裁程序法和实体法，尤其不得排除强行法的适用。仲裁活动必须以最低限度的合法性为原则。

4. 一裁终局 《仲裁法》明确规定，仲裁实行一裁终局制度，而民事诉讼实行的是两审终审制。

三、公力救济

公力救济特指民事诉讼。它是依靠国家公权力来化解医疗纠纷的方式，理论上的公力救济包括行政裁决和民事诉讼，但医疗纠纷不能行政裁决，本书仅就民事诉讼做出说明。民事诉讼是指人民法院在当事人以及其他诉讼参与人的参加下，依照法定程序审理和解决民事责任争执的活动，以及由此产生的诉讼法律关系的总和。简言之，民事诉讼就是民事诉讼活动和民事诉讼法律关系的总和。民事诉讼具有如下特点：

(1)当事人的诉讼活动，对诉讼的发生、发展和终结有很大影响。但人民法院的审判活动，在整个诉讼过程中，始终起着主导作用，对诉讼的发生、发展和终结，均具有决定性的意义。

(2)民事诉讼不仅包括人民法院的民事审判活动，也包括双方当事人和其他诉讼参与人的诉讼活动。人民法院和所有诉讼参与人都享有诉讼权利并承担诉讼义务，都必须遵循一定的程序和方式，否则，所进行的诉讼活动，将不具有法律效力或产生对己不利的诉讼后果。

(3)民事诉讼过程由若干个阶段组成，每一阶段之间是前后连接的，并各有自己的中心任务。只有前一阶段的任务完成后，才能进入下一阶段。不同的任务决定了诉讼过程的阶段性，各阶段的先后顺序，又决定了各阶段之间的相互衔接和连续性。根据民事诉讼法的规定，第一审普通程序分为以下阶段：①起诉和受理；②审理前的准备；③开庭审理；④裁判。如果当事人不服一审而提起上诉就进入二审程序。虽然民事诉讼实行两审终审制，但已发生法律效力的判决确有错误的，可按审判监督程序进行再审。此外，如果当事人拒不履行生效判决的，还可进入执行程序。这些阶段，只是对民事诉讼过程的大体划分，并不是说每一具体诉讼都必须经过以上所有阶段。但是，诉讼中各个阶段的先后顺序，却不能逾越，必须由前一阶段转入后一阶段，前一阶段的任务完成前，不能进入后一阶段。这些特点表明，民事诉讼是医疗纠纷处理机制中最规范、最权威和最终的一种机制。

四、医疗纠纷处理机制的多元化

(一)现有医疗纠纷处理方式的优劣比较

我国目前的医疗纠纷处理机制，是以公力救济为中心，社会救济和私力救济并存的制度。第一，私力救济主要是指和解。和解与仲裁及诉讼相比各有利弊。和解具有极强的自治性和随意性，因而极其简便、快捷和经济，是医疗纠纷解决的初级形式，但随着整个社会法制化进程的推进，该方式的适用受到一定范围的限制。第二，社会救济主要是指调解。调解具有方便、经济和程序简单等优点，因而正在成为医疗纠纷处理的常规形式。随着该处理形式的进一步成熟，调解工作中事实认定难、久调不决、流产率高和反悔率高等问题正逐步得到解决。第三，公力救济是医疗纠纷处理机制中最规范、最权威和最终的一种机制。然而，由于医疗侵权案件的处理涉及诊疗过错等专业问题的鉴定，公力救济程序往往处理时限较长，不利于及时定纷止争，效率极为低下。

(二)医疗纠纷处理机制的多元化

面对医疗纠纷的频发趋势，我国的纠纷解决机制却相对失灵。一是诉讼机制在特殊而复杂的医疗纠纷审理中效率极为低下；二是非讼机制在医疗纠纷处理中的功能衰退，并逐渐萧条。因此，规范纠纷当事人的行为，提倡和解及调解，及以仲裁为补充，以诉讼为最终保障的多元化医疗纠纷处理机制，是当前医疗纠纷处理的有效途径。

(三)和解及调解作为医疗纠纷处理的常规形式，协议的效力是关键

除《合同法》第五十二条规定的5种无效情形外，《合同法》第五十四条规定的可变更或可撤销情形也应注意。因为，医疗的特殊性使协议无效、重大误解、显失公平和乘人之危的避免极难把握。比如，容易导致协议无效的原因通常是患者死亡后，未经所有法定继承人参与或授权就签订协议书。又如，患方于签订协议后反悔并诉请变更或撤销协议的理由通常有：①医方未披露医疗过错和因果关系，患方因缺乏医学和法学知识，以至于责任大小判断上出现重大误解；②一次性补偿原因未予明确，赔偿数额明显低于法定标准，未明列赔偿项目等，均可表现显失公平；③经济困难又急需治疗而不得不妥协退让，以致表现为乘人之危。当然，医方迫于“医闹”或“维稳”压力而妥协退让的，也屡见不鲜。因此，为确保协议效力，当事人在签订和解及调解协议时，应当遵循以下原则：第一，形式和内容合法原则。协议书应当载明双方当事人的基本情况和争议事件的过程、赔偿数额等，并由双方当事人在协议书上签名。第二，诚实信用原则。这一原则要求当事人在和解及调解时，应当实事求是地对待案件事实，真诚履行协议约定的义务。第三，自愿原则。和解及调解必须建立在当事人真实意愿的基础之上，任何一方均不得以欺诈、胁迫或者乘人之危的方式来迫使他方接受自己的主张。

第三节　医疗诉讼证据

一、医疗诉讼证据的含义

我国法律规定“证明案件真实情况的一切事实，都是证据”。这里所说的事实，是作为证明案件真实情况的依据而提出来的。因此，证据是用于证明案件真实情况的一切事实依据。应当强调：证据虽然是一种证明的依据，但不包括法律依据。因为，法律依据是行为妥当与否的根据，不是事实存在与否的依据。诉讼证据应当符合法律规定的形式。因此，医疗诉讼证据是以法定形式所表现出来的用于证明案件真实情况的一切事实依据。

二、医疗诉讼证据的特点

医疗诉讼通常属于民事诉讼的一种。因此，医疗诉讼证据应当符合民事诉讼证据的内在要求。民事诉讼证据的特点即证据的“三性”——客观性、关联性、合法性。

三、医疗诉讼证据的种类

根据《民事诉讼法》第六十三条的规定，民事诉讼证据有以下几种：当事人陈述、书证、物证、视听资料、电子数据、证人证言、鉴定意见、勘验笔录。

(一)当事人陈述

当事人陈述是指当事人就案件事实向人民法院所作的叙述。当事人陈述具有两重性，即真实性与虚假性并存，应当结合案件的其他证据，审查确定能否作为认定事实的根据。当事人拒绝陈述的，不影响法院根据其他证据认定案件事实。

(二)书证

书证是用文字、符号、图形记载或表示的，能够证明案件待证事实的书面材料。医疗诉讼当事人提交的证据大多属于书证，其中最为重要的是病历资料。因为，病历资料对于证明医疗行为是否存在过错、过错与损害后果是否存在因果关系具有重要意义。根据 2013 年国家卫生计生委颁布，2014 年 1 月 1 日施行的《医疗机构病历管理规定》第十条的规定：门诊病历原则上由患者保管，住院病历由医疗机构保管；第十四条规定：医疗机构应当严格病历管理，任何人不得随意涂改病历，严禁伪造、隐匿、销毁、抢夺、窃取病历；第十七条规定：医疗机构应当受理相关人员和机构复制或者查阅病历资料的申请，并依规定提供病历复制或者查阅服务；第二十四条规定：依法需要封存病历时，应当在医疗机构或者其委托代理人、患者或者其代理人在场的情况下，对病历共同进行确认，签封病历复制件；第二十九条规定：门(急)诊病历由医疗机构保管的，保存时间自患者最后一次就诊之日起不少于 15 年；住院病历保存时间自患者最后一次住院出院之日起不少于 30 年。

(三)物证

物证是以其内在属性、外部特征或存在状况来证明待证事实的物品或痕迹。物证与书证虽然不属同类证据，其表现形式也常不一致，但在特定情形下，同一物品或痕迹却可以同时具备物证与书证的特征，从而既可以作为物证又可以作为书证。比如，患方在手术同意书上按下的指印，对于“同意手术”这一待证事实来说，既可归属于物证的范畴，也可归属于书证的范畴。医疗纠纷处理中的物证，最常见的是那些足以导致不良反应的药液、血液、注射器、输液管等物品。在一般民事诉讼中，物证应当提交原物，提交原物确有困难的，可以提交复制品。

(四)视听资料

视听资料是指以录音、录像、电子计算机等方式所储存的声音或图像等信息来证明待证事实的有关资料。在医疗诉讼中，医患双方提供的视听资料主要是谈话录音和现场录像资料。其中，录音资料的合法性，往往是医疗诉讼中医患争执的焦点，司法解释采用了非法证据的排除规则。录音资料被采信的前提必须符合证据的“三性”，第一，未经剪辑，内容齐全，被录音人承认其声音属实的，才具有真实性。如果否认被录音是其声音的，可通过鉴定来辨别真伪。第二，录音内容涉及待证事实的，才具有关联性。第三，录音方法没有侵害他人合法权益或未违反法律禁止性规定的，才具有合法性。

(五)电子数据

电子数据是指以电子形式存在的可以证明案件事实的一种证据形式。司法实践中常见的电子数据主要有手机短信、电子邮件、网络聊天记录等。

(六)证人证言

证人证言是指证人就自己知道的案件事实向人民法院所作的口头或书面的陈述。除不能正确表达意志者外，凡知道案件情况的单位和个人，均可成为证人。因此，非原告地位的患者亲属及探视朋友、其他病友等均具有证人资格。证人可就其知道的案件事实出庭作证，但其证言能否被法庭采信还需经法庭质证和认证以后才能确定。

(七)鉴定意见

鉴定意见是指鉴定部门接受委托，运用专门知识和技能对委托人提出的专门性问题进行分析、判断后所作出的结论性意见。委托人对专门性问题认为需要鉴定的，应当依法委托法定的鉴定部门进行鉴定。医疗的技术性决定鉴定意见是医疗诉讼中最为重要的证据。因为鉴定意见是认定医疗责任构成的主要依据。医疗诉讼涉及的鉴定主要有两种：一种是医疗事故技术鉴定；另一种是司法鉴定。《侵权责任法》颁布前，针对医疗诉讼中两种鉴定的选择问题，各地法院普遍遵循以医疗事故技术鉴定为首选，以司法鉴定为补充的原则；伴随《侵权责任法》颁布实施，最高人民法院发布了《关于适用〈中华人民共和国侵权责任法〉若干问题的通知》(2010 年 6 月 30 日法发〔2010〕23 号发布)：“……三、人民法院适用侵权责任法审理民事纠纷案件，根据当事人的申请或依职权决定进行医疗损害鉴定的，按照《全国人民代表大会常务委员会关于司法鉴定管理问题的决定》《人民法院对外委托司法鉴定管理规定》及国家有关部门的规定组织鉴定……”于是，各地法院大多遵循以司法鉴定为首选、以医疗事故技术鉴定为补充的原则。根据《医疗事故处理条例》和《医疗事故技术鉴定暂行办法》的规定，医学会受理医疗事故技术鉴定的途径有三个：一是双方当事人共同委托；二是卫生行政部门委托；三是法院委托。根据《司法鉴定程序通则》的规定，司法鉴定机构受理鉴定的途径有三个：一是公民个人委托；二是单位、组织委托；三是行政、司法机关委托。

关于医疗损害鉴定中的尸检。所谓尸检，是以普通解剖和病理解剖为基础，应用法医学和病理学的理论知识和技术方法，以明确死因、死亡性质、死亡时间或识别不明身份的死者等，为案件处理出具报告(提供证据)的过程。在患者死亡的医疗损害赔偿案件中，尸检的主要作用是明确死因，但不能确定有无医疗过错。因此，尸检是医疗损害鉴定中确定因果关系的重要依据。

(八)勘验笔录

勘验笔录是指勘验人员在现场勘验时，对勘验过程及其发现所制作的客观记录。实践中，很少有勘验笔录作为医疗诉讼证据的情形出现，一般只出现在卫生行政部门对非法行医现场进行的勘验之中。

四、医疗诉讼的举证责任

(一)举证责任的概念

根据《证据规定》第二条的规定，举证责任是指当事人对自己提出的诉讼请求所依据的事实或者反驳对方诉讼请求所依据的事实有责任提出证据加以证明。没有证据或者证据不足以证明当事人的事实主张的，由负有举证责任的当事人承担不利后果。

案　例

举证责任案

1992年10月，顾某因受伤到焦作市某医院进行治疗，一个月后出院。2010年年底，顾某因身体不适，重新到该医院进行检查，被告知患了丙肝。顾某回忆当时自己出血较多，医生为他输了血，输血后顾某并没有出现任何不适反应。但是顾某认为，家人的丙肝抗体均呈阴性，所以自己没有其他感染丙肝的途径，一定是那次输血导致自己得了丙肝。于是，顾某和该医院进行交涉，希望该医院能够赔偿自己。然而，该医院相关负责人表示，顾某当年并没有在该医院输血，而且，中间相隔时间太久，顾某得丙肝和在该医院治疗期间没有必然的因果关系。为治疗此病，顾某支出了大量费用，在与该医院协商未果后，将该医院告上法庭。

庭审中，被告医院否认原告顾某在该院输血的事实，但未提供证据证明其主张。

法院审理认为，顾某作为成年人，其父母、爱人、子女的丙肝抗体均呈阴性，可以排除性传播和母婴传播的可能。丙肝病毒进入人体后，会有一段时间的潜伏期，最长可达20年，且没有任何症状。该案中被告医院没有提供有效的证据证明该院不存在医疗过错。因此认定顾某感染丙肝与被告医院的诊疗行为存在因果关系。据此，法院依法作出被告医院赔偿原告各项损失4.7万余元的判决。

(二)举证责任分配的规则

举证责任分配的规则包括举证责任分配的一般规则和特殊规则。

(1)根据《民事诉讼法》第六十四条第一款和《证据规定》第二条的规定，举证责任分配的一般规则可归结于“谁主张，谁举证”的规则。《侵权责任法》第五十四条已明确规定医疗侵权的归责原则是过错责任原则。因此，医疗损害侵权诉讼中，一般情况下应由患方对医疗过错和因果关系承担举证责任。

(2)根据最高人民法院《关于适用〈中华人民共和国民事诉讼法〉若干问题的意见》第七十四条和《证据规定》第四条的规定，特殊侵权诉讼应当适用举证责任倒置的特殊规则。《侵权责任法》第五十八条规定三种特定情况下，才能推定医方存在医疗过错，以致《证据规定》第四条第(8)项的规定在三种特定情况下才能适用。可见，医疗侵权诉讼中，三种特定情况下才对医方适用举证责任倒置：①违反法律、行政法规、规章及其他有关诊疗规范的规定；②隐匿或者拒绝提供与纠纷有关的病历资料；③伪造、篡改或者销毁病历资料。

案 例

推定有错的情形

王某的丈夫夏某于2010年3月被诊断为早期肝癌。此后，夏某一直在市肿瘤医院住院治疗。经过一段时间的观察发现，夏某的病情有恶化的趋势。经医院专家的联合会诊决定对夏某实施新的治疗方案。2010年3月20日，医院对夏某实施了“肝癌综合治疗法”。新的治疗方案实施后，夏某的病情不仅不见好转，反而严重。一周后的一天深夜，夏某出现抽搐、昏厥的症状，次日凌晨，夏某不治身亡。夏某去世后，夏某的妻子王某多次找到医院，要求查看自己丈夫的病历资料。但医院以种种理由拒绝王某查看病历资料。无奈之下，王某将市肿瘤医院告上法庭。此案中，夏某不治身亡，作为夏某妻子的王某有权查看丈夫的病历资料，而市肿瘤医院拒绝向王某提供其丈夫的相关病历资料，则会被推定在医疗活动中具有过错，应当承担相应的法律后果。

(三)举证期限及逾期责任

《中华人民共和国民事诉讼法》第六十五条规定：“人民法院根据当事人的主张和案件审理情况，确定当事人应当提供的证据及其期限。当事人在该期限内提供证据确有困难的，可以向人民法院申请延长期限，人民法院根据当事人的申请适当延长。当事人逾期提供证据的，人民法院应当责令其说明理由；拒不说明理由或者理由不成立的，人民法院根据不同情形可以不予采纳该证据，或者采纳该证据但予以训诫、罚款。”

(四)举证责任的免除

《中华人民共和国民事诉讼法》第九十二条规定：“一方当事人在法庭审理中，或者在起诉状、答辩状、代理词等书面材料中，对于己不利的事实明确表示承认的，另一方当事人无须举证证明。对于涉及身份关系、国家利益、社会公共利益等应当由人民法院依职权调查的事实，不适用前款自认的规定。自认的事实与查明的事实不符的，人民法院不予确认。”第九十三条规定：“下列事实，当事人无须举证证明：①自然规律以及定理、定律；②众所周知的事实；③根据法律规定推定的事实；④根据已知的事实和日常生活经验法则推定出的另一事实；⑤已为人民法院发生法律效力的裁判所确认的事实；⑥已为仲裁机构生效裁决所确认的事实；⑦已为有效公证文书所证明的事实。”

第四节　医疗损害赔偿

一、医疗损害赔偿“二元化”标准的终结

《中华人民共和国侵权责任法》实施前，医疗损害赔偿案件处理中的赔偿标准是《医疗事故处理条例》和《人身损害赔偿司法解释》。行政立法与民事立法的相互独立，导致两类赔偿标准在医疗纠纷案件的处理中并存适用。因此，医疗损害赔偿的“二元化”标准，是指《医疗事故处理条例》与《人身损害赔偿司法解释》这两类赔偿标准在我国医疗民事责任立法过渡时期中并存适用的特有现象。统一赔偿标准是统一立法和规范司法的客观要求。人身损害赔偿制度属于民事基本法律制度。所以，医疗损害赔偿标准理应统一于民事赔偿标准。《侵权责任法》第五十四条规定：“患者在诊疗活动中受到损害，医疗机构及其医务人员有过错的，由医疗机构承担赔偿责任。”此条从基本法的位阶高度，统一了医疗损害赔偿的法律适用。

二、医疗损害赔偿标准及其计算方法

《人身损害赔偿司法解释》第十七至第二十九条明确规定了人身损害赔偿项目及其计算方法。其中，第十七、十八条对人身损害赔偿规定了医疗费、误工费、护理费、交通费、住院伙食补助费和住宿费、营养费、残疾赔偿金、残疾辅助器具费、丧葬费、被扶养人生活费、死亡赔偿金和精神损害抚慰金 12 个项目。

(一)医疗费

医疗费是指医疗损害导致患者因此多支出的医疗费用。《人身损害赔偿司法解释》第十九条规定，医疗费根据医疗机构出具的医疗费、住院费等收款凭证，结合病历和诊断证明等相关证据确定。赔偿义务人对治疗的必要性和合理性有异议的，应当承担相应的举证责任。医疗费的赔偿数额，按照一审法庭辩论终结前实际发生的数额确定。器官功能恢复训练所必要的康复费、适当的整容费以及其他后续治疗费，赔偿权利人可以待实际发生后另行起诉。但根据医疗证明或鉴定结论确定必然发生的费用，可以与已经发生的医疗费一并予以赔偿。医疗费的计算及认定中应注意的问题如下：

1. 医疗费不包括原发病的诊疗费用　医疗损害是医疗不当所造成的，其与患者原发病的产生并无因果关系。因此，即使存在不当医疗，诊疗原发疾病支出的医疗费用也不应列入赔偿范围。

2. 医疗费的计算或认定应结合病历和诊断证明　医疗费的发生应当根据医疗机构出具的医药费、住院费等收款凭证，结合病历和诊断证明等相关证据确定。所以，患方要求赔偿医疗费的，应提供病历和诊断证明，以证明医疗费用的发生与医疗损害之间的关联性。患者擅自购买与医疗损害无关的药品或诊疗其他疾病而发生的费用不予赔偿。

3. 继续治疗费的计算及其认定　医疗费的赔偿数额，按照一审法庭辩论终结前实际发生的数额确定。已发生的继续治疗费应按实赔偿；未发生的继续治疗费应遵循“基本医疗费”的原则，能确定的一次性处理，不能确定的另行起诉。

4. 参加“医保”并获得保险理赔款的，应在赔偿额中去除，因为，这部分费用并非患者的实

际损失。

（二）误工费

误工费是指医疗损害导致患者不能工作而损失的收入。《人身损害赔偿司法解释》第二十条规定："误工费根据受害人的误工时间和收入状况确定。误工时间根据受害人接受治疗的医疗机构出具的证明确定。受害人因伤致残持续误工的，误工时间可以计算至定残日前一天。受害人有固定收入的，误工费按照实际减少的收入计算。受害人无固定收入的，按照其最近三年的平均收入计算；受害人不能举证证明其最近三年的平均收入状况的，可以参照受诉法院所在地相同或者相近行业上一年度职工的平均工资计算。"

（三）护理费

护理费是指医疗损害导致患者不得不为陪护事宜而支出的费用。《人身损害赔偿司法解释》第二十一条及第三十二条规定："护理费根据护理人员的收入状况和护理人数、护理期限确定。护理人员有收入的，参照误工费的规定计算；护理人员没有收入或者雇佣护工的，参照当地护工从事同等级别护理劳务报酬标准计算。护理人员原则上为一人，但医疗机构或者鉴定机构有明确意见的，可以参照确定护理人数。护理期限应计算至受害人恢复生活自理能力时止。受害人因残疾不能恢复生活自理能力的，可以根据其年龄、健康状况等因素确定合理的护理期限，但最长不超过二十年。受害人定残后的护理，应当根据其护理依赖程度并结合配制残疾辅助器具的情况确定护理级别。另外，超过确定的护理期限、辅助器具费给付年限或者残疾赔偿金给付年限，赔偿权利人向人民法院起诉请求继续给付护理费、辅助器具费或者残疾赔偿金的，人民法院应予受理。赔偿权利人确需继续护理、配制辅助器具，或者没有劳动能力和生活来源的，人民法院应当判令赔偿义务人继续给付相关费用五至十年。"

（四）交通费

交通费特指医疗损害导致患者因就医或者转院治疗而发生的实际费用。《人身损害赔偿司法解释》第二十二条规定："交通费根据受害人及其必要的陪护人员因就医或者转院治疗实际发生的费用计算。交通费应当以正式票据为凭；有关凭据应当与就医地点、时间、人数、次数相符合。"

（五）住院伙食补助费和住宿费

住院伙食补助费和住宿费是指医疗不当导致患者住院治疗时发生的膳食补助费和外出住宿费。《人身损害赔偿司法解释》第二十三条规定："住院伙食补助费可以参照当地国家机关一般工作人员的出差伙食补助标准予以确定。受害人确有必要到外地治疗，因客观原因不能住院，受害人本人及其陪护人员实际发生的住宿费和伙食费，其合理部分应予赔偿。"

（六）营养费

营养费是指医疗损害导致患者需要补充营养而应予赔付的费用。《人身损害赔偿司法解释》第二十四条规定："营养费根据受害人伤残情况参照医疗机构的意见确定。"然而，医疗不当造成伤残的情况毕竟少数，实践中的医疗机构很少为患者出具此类书面意见，以致患者主张营养费并得到支持的不多。造成这一结果的主要原因是受制于伤残情况和医疗机构的意见。对此，理论上颇有争议，司法实践中大多也没有完全按文义解释操作。

(七)残疾赔偿金

残疾赔偿金特指医疗不当导致患者残疾，以致劳动能力下降并致劳动收入减少的赔偿费用。《人身损害赔偿司法解释》规定，残疾赔偿金根据受害人丧失劳动能力程度或者伤残等级，按照受诉法院所在地上一年度城镇居民人均可支配收入或者农村居民人均纯收入标准，自定残之日起按二十年计算。但六十周岁以上的，年龄每增加一岁减少一年；七十五周岁以上的，按五年计算。受害人因伤残但实际收入没有减少，或者伤残等级较低但造成职业妨害严重影响其劳动就业的，可以对残疾赔偿金作相应调整。

(八)残疾辅助器具费

残疾辅助器具费是指医疗不当导致患者残疾，为辅助实现生活自理、从事生产劳动和维护基本外形而不得不购买、配制生活自助器具的相关费用。《人身损害赔偿司法解释》第二十六条规定："残疾辅助器具费按照普通器具的合理费用标准计算。伤情有特殊需要的，可以参照辅助器具配制机构的意见确定相应的合理费用标准。辅助器具的更换周期和赔偿年限参照配制机构的意见确定。"

(九)丧葬费

丧葬费是指医疗不当造成患者死亡时，其家属因安葬而支出的费用。《人身损害赔偿司法解释》第二十七条规定："丧葬费按照受诉法院所在地上一年度职工月平均工资标准，以六个月总额计算。"

(十)被扶养人生活费

被扶养人生活费是指医疗不当造成患者死亡或丧失劳动能力时，对受害人此前实际扶养且既无劳动能力又没有生活来源者所应赔偿的必需生活费用。《人身损害赔偿司法解释》第二十八条规定："被扶养人生活费根据扶养人丧失劳动能力程度，按照受诉法院所在地上一年度城镇居民人均消费性支出和农村居民人均年生活费支出标准计算。被扶养人为未成年人的，计算至十八周岁；被扶养人无劳动能力又无生活来源的，计算二十年。但六十周岁以上的，年龄每增加一岁减少一年；七十五周岁以上的按五年计算。被扶养人是指受害人依法应当承担扶养义务的未成年人或者丧失劳动能力又无其他生活来源的成年近亲属。被扶养人还有其他扶养人的，赔偿义务人只赔偿受害人依法应当负担的部分。被扶养人有数人的，年赔偿总额累计不超上一年度城镇居民人均消费性支出额或者农村居民人均年生活消费支出额。"

(十一)死亡赔偿金

死亡赔偿金是指医疗不当造成患者死亡，以致死者家庭财产损失的一种赔偿费用。《人身损害赔偿司法解释》第二十九条规定："死亡赔偿金按受诉法院所在地上一年度城镇居民人均可支配收入或者农村居民人均纯收入标准，按二十年计算。但六十周岁以上的，年龄每增加一岁减少一年；七十五周岁以上的按五年计算。"

(十二)精神损害抚慰金

精神损害抚慰金是指医疗不当造成患者或其近亲属精神创伤而应以货币方式计赔的精神损害补偿费。《人身损害赔偿司法解释》第十八条规定："受害人或者死者近亲属遭受精神损害，赔偿权利人向人民法院请求精神损害抚慰金的，适用《精神损害司法解释》的规定。精神损害抚慰金的请求权，不得让与或者继承。但赔偿义务人已经以书面方式给予金钱赔偿，或者赔偿权利人已经向人民法院起诉的除外。”

第五节　医方抗辩的基本方略

医疗损害侵权诉讼中的医方处于被告地位，一般只能被动抗辩。抗辩包括程序抗辩和实体抗辩。其中，程序抗辩通常只能起到缓责作用，但是，在一定条件下可间接产生减、免责任的实际效果，因而具有抗辩功能；实体抗辩能直接起到减、免责任的作用，因而其抗辩功能更强。笔者认为，完善病历服务，避免举证倒置；重视尸检鉴定，依法举证质证；程序实体结合，针对焦点代言，是医方抗辩的基本方略。

一、完善病历服务，避免举证倒置

完善病历服务，要求医方按照《医疗机构病历管理规定》和《病历书写基本规范》等的规定，由相关医务人员在规定时限内客观、真实、准确、及时、完整、规范地完成病历资料的书写和修改，规范病历管理，允许患方在法定条件下复印、封存，并为患方提供便利。医疗机构的病历管理，应注意如下问题：第一，电子病历打印完成后应由书写者本人手写签名；病历修改应符合规范；实习或进修人员书写的病历应由本医疗机构执业人员审阅、修改并签名；杜绝超时限后补写病历；杜绝代签名现象。第二，病历应由专人管理，病历复印、借阅、带出医疗机构应当履行审批手续。第三，尊重患方知情同意权，签署各种授权委托书和知情同意书应当切实履行告知义务，切忌流于形式。第四，保护患方对病历的复制权和封存权，依法为患方提供各种便利。当患方有证据证明医方违反医疗注意义务或妨碍医疗诉讼证据时，将对医方适用举证倒置。《侵权责任法》第五十四条规定：“患者在诊疗活动中受到损害，医疗机构及其医务人员有过错的，由医疗机构承担赔偿责任。”第五十八条又规定：“患者有损害，因下列情形之一的，推定医疗机构有过错：①违反法律、行政法规、规章以及其他有关诊疗规范的规定；②隐匿或者拒绝提供与纠纷有关病历资料；③伪造、篡改或者销毁病历资料。”可见，《侵权责任法》在过错责任原则的基础上设置了三种特定情况下的过错推定。

二、重视鉴定程序，依法举证质证

重视鉴定程序是由医疗纠纷的技术特点决定的，对于不能明确死因或医患双方对死因有异议的，应通过尸体解剖明确死亡原因，从而有利于纠纷处理，并帮助医务人员增强对疾病的认识，提高医疗水平，更好地为社会提供医疗服务。在医疗损害侵权案件中，查明死因对于医疗过错鉴定具有重要意义。然而，尸检虽然最有可能查明死因，却不能认定医方是否具有诊疗过错，只有通过司法鉴定才能确定是否存在诊疗过错以及违反诊疗过错的行为与损害后果是否具有因果关系。在司法鉴定程序中，医方应对病历进行深入讨论分析，从疾病诊断与鉴别诊断、诊疗措施与替代诊疗措施的选择、风险预见与告知、治疗并发症的处理等方面做好鉴定听证会答辩的准备。依法举证要求当事人根据法律规定来完成举证责任。实践中要求医方按“诉讼风险告知书”的具体提示，在指定期限内提交病历资料、鉴定申请书、证人出庭作证申请书、调查取证申请书等。逾期举证将承担对己不利的法律后果。依法质证要求当事人围绕证据的“三性”，针对证据效力及证明力大小，进行质疑、说明与辩驳。实践中要求医方在法庭的主持下，对提交法庭的证据就其真实性、关联性、合法性所决定的证据效力和证明力大小，予以说明和质辩。

三、程序实体结合，针对焦点抗辩

程序抗辩与实体抗辩相结合是医方抗辩的科学方法。

1. 程序抗辩　程序抗辩虽不能使原告的请求权归于消灭，但程序抗辩对诉讼程序可以产生重大影响，以致一定程度上可以制约原告诉讼权的行使，或转移责任主体，从而影响诉讼的最终结果。所以，程序抗辩具有减、免被告责任的功能，因而在医疗诉讼中被医方普遍采用。程序抗辩一般包括：

(1)无管辖权的抗辩：如，医方提出受理案件的法院无管辖权而要求移送案件。

(2)主体不适格的抗辩：如，患者死亡后，第二顺序继承人未证明第一顺序继承不存在的情况下以原告身份提起诉讼，或者未形成医疗服务关系等，都是原告不具备主体资格的情形。

(3)与另案诉请有关联的抗辩：如，违约之诉撤诉后又提起侵权之诉或侵权之诉撤诉后又提起违约之诉，医方要求驳回起诉的情形。

(4)延期审理的抗辩：如，中止审理法定事由出现后，医方申请中止审理。

(5)追加主体的抗辩：如，医疗产品责任诉讼中，医方申请法院追加销售者、生产者为本案当事人的情形。

(6)启动鉴定程序的抗辩：如医方申请医学鉴定，以及鉴定结论作出后以不存在重新鉴定的法定事由而要求法院不应受理患方申请重新鉴定的情形。

(7)二审增加诉请的抗辩：如，二审患方增加精神损害抚慰金，医方提出反对的情形。

2. 实体抗辩　实体抗辩可直接导致原告请求权归于消灭，因而具有更强的抗辩功能。它包括免责法定事由和减责法定事由。其中，免责法定事由包括责任构成不成立和其他免责事由。责任构成不成立可通过主张一个、两个或全部构成要件不成立来得以实现。

责任构成不成立包括：

(1)未违反医疗注意义务，从而不构成医疗违约或医疗侵权。

(2)损害后果的证据不足或不具有证明效力，从而不构成医疗违约或医疗侵权。

(3)因果关系不成立，从而不构成医疗违约或医疗侵权。

其他免责事由主要包括：

(1)患方违反医疗配合义务导致不良后果，医方的责任构成不成立。

(2)患方原因延误诊疗导致不良后果，医方的责任构成不成立。

(3)医务人员在抢救生命垂危患者等紧急情况下已经尽到合理诊疗义务(标准低一些的医疗注意义务)。

(4)限于当时的医疗水平难以诊疗。它相当于医学上的不可抗力、医疗意外，以及无法避免和防范的特定并发症。

(5)明显不会造成患者人身损害的特约中约定轻微过失造成财产损失的免责条款。

(6)已超过诉讼时效。

减责法定事由主要包括：

(1)责任构成已成立，但患方违反医疗配合义务也是导致不良后果的原因。

(2)责任构成已成立，但患方延误诊疗也是导致不良后果的原因。

(3)责任构成已成立，但病情严重、复杂和预后不良等，也是导致不良后果的原因。

(4)患方提供的损失证据部分无效。

程序抗辩服务于实体抗辩，实体抗辩依托于程序抗辩。程序抗辩与实体抗辩共处于医方抗辩的共同体之中，二者是对立统一的辩证关系。因此，程序抗辩与实体抗辩的地位和作用在一定条件下可以发生转化。那么，医方应当根据不同诉讼阶段的不同情况，结合程序抗辩与实体抗辩适时转换突破口，才是医方抗辩的科学方法。

针对医患双方争议的焦点问题发表代理意见是医方抗辩的有力措施。通常情况下，诉讼的焦点是责任构成(法律问题)。但是医疗责任构成涉及高难复杂的医疗技术，以致技术问题没有解决，就不能解决法律问题。所以，医疗诉讼案件的先期焦点通常是技术问题。例如，涉及复杂技术的医疗诉讼，未经医学鉴定时，就难以作出公断而致诉辩双方争论不休。反之，鉴定意见一旦作出，医疗责任构成往往迎刃而解，但是，如何对鉴定结论发表抗辩意见是技术与法律相结合的问题，需要深厚的医学专业知识、医疗管理知识、法律知识，基于目前的司法环境，个案的完美抗辩可能不会逆转案情的走向，但是医方严谨科学的抗辩对于医疗损害侵权案件的规范处理将会产生重大且深远的影响。

第十二章 医疗责任保险制度

第一节 医疗责任保险概述

医疗行业是一个高技术与高风险并存的工作领域，临床医疗过程中医务人员之所以经常采用消极、保守的治疗手段，绝大多数是因为执业风险过高。例如在诊疗中繁杂反复的拍片化验、药物服用周期的盲目延长、抗生素类药物的滥用等。这些举措不但给患者增加了沉重的经济负担和巨大的心理困扰，更会造成对国家优质、宝贵的医疗资源的浪费。而医疗责任保险制度的缘起和其在世界范围内的运作都被认为是既能使医疗风险得以降低，又能够使患者权益得到保护的有效制度。因此建立健全医疗职业风险的防范化解体系、深化医疗责任保险体制改革具有非常现实的意义。

一、医疗责任保险的定义

医疗责任保险(Medical Liability Insurance)是指投保医疗机构和医务人员在保险期内，因医疗责任发生经济赔偿或法律费用，保险公司将依照事先约定承担赔偿责任。具体的医疗责任保险是指按照权利义务对等的原则，由保险公司向被保险人收取一定的保险费，同时承担对被保险人所发生的医疗事故给付赔偿金的责任。既可由医生个人投保，也可由医院投保，保险公司承担医疗机构及医务人员在从事与其资格相符的诊疗护理工作中，因过失发生医疗事故造成的依法应由医院及医务人员(即被保险人)承担的经济赔偿责任。

二、医疗责任保险的意义

医疗责任保险有利于实现被保险人(医院或医务人员)、受益人(患者)的利益，从而具有巨大的存在价值和发展潜力。

(一)转移执业风险，减轻赔偿压力

在医疗技术水平相对较低、人们对医疗的依赖性不大以及人们的权利意识不强的情况下，发生医疗纠纷的可能性较小，即使发生医疗损害赔偿数额也不大，医院一般能够自担风险，因此医疗纠纷和医疗损害赔偿不会成为医院的困扰和负担。但是随着医院规模的扩大、医疗技术的进步以及人们权利意识的增强，医疗纠纷开始成为一个社会性的问题，无休止的诉讼和赔偿给医院带来严重的困扰；尤其是现代法律倾向于对弱势群体——患者的保护，损害赔偿范围的

扩大和赔偿数额的增大，致使侵权责任在医疗领域中迅速扩张，医疗诉讼也随之高涨，使得一些医院在沉重的赔偿负担下举步维艰、寸步难行。医疗责任保险，则可以将赔偿风险部分转移到保险公司，由保险公司承担其损害赔偿责任。医院以较少的保险费用支出，换来几倍甚至几十倍的风险保障。

(二)预防和减少医疗纠纷的发生

责任保险在一定程度上具有预防保险事故发生之作用：投保人保险费的多少直接取决于医疗纠纷的多少和责任赔偿金额的高低，保险人可以根据被保险人的保险事故记录来厘定保险费率，为减少保险费，投保医院必然采取措施设法减少医疗事故的发生。同时，就保险人而言，保险事故赔付金额的多少，直接影响其经济效益，因此，为了避免保险事故的发生，保险公司也必然会督促投保医院加强内部管理，防止医疗事故的发生，甚至是直接参与医院的管理，对医院管理中存在的问题提出建设性的意见；在发生医疗纠纷之后，保险公司为维护自身的利益，也必将参与医疗纠纷的解决。保险公司的介入可以在一定程度上缓解医患双方的紧张关系和对立矛盾，实现将医院和医务人员从繁杂的纠纷处理中解脱出来，由患者直接与保险公司交涉，从而使医院和医生将全部精力投入到提高管理和业务水平、医疗质量上去。

(三)解除后顾之忧，减轻执业压力

在现有的医疗环境下，医生在执业过程中承受着前所未有的压力，一方面来源于医疗过程中可能发生的医疗事故以及由此而产生的各种责任和损失(经济的、荣誉的、职位上的损失等)，另一方面来源于患者过高的期望、误解，甚至是暴力攻击行为。过高的职业风险和压力，不仅使医生背负沉重的心理和精神负担，也使他们在医疗过程中顾虑重重，不敢创新，害怕做有风险的手术，采取保守治疗措施，而最终受害的还是患者。

医疗活动具有高度的专业性，这就决定了医疗活动应该在没有太多压力和干扰的情况下，由医生根据自己的知识和经验本着患者的利益和自己的良知作出最佳判断。因此，为保障医疗活动的正常开展，我们必须给医务人员营造一个宽松的环境，而不是施加太多的压力，使他们不至于因为担惊受怕、顾虑重重而难以施展。

医疗责任保险可以在很大程度上减轻医院和医务人员的赔偿压力，从而大大减轻医生的执业压力。医疗损害赔偿压力的缓解，可以解除医生的后顾之忧，让医生排除杂念，锐意进取、积极创新，不断提高业务水平，促进医疗技术不断进步，从而最终使患者受益。其次，医疗责任保险也有利于维护和实现患者的利益。在医疗纠纷和诉讼中，患者在经济实力、专业知识、证据的获取方面都处于弱势地位，患者要获得胜诉较为困难。即使获得胜诉，侵害人也可能无力承担赔偿责任，对于规模较小的医院而言更是如此。对于上述问题，医疗责任保险通过赋予第三人(患者)对保险公司的直接请求权可以在一定程度上缓解患者在请求赔偿方面的障碍。只要医院的医疗侵害行为构成医疗事故且符合保险合同约定的保险事故，保险人就应该向患者支付损害赔偿金。因此医疗责任保险实际上增强了医院的赔偿能力。在一般情况下，保险公司的赔偿能力比医院要强，减少了不能支付的现象。可见，责任保险的存在降低了患者获取损害赔偿的成本，增加了患者获得损害赔偿的可能性。

第二节　医疗责任保险制度的发展概况

医疗责任保险作为现代医疗服务的重要组成部分，在我国起步相对较晚、市场占有率低，从 20 世纪 90 年代在深圳等地试行至今，历时多年虽然获得一定的发展，但依然没有形成体系化、制度化、规模化，也没有缓解紧张的医患关系。医疗责任保险制度的开展仍需不断地探索。

一、国外医疗责任保险发展模式

在国外，医疗责任保险诞生于 20 世纪 20 年代，于 20 世纪中叶达到繁荣阶段，70 年代初步建成了较为完善的医疗责任保险体系。目前医疗责任保险已然发展成为西方责任保险市场中中流砥柱的险种之一。究其发展模式，大致可划分为以下三种类型：

（一）商业经营型

商业经营型模式以美国为代表。私人医院与私人诊所在美国所有医疗机构中占相当大的一部分权重，因此医疗责任保险在美国自然而然地是由医院及其雇员共同承担这一险种的保费支出。据有关统计，截至 2013 年年末，平均每名美国医生每年在医疗责任保险上的保费支出大约占其年收入的 9.6%。从中可以看出，这种商业经营模式下的医疗责任保险基于市场化的大背景中不仅可以为每一位医疗从业人员制定具有相当大弹性的保险保障计划，且对于医院及其雇员的负担相对也较轻。而且在这种市场化的环境下，还会有美国保险监督官协会(NAIC)的保驾护航，基于公平、合理、透明的原则保护医患双方的合法权益与合理诉求。目前，我国台湾地区也已基本采用了该种模式。

（二）互助保险型

互助保险型模式以英国为代表，这种互助模式的经营形式明显有别于上述的商业化经营模式。在英国，所有的医疗从业人员均必须遵章纳入英国医师协会(British Medical Association)，因而由临床医师以及诸如护工、心理咨询师、康复治疗师等医疗辅助从业人员构成该协会的主要入会会员，这部分入会会员也将能自动享受到医师协会为其提供全额的医疗责任保险的保障、相关补充附加险以及各类丰富的活动，例如平时协会也会通过定期举办讲座、沙龙免费向协会成员提供专业的法律咨询、疑难解答及医疗纠纷案件实例分析。而一旦会员陷入医疗纠纷事件中，则由该协会会同国民医疗服务诉讼委员会(NHSLA)以及医师维权联合会(Medical Defence Union)三方共同负责医疗事故的损失赔偿，第一时间介入到医疗事故的事务中，提供职业的法律顾问团队和客观的指导意见，以三方之合力互助减轻赔偿责任，尽可能使医患双方早日达成调解，避免对簿公堂。

（三）国家垄断型

国家垄断型模式以新西兰为代表。具体而言，即新西兰国民政府的国家事故赔偿计划囊括了一套完整的医疗责任保险体系，该体系中的承保对象除了涵盖其本国公民以外，还涵盖了新西兰的商人、旅客、外国留学生等，可谓包罗万象。这项计划的资金来源也有别于上述两种模式，政府通过财政税收从中直接拨款，对这部分税收收入成立专项基金进行统一收付、分级管理，充分利用税收强制性的特征，因而并不依赖医疗服务者。此种模式由新西兰特有的国情决定使然。目前，澳大利亚以及挪威、瑞典等部分北欧高福利国家也采用该种模式。

二、我国医疗责任保险制度的发展

医疗责任保险对于减轻医院或医生的赔偿风险，预防和减少医疗纠纷的发生，维护患者利益方面都具有重要意义。在西方国家，医疗责任保险发展已相当成熟，几乎所有的开业医生都必须购买医疗责任保险，否则无法正常执业。可以说，医疗责任保险几乎与医疗职业融为一体，没有它医疗行业将无法运转。在我国，由于医疗责任保险刚刚处于起步阶段，这种新的保险产品还没有被公众所普遍接受，即使是医疗机构和医生对医疗责任保险也缺乏足够认识，甚至存在误解。尽管大多数人认识到医疗责任保险是降低医疗职业风险的重要途径和发展方向，但是，就目前而言，很多人还是对建立医疗责任保险制度的必要性缺乏认识。

(一)我国医疗责任保险发展现状

我国医疗责任保险的起步相比于其他责任保险要迟很多，1989 年才出现了以商业保险为组织模式的医疗责任保险形式。医疗责任保险产品的首次销售是在中国人民保险公司(PICC)广西彝族自治县支公司；至 2000 年伊始，中国人民保险公司才将该险种从最早试点的广西推向全国。此后，太平洋、天安等保险公司也先后开办了此项保险业务。

(二)我国医疗责任保险发展模式

从目前来看，医疗责任保险作为一个综合性体系在我国却并没有全国统一、规范的制度，各地模式迥然不同，现存主流的模式大致可以分为以下三种：

1. 三方调解型　这种模式以山西省为代表。山西省于 2008 年 11 月开展医疗责任保险区域试点，通过《山西省医疗责任保险实施细则》等一系列区域性的行政文件界定了医疗责任保险在二级乙等及该等级以上一共五类参保医疗机构的赔偿限额。该模式最大的特点就是当发生医患纠纷或医疗事故时，可以通过其下设的第三方——山西省医疗纠纷人民调解委员会，由人民调解员进行免费、专业、及时的医患纠纷调解，其调解成功率在 95%以上，在保证公平、公正、公开的同时，力求在最短时间内将医患纠纷“冷却降温”、及时转向院外，以避免矛盾、冲突进一步升级、恶化。目前苏州的和协医疗纠纷调解中心也是类似的第三方调解机构，这种调解机构的纷纷兴起也是我国医疗责任保险发展历程中的一个折射点。

2. 联保创新型　这种模式以上海市为代表。上海市政府于 2002 年探寻构建具有地方特色的医疗责任保险模式，截至 2013 年 8 月，上海参保的 500 余家医院及其他医疗机构在这 10 年间累计提交 13464 件医患纠纷案件，总共涉及人民币大约 3.3 亿元的赔款额。由此可见，该模式在上海的探索实施化解了相当一部分的医患纠纷。不仅如此，联保机制在上海也从酝酿中适时推出“联保”，顾名思义即以“公开招标”的方式挑选三家左右资金雄厚、口碑较好的保险公司，抱团取暖组成该险种的联合共保体，通过这几家优秀大型保险公司的强强联手来力图克服目前大环境下医院投保意愿低、保障效果不显著的问题；而“创新”是指上海已积极试点一部分新型综合医疗责任保险产品，其中更是包括了健康体检机构、护工服务机构等五类主险产品，通过大胆创新实实在在地从源头上杜绝了“医闹”，有效地与传统医疗责任保险渠道形成互为补充的态势。

3. 强制投保型　这种模式以南京市为代表。南京市于 2009 年将辖区内的 13 个区县全部纳入医疗责任保险承保范围之中，其中社区卫生服务中心以及公立二级及以上医疗机构必须强制投保，初步形成了医疗责任保险的基本框架。此外积极鼓励其他各级、各类医疗机构及私人诊所、私人医院投保该险种；这种强制投保的模式优势在于依据大数法则，根据上一年度的纠纷案件发生数以及涉案金额灵活地调整下一年度的保险费率，具有很强的可操作性；并且在往后的年度中，还会通过第三方中介机构(即专业保险经纪公司)对医疗事故多发的医疗机构作出客观的监测与评估，通过保险费率的变动调整对医疗事故高发的医疗机构实施一定的“惩治”，从而形成一定的约束力，最终形成一套完整的制衡机制。该模式类似于交强险，具有强制性的色彩，如今也受到了诸多专家学者的认同，全国人大代表也提交书面建议和议案呼吁强制医疗责任保险制度的实施。

经过 20 多年的发展，医疗责任保险确确实实已经成为转移医疗风险、调和医疗纠纷的主要手段；近年来医疗责任保险呈现出保险金额稳固增长、案件赔付率稳中有降的健康走势，2014 年 3 月 1 日在上海实施的《上海市医患纠纷预防与调解办法》更是切实地保护了医患双方当事人的合法权益，为其提供了强大的后盾。

第三节 医疗责任保险的法律责任

2000 年 1 月中国人民保险公司申报的《医疗责任保险条款》，经中国保险监督管理委员会核准备案，成为我国出台的第一个医疗职业保险条款。其保险对象是依法设立、有固定场所的医疗机构及经国家有关部门认定合格的医务人员。根据该保险条款，投保医疗机构的医务人员在保险期内，因医疗责任发生经济赔偿或法律费用，保险公司将依照事先约定承担赔偿责任。

一、医疗责任保险的保险责任

根据中国人民财产保险条款规定，在保险单明细表中列明的保险期限或追溯期以及承保区域范围内，被保险人在从事与其资格相符的诊疗护理工作中因过失发生医疗事故或医疗差错造成依法应由被保险人承担的经济赔偿责任，并由被保险人在保险有效期限内首次提出索赔申请的，保险人负责赔偿。具体而言，医疗责任保险的保险责任一般包括以下几项：

(1)第三者(指患者)的人身伤亡。

(2)保险事故发生后并在仲裁或诉讼前经保险人书面同意的仲裁或诉讼费用(案件受理费、勘验费、鉴定费、律师费等)。

上述第 1 与第 2 项每人赔偿总金额不得超过本保险单明细表中列明的每人赔偿限额。

(3)发生保险责任事故后，被保险人为缩小或减少对患者人身伤亡的赔偿责任所支付的必要的、合理的费用。

此外，经过特别约定，医疗责任保险还可扩展承保下列责任：

(1)被保险人所提供并已转归他人所有的药物及外科、牙科的供应品或器械造成他人的伤害。

(2)由于被保险人提供或未能提供的治疗或护理而使人们受到的伤害，不仅指病、伤员本人受到的伤害，也包括其他人受到的伤害。例如，在对精神病患者进行治疗时，由于对患者缺乏足够的监护，虽然患者自己并未受到伤害，却使其他人受到伤害时，保险人也予以负责。此处所指的伤害，不仅在于对人体的伤害，也包括财产的损失及精神的损害，如遭到诽谤、非法监禁、中伤、侵犯隐私等而使患者或其亲友的名誉受到损害而向被保险人索赔，也列入特约保险责任范围内。例如，被保险人的医务人员误将患者诊断为患有令人厌恶的疾病或精神病，患者若以名誉受到损害而向被保险人要求赔偿时，保险人也予以负责。

案 例

医疗责任事故赔偿案一

某医院投保了医疗责任险，保险合同规定每起事故赔偿限额为 50000 元。在保险期内，该医院接受孕妇李某做胎儿性别鉴定，结论是“胎儿性别为女性”。结果，孕妇生产时却发现生下的是男孩，孕妇遂以医院医疗责任事故为由向法院起诉，要求院方赔偿损失。

受害方认为，医院断男为女，是严重的失职，应承担一切后果。因为该孕妇患有“杜氏进行性肌营养不良症”家族病，其特点是生女为阴性带菌不发病，生男为阳性带菌必发病，且目前无医可救，故男性一般均在成年前发病致死。李某此前已怀两胎均因性别鉴定为男性而终止妊娠，此次因相信医院的检验结论而将孩子生下，没想到生下的是男孩。因此，由于鉴定错误给李某及家人带来巨大痛苦，院方对此应承担损害赔偿责任。

医院认为，李某接受检验时可能怀的是双胎，另一胎为女性已被男性胎儿吸收，故导致诊断出错。因此，不承认是医疗责任事故，而只承认是一般的医疗差错，如果接受检验者不是特殊的家族病，并无实际伤害，因此，在保险人的协助下拒绝承担赔偿责任。

法院经过调查，并将李某之子做复查，认定李某生男是事实，而医院检验孩子性别为女也有书面证明为凭据，因此，院方应负损害赔偿责任。赔偿损失 8 万元，诉讼费用 2600 元。

医院承担的法律责任属检验人员失职行为所造成，符合医疗责任保险赔偿规定，保险方应履行补偿损失的义务，并分担诉讼费用。

二、医疗责任保险的除外责任

医疗责任保险的除外责任一般包括不可抗力、非法行医、道德风险等，根据中国人民财产保险条款规定的除外责任，主要分为三类：

1. 一般除外责任

(1)被保险人的故意行为。

(2)战争、敌对行为、军事行动、武装冲突、罢工、骚乱、暴动、盗窃、抢劫。

(3)核反应、核子辐射和放射性污染，但使用放射器材治疗发生的赔偿责任，不在此限。

(4)地震、雷击、暴雨、洪水等自然灾害。

(5)火灾、爆炸。

2. 违法或故意行为所致的责任

(1)未经国家有关部门认定合格的医务人员进行的诊疗护理工作。

(2)被保险人从事未经国家有关部门许可的诊疗护理工作。

(3)被保险人被吊销执业执照、被取消执业资格以及受停业、停职处分后仍继续进行诊疗护理工作。

(4)被保险人在酒醉或药剂麻醉状态下进行诊疗护理工作。

(5)被保险人使用伪劣药品、医疗器械或被感染的血液制品。

(6)被保险人使用未经国家有关部门批准使用的药品、消毒药剂和医疗器械。

(7)被保险人在正当的诊断、治疗范围外使用麻醉药品、医疗用毒性药品、精神药品和放射性药品。

3. 其他免除责任的情形

(1)被保险人的人身伤亡。

(2)直接或间接由于计算机问题引起的损失。

(3)罚款、罚金或惩罚性赔款。

(4)本保险单明细表或有关条款规定的应由被保险人自行负担的免赔额。

(5)被保险人在本保险单明细表中列明的追溯期起始日以前进行的诊疗护理工作中所致的赔偿责任。

(6)被保险人与患者或其家属签订的协议所约定的责任。但应由被保险人承担的法律责任不在此限。

(7)被保险人对患者的精神损害。另外，保单一般明确规定，其他不属于本保险责任的一切损失、费用和责任，保险人不负责赔偿。

三、医疗责任保险的赔偿及争议处理

保险人确定赔偿金额的依据是，以患者或其家属与被保险人及保险人协商确定的或经法院或国家有关部门依法裁定的应由被保险人偿付的金额为准，但不超过双方当事人在保险合同中约定的赔偿限额。另外，被保险人在发生保险责任事故后，为抢救患者产生的必要的、合理的费用，保险人按约定负责赔偿。对于经保险人书面同意的仲裁或诉讼费用以及被保险人向有关责任方追偿所支出的费用，保险人也按约定赔偿。

保险人在医疗事故的处理中有参与权。接到被保险人的索赔申请后，保险人有权参与对医疗事故或医疗差错的调查和处理。经保险人书面同意，被保险人或其代表对索赔事宜不得作出任何承诺、拒绝、出价、约定、付款或赔偿的表示。保险人认为有必要时，可以被保险人的名义，自负费用进行抗辩或索赔。

被保险人在索赔时应向保险人提供有效的单证和资料。进行保险赔付后，保险人享有以被保险人的名义向有关责任方提出索赔的权利。保险人实施代位追偿权时，被保险人有协助的义务。医疗责任保险争议，可以由双方协商处理，协商不成的，可依保险合同的约定提交仲裁或提起诉讼。

第四节　投保人、被保险人义务

一、告知义务

订立保险合同，投保人应如实提供投保医务人员名单，保险人就保险标的或者被保险人的有关情况提出询问的，投保人应当如实告知。

(1)投保人故意或者因重大过失未履行前款规定的如实告知义务，足以影响保险人决定是否同意承保或者提高保险费率的，保险人有权解除保险合同。合同解除权自保险人知道有解除事由之日起，超过 30 日不行使而消灭。自合同成立之日起超过 2 年的，保险人不得解除合同；发生保险事故的，保险人应当承担赔偿保险金的责任。

(2)投保人故意不履行如实告知义务的，保险人对于合同解除前发生的保险事故，不承担赔

偿保险金的责任，并不退还保险费；投保人因重大过失未履行如实告知义务，对保险事故的发生有严重影响的，保险人对于合同解除前发生的保险事故，不承担赔偿保险金的责任，但应当退还保险费；保险人在合同订立时已经知道投保人未如实告知的情况的，保险人不得解除合同；发生保险事故的，保险人应当承担赔偿保险金的责任。

案　例

保险中的最大诚信原则

1996年3月，某厂45岁的机关干部龚某因患胃癌(亲属因害怕其情绪波动，未将真实病情告诉本人)住院治疗，手术后出院，并正常参加工作。8月24日，龚某经同事吴某推荐，与之一同到保险公司投保了简身险，办妥有关手续。填写投保单时没有申报住院和身患癌症的事实。1997年5月，龚某旧病复发，经医治无效死亡。龚某的妻子以指定受益人的身份，到保险公司请求给付保险金。保险公司在审查提交有关的证明时，发现龚某的死亡病史上，载明其曾患癌症并动过手术，于是拒绝给付保险金。龚妻以丈夫不知自己患何种病并未违反告知义务为由抗辩，双方因此发生纠纷。

被保险人在投保时可能对自己健康状况有一个准确了解(患某种疾病)，也可能不清楚自己究竟患何种疾病。在前一种情况下，投保人对自己患何种疾病的陈述必须是一种观点的陈述。在本例中，龚某不知自己已患有胃癌，仅从他未声名自己已患胃癌的角度看，并不算违反告知义务。但是，龚某对自己几个月前住过院，动过手术的事实(这一事实对保险人来说无疑是很重要的)是不可能不知道的，他却没有加以说明，问题的关键恰恰在这里。也就是说，在被保险人确不清楚自己到底患何种病的情况下，倘若他对病情做了感知性陈述，尽管这种陈述不一定与事实相符(如患有胃癌，家属等善意地告诉他得的是胃病，他申请患过胃病)，他在义务履行上是绝对无瑕疵的，但是如果他隐瞒或虚假陈述了就医或治疗等方面的事实，则犯有未适当告知重要事实的过错，应当承担违反告知义务的不利后果。保险人因此获得抗辩权，拒绝给付保险金，并视故意和过失的动机不同，决定是否退还保费。

案　例

突发先天性疾病是否为不实告知

1996年9月1日新学期开始，13岁的B上初中了，学校让新生每人缴纳了保险费25元，其中学生平安保险10元，加疾病险15元。9月8日凌晨，B腹部剧烈疼痛，后经医院确诊为“左肾输尿管狭窄，左肾重度积水”，属于先天性疾病。B在1996年12月至次年的9月，共动了三次手术。1997年B的父亲两次向投保的A公司提出报销医药费的请求。但A公司认为B是带病投保，对先天性疾病，保险公司有明文规定(《学生和幼儿园儿童疾病住院医疗保险试行办法》)，不负责赔偿。B的父亲对保险公司的处理方法不服，诉至法院，法院经过认真调查分析，最后判决：被告A保险公司于判决生效后10日内，给付原告B保险金9790.50元，驳回原告其他诉讼请求。

《保险法》第10条规定，保险合同中规定关于保险人责任免除条款的，保险人在订立保险合同时应向被保险人明确说明，未说明的该条款不产生效力。而事实是保险公司在委托学生B所在中学办理“学生平安附加疾病保险”业务时，没有按保险法的规定出具委托书，与投保人签订保险合同，学校只有投保学生的名册，没有任何投保手续。A公司负责人则认为，学生家长没有履行如实告知义务，隐瞒了病情。但是在学生平安保险的实际操作中，业务员是直接给学生

B所在学校讲的，有的老师可能宣传不到位，多数情况是投保人在不知保单条款的情况下，保险公司就收了保费，签了保单。显然，A保险公司的说法站不住脚，B应该得到赔偿。

二、缴纳保费

除另有约定外，投保人应当在保险合同成立时缴纳保险费。对于保险费缴纳之前发生的保险事故，保险人不负责赔偿。

三、风险增加时及时通知保险人

在保险期间，被保险人的风险状况及保险单中列明的事项发生变化时，被保险人应当及时书面通知保险人，经与保险人协商一致后，变更保险合同有关内容。被保险人未履行前款约定的通知义务的，因保险标的的危险程度显著增加而发生的保险事故，保险人不承担赔偿保险金的责任。

四、做好预防措施

被保险人及其医务人员在诊疗护理活动中，应该遵守医疗卫生管理法律、行政法规、部门规章和诊疗护理规范、常规，恪守医疗服务职业道德，采取合理的预防措施，尽量避免保险事故。

五、保险事故发生后应尽的义务

1. 避免损失扩大　被保险人及其医务人员应当尽力采取必要、合理的措施，防止或减少损失，否则，对因此扩大的损失，保险人不承担赔偿责任。

2. 及时报案　投保人、被保险人应当及时通知保险人，并书面说明事故发生的原因、经过和损失情况；故意或者因重大过失未及时通知，致使保险事故的性质、原因、损失程度等难以确定的，保险人对无法确定的部分，不承担赔偿责任，但保险人通过其他途径已经及时知道或者应当及时知道保险事故发生的除外。

3. 保护现场，协助调查　被保险人及其医务人员应当保护事故现场，允许并且协助保险人进行事故调查。对于拒绝或者妨碍保险人进行事故调查导致无法确定事故原因或核实损失情况的，保险人对无法核实的部分不承担赔偿责任。

4. 向相关部门报告，进行调查　发生保险事故后，被保险人应按照《医疗事故处理条例》的规定向卫生行政部门报告，按照规定的程序申请或进行调查、分析、鉴定。被保险人应妥善保管病历等有关的原始资料，防止涂改、伪造、隐匿、销毁、遗失，并对引起不良后果的药品、医疗器械等现场实物按照有关规定进行封存并妥善保管，以备查验。

六、及时与保险人沟通信息

(1)被保险人收到医疗事故鉴定报告或法院送达的任何文书后，应于24小时内将上述报告或文书复印件送交给保险人。如保险人认为需审阅原件时，被保险人应及时向保险人提供原件。

(2)被保险人收到第三者的损害赔偿请求时，应立即通知保险人。未经保险人书面同意，被保险人对受害人及其代理人作出的任何承诺、拒绝、出价、约定、付款或赔偿，保险人不受其约束。对于被保险人自行承诺或支付的赔偿金额，保险人有权重新核定，不属于本保险责任范围或超出应赔偿限额的，保险人不承担赔偿责任。在处理索赔过程中，保险人有权自行处理由其承担最终赔偿责任的任何索赔案件，被保险人有义务向保险人提供其所能提供的资料和协助。

案 例

医疗责任事故赔偿案二

2012年3月27日，孕妇波美琼，女，37岁，基诺族，无业。因"停经9月余，入院待产"收住农垦职工医院妇产科，B超提示：宫内晚孕38W，单胎存活，胎儿脐带绕颈1周。于2012年3月27日早在门诊化验室抽血进行产前检查，27日下午办理的入院手续，17时30分，化验室结果显示该孕妇"艾滋病"可疑阳性携带，由主管医生和检验科医生按规定对孕妇本人进行单独告知，并建议流产，患者离院后前往州医院进行了引产手术。但该患者在州医院HIV初筛检测及州疾控中心确诊结果均为阴性，通过院方的调查了解确定样本是由于实验室检验人员操作失误导致血液样本被污染，鉴于农垦职工医院HIV初筛结果及确诊结果对家属造成的不良后果。就此事故孕妇波美琼申请了医学会鉴定，经鉴定波美琼医疗纠纷属于二级乙等医疗事故，医院承担完全责任。

查勘员收集的单证材料，能确认以下事实：本案出险孕妇来农垦职工医院待产，做了血液化验检查，因血液样本污染HIV检测显示阳性；本次事故事发时间2012年3月27日、索赔期均在保单约定期内。综上，本次事故的出险时间、出险地点、出险原因均在保险条款约定的范围内，经医疗事故鉴定，农垦职工医院应承担赔偿本次事故全部责任。根据鉴定医院与患方进行协商解决，一次性赔偿患者及家属人民币30万元。

此案被保险人在事故发生后并未及时报案，通知保险人，使保险人未能及时给予合理的建议。被保险人自行决定一次性给付第三者30万元，故保险公司应按合同约定协商赔付。

(3)被保险人获悉可能发生诉讼、仲裁时，应立即以书面形式通知保险人，接到法院传票或其他法律文书后，应将其副本及时送交保险人。保险人有权以被保险人的名义处理有关诉讼或仲裁事宜，被保险人应提供有关文件，并给予必要的协助。

对因未及时提供上述通知或必要协助导致扩大的损失，保险人不承担赔偿责任。

七、提供必要的索赔单据

被保险人向保险人申请赔偿时，应提交下列单证材料：

(1)保险单正本。

(2)有关医务人员的资格和执业证明、医疗机构与医务人员的劳动关系证明。

(3)患者完整的病例资料：患者伤残的，应当提供国家批准或认可的医疗事件鉴定机构或部门出具的伤残程度证明；患者死亡的，应当提供死亡证明书。

(4)患者的书面索赔申请。

(5)事故情况说明、赔偿项目清单。

(6)经国家批准或认可的医疗事故技术鉴定机构进行鉴定的，应提供医疗事故技术鉴定书；经法院、仲裁机构或卫生行政部门依法判决、裁决、裁定或调解的，应当提供判决、裁定文件或调解书。

(7)投保人、被保险人所能提供的与确认保险事故的性质、原因、损失程度等有关的其他证明和资料。

被保险人未履行前款约定的索赔材料提供义务，导致保险人无法核实损失情况的，保险人对无法核实部分不承担赔偿责任。

第十三章 护理法与护理法律责任

随着科学的发展、社会的进步以及人民法律观念的日益增强，运用法律武器保护自己的正当权益已逐渐成为人们的共识，这就要求护理工作者必须增强法律意识，规范护理行为，同时也要学会用法律维护患者的利益和争取自己的合法权益，确保护理安全。护理从业人员应以卫生法律法规和护理法来规范自己的行为。

第一节　护理管理相关的卫生法律法规

一、卫生法的概念

卫生法是指由国家制定或认可的，有关食品卫生、医疗卫生、医疗事故的处理、卫生防疫、药品器械管理、从业资格、突发性公共卫生事件的应急处理等方面的法律法规的总称。卫生法用于保护人体健康、调整人们在与卫生有关的活动中形成的各种社会关系。目前我国没有专门的卫生法，只有以公共卫生与医政管理为主的单个法律法规构成的一个相对完整的卫生法体系。形式包括专门的法律、法规、规章及宪法和其他法律规范中的卫生条款。其中行政法律法规构成卫生法的主体，同时卫生法还包括民事法律规范和刑事法律规范，如《医政法》《药政法》《职业病防治法》《妇幼卫生法》等。医疗方面主要有《中华人民共和国执业医师法》《医疗机构管理条例》及其实施细则、《护士管理办法》《护士条例》《中华人民共和国母婴保健法》及其实施办法、《中华人民共和国义务献血法》等。

二、与护理管理相关的卫生法律法规

（一）《医疗机构管理条例》

《医疗机构管理条例》由中华人民共和国国务院令第 149 号颁布，1994 年 9 月 1 日起施行。明确规定我国医疗机构管理的基本内容，医疗机构必须遵守的规范，以及违反有关规定的法律责任。

（二）《医疗事故处理条例》

《医疗事故处理条例》由中华人民共和国国务院令第 351 号颁布，2002 年 9 月 1 日起施行。

（三）《医院废物处理条例》

《医院废物处理条例》于2003年6月16日起施行，国务院第十次常务会议通过，对医疗废物做出了明确的规定：医疗废物（Medical Waste）是指医疗卫生机构在医疗、预防、保健以及其他相关活动中产生的具有直接或者间接感染性、毒性以及其他危害性的废物。

（四）《医院感染管理规范（试行）》

《医院感染管理规范（试行）》于2000年11月20日由卫生部431号文件颁布，明确了医院感染管理组织与职责；确定了医院感染知识培训的具体要求，医院感染监测的内容和要求，门诊、急诊等各重点科室部门的医院感染管理要求；明确了医疗污物的处理方法。

（五）《侵权责任法》

《侵权责任法》于十一届全国人大第12次会议通过，2010年7月1日施行，共分为十二章92条，第七章为医疗损害责任（54～64条）有关的规定：

1.“过错责任原则” 即“有过错有责任，无过错无责任”，而不再以构成“医疗事故”为承担赔偿责任的必要条件。

2.由“举证责任倒置”到“谁主张，谁举证” 医疗损害纠纷的举证责任或因医疗行为引起的侵权诉讼，医疗机构要对医疗行为与损害结果之间不存在因果关系及不存在医疗过错承担举证责任，也就是常说的举证责任倒置，在实践中被广泛使用。《侵权责任法》则规定由患者就医疗机构的过错承担举证责任，如患者不能证明医疗机构有过错或违反法律、行政法规、规章以及其他有关诊疗规范的规定，就要承担举证不能的不利后果。即谁主张谁举证。

3.关于赔偿责任的规定

（1）赔偿责任基本规定：患者在诊疗活动中受到损害，医疗机构及其医务人员有过错的，由医疗机构承担赔偿责任。赔偿责任遵循两个原则：一是医疗损害侵权中适用过错原则，即医疗机构或者医务人员有过错时，过错与损伤后果有因果关系，方才承担侵权责任；二是雇主赔偿原则，即医疗损害侵权中，无论是医疗机构还是医务人员有过错，其赔偿责任均由该医疗机构承担。

（2）未尽到义务而造成损害的赔偿责任规定：医务人员在诊疗活动中应当向患者说明病情和医疗措施。需要实施手术、特殊检查、特殊治疗的，医务人员应当及时向患者说明医疗风险、替代医疗方案等情况，并取得其书面同意；不宜向患者说明的，应当向患者的近亲属说明，并取得其书面同意。医务人员未尽到前款义务，造成患者损害的，医疗机构应当承担赔偿责任。如未充分尊重患者的知情同意权、未告知或告知不全面、未随病情变化反复告知、告知无签字、非患者和近亲属签字。

（3）关于紧急施救的规定：因抢救生命垂危的患者等紧急情况，不能取得患者或者其近亲属意见的，经医疗机构负责人或者授权的负责人批准，可以立即实施相应的医疗措施。如果患者明确表示“不同意”，或者患者不能表达意见时其近亲属明确表示“不同意”，则医疗机构和医务人员不得借口“紧急情况”而强行实施抢救措施。这里体现了对“患者自己决定权”的充分尊重。

（4）判断医务人员是否尽到诊疗义务需结合诊疗水平：医务人员在诊疗活动中未尽到与当时的医疗水平相应的诊疗义务，造成患者损害的，医疗机构应当承担赔偿责任。“判断医务人员注意（诊疗）义务时，应当适当考虑地区、医疗机构资质、医务人员资质等因素”。我国地域辽阔，不同地区的医疗水平存在差别，同一地区不同资质的医疗机构的医疗水平亦有差别，在判断医疗机构应尽的注意义务标准时，“应当适当考虑”这些差别。

4.“推定过错”原则　患者有损害，因下列情形之一的，推定医疗机构有过错：

(1)违反法律、行政法规、规章等有关诊疗规范的规定：如无执业资格执业及未在注册地点执业、超范围手术、不执行医院工作制度特别是核心制度、违反诊疗规范和操作常规等。

(2)隐匿或者拒绝提供与纠纷有关的病历资料。

(3)伪造、篡改或者销毁病历资料。

5.“无过错归责”原则　因药品、消毒药剂、医疗器械的缺陷，或者输入不合格的血液造成患者损害的，患者可以向生产者或者血液提供机构请求赔偿，也可以向医疗机构请求赔偿。患者向医疗机构请求赔偿的，医疗机构赔偿后，有权向负有责任的生产者或者血液提供机构追偿。即可先赔偿后追偿，生产方履行检查跟踪观察义务。

6. 免责情形规定　患者有损害，因下列情形之一的，医疗机构不承担赔偿责任：

(1)患者或者其近亲属不配合医疗机构进行符合诊疗规范的诊疗：如私自外出、陪护、自行停药、拒绝留观等。

(2)医务人员在抢救生命垂危的患者等紧急情况下已经尽到合理诊疗义务。

(3)限于当时的医疗水平难以诊疗，如患者体质特殊、病情异常、科学技术水平的局限性等。既保护患者利益，又保护医务人员合法权益。

7. 医疗机构及医务人员应尽义务　医疗机构及其医务人员应当按照规定填写并妥善保管住院志、医嘱单、检验报告、手术及麻醉记录、病理资料、护理记录、医疗费用等病历资料；患者要求查阅、复制前款规定的病历资料的，医疗机构应当提供；医疗机构及其医务人员应当对患者的隐私保密。

8. 其他　医疗机构及其医务人员不得违反诊疗规范实施不必要的检查，即避免过度医疗；医疗机构及其医务人员的合法权益受法律保护。干扰医疗秩序，妨害医务人员工作、生活的，应当依法承担法律责任。

(六)《医疗机构病历管理规定》

国家卫生计生委、国家中医药管理局于 2013 年 11 月 20 日下发，自 2014 年 1 月 1 日起施行。共七章 32 条。

1. 新版《医疗机构病历管理规定》特点

(1)增加了电子病历管理相关内容，体现新形势下病历管理工作特点。

(2)与相关法律法规、规范做好了衔接(输血治疗知情同意书，特殊检查治疗同意书等)。

(3)符合临床工作实际，更加注重医患双方权益维护(如明确规定签封病历的复制件，并规定未完成的病历在封存后病历原件可以继续记录和使用)。

2. 一般性规定　病历是指医务人员在医疗活动过程中形成的文字、符号、图表、影像、切片等资料的总和，包括门(急)诊病历和住院病历。按照病历记录形式不同，可分为纸质病历和电子病历。电子病历与纸质病历具有同等效力。医疗机构及其医务人员应当严格保护患者隐私，禁止以非医疗、教学、研究目的泄露患者的病历资料。

3. 具体规定

(1)病历的保管：门诊病历原则上由患者负责保管，电子病历患者同意后由医疗机构保管；住院期间病历由所在病区统一保管，因医疗活动或者工作需要，须将住院病历带离病区时，应当由病区指定的专门人员负责携带和保管；医疗机构应当严格病历管理，任何人不得随意涂改病历，严禁伪造、隐匿、销毁、抢夺、窃取病历。

(2)病历的借阅与复制：医疗机构应受理患者本人或者其委托代理人、死亡患者法定继承人或者其代理人复制或借阅病历的申请，申请人需提供相应的证明材料。

(3)病历的封存与启封：依法需要封存病历时，应当在医疗机构或委托代理人、患者或代理人双方在场，对病历共同进行确认，签封病历复制件，医方应接受封存病历；如医方申请封存而患方拒绝，医方可在公证机构公证下封存；医疗机构负责封存病历复制件的保管，封存后病历的原件可以继续记录和使用，开启封存病历应当在签封各方在场的情况下实施。

(4)病历的保存：门诊病历(医疗机构保管)保管时间自患者最后一次就诊之日起不少于15年；住院病历保管时间自患者最后一次住院出院之日起不少于30年。

第二节　护理法概述

护理法(Nursing Legislation)是指由国家制定的，用以规范护理活动(如护理教育、护士注册和护理服务)及调整这些活动而产生的各种社会关系的法律规范的总称。包括国家立法机关颁布的护理法规，也包括地方政府的有关法令。护理法制定受国家宪法制约。

一、护理法的范畴

护理法主要包括三部分：国家制定的医疗卫生法律、法规和条例，地方行政主管及卫生行政部门制定的规定、标准、办法、通知，医疗卫生单位制定的管理制度和办法、医疗技术操作规程等。

二、护理立法的历史与现状

(一)世界各国护理立法概况

护理立法始于20世纪初，1919年英国率先颁布了本国的护理法《英国护理法》；1921年荷兰颁布了护理法；1947年国际护士委员会发表了一系列有关护理立法的专著；1953年世界卫生组织发表了第一份有关护理立法的研究报告；1968年国际护士委员会特别成立了一个专家委员会，制定了护理立法史上划时代的文件《系统制定护理法规的参考指导大纲》(Apropos guide for formulating nursing legislation)，为各国护理法必须涉及的内容提供了权威性的指导。在亚洲，日本于1948年正式公布了护士法。到1984年，欧洲18国、西太平洋12国、中东20国、东亚10国及非洲16国共计76个国家制定了护理法规。

国际护士协会在1953年7月召开的国际护士会议上通过了《护士伦理学国际法》，随后，在1956年6月，在德国法兰克福大议会上予以修订并被采纳；国际护理学会于1973年颁布了《护士守则》。

(二)我国护理立法概况

1948年，第三届中国护士学会全国会员代表大会上，由国民政府卫生部护士主任徐蔼诸提出的“护士法草案提请商讨案”，以聂毓禅为召集人的护士法小组开会讨论，一致通过“护士法草案会商报告请公决案”；1952年发布了《医士、药剂士、助产士、护士、牙科技士暂行条例》(因各种原因而停止实施)；卫生部在1956年发布了《国家卫生技术人员职务名称和职务晋升条例》；

1979 年国务院批准卫生部发布了《卫生技术人员职称及晋升条例》和《关于加强护理工作的意见》；1981 年卫生部、国务院科级干部局颁布《关于在〈卫生技术人员职称及晋升条例〉中增设主管护师职称等问题的通知》；1982 年卫生部连续出台《全国医院工作条例》《医院工作制度》《医院工作人员职责》；1993 年 3 月 26 日，卫生部发布了《中华人民共和国护士管理办法》，并于 1994 年 1 月 1 日起实施，它规定的法律制度包括护士资格考试制度、护士注册制度、护士执业管理制度和护士执业监督处罚制度；1997 年就我国的护士情况和《护士管理办法》实施情况进行了广泛的调研，并决定制定《护士条例》，《护士条例》在 2008 年 1 月 31 日颁布，并于 5 月 12 日实施。《护士条例》包括总则、执业注册、权利和义务、医疗卫生机构的职责、法律责任、附则共六章。《护士条例》强化了医疗卫生机构的职责，对护士的职业行为做了严格的规定并充分保障了护士的合法权益。

三、护理立法的意义

制定护理法时必须首先确定护理立法的目标，明确立法的意义。护理立法的意义包括：

1. 使护理管理法制化，保障护理安全，提高护理质量　护理法的实施，使护理管理法制化，从而保证了护理工作的稳定性及连续性，防止护理差错事故的发生，保证了护理工作的安全及护理质量的提高。

2. 促进护理教育及护理学科的发展　护理法集中最先进的法律思想及护理观念，为护理专业人才的培养和护理活动的开展制定了法制化的规范及标准，使护理工作中有难以分辨的正确与错误，合法与非法等，在法律的规范下得到统一，促进了护理专业向现代化、专业化、科学化、标准化的方向发展。

3. 促进护理人员不断学习和接受培训　护理法规定的护士资格、注册、执业范围等，以法律的手段促进护理人员不断学习和更新知识，从而促进护理专业的整体发展。

4. 明确了护士的基本权益，使护士的执业权益受到法律的保护　通过护理立法，护理人员的地位、作用和职责范围有了明确的法律依据，使护理人员在从事正常护理工作的权利、履行自己的法定职责等方面最大限度地受到法律的保护，增强了护理人员对护理专业崇高的使命感和安全感。

5. 有利于维护患者及所有服务对象的正当权益　对于不合格或违反护理准则的行为，患者可根据护理法追究护理人员的法律责任，从而最大限度地保护了患者及所有服务对象的合法权益。

第三节　护理工作中的法律问题

来自卫生部的统计数字表明，全国由于医患纠纷引发的冲击医院等恶性事件，2002 年有 5000 多起，2004 年上升到 8000 多起，2006 年则有将近 10000 起。2008 年，在太原召开的一个关于医疗纠纷全国性的内部会议上披露，全国医疗纠纷每年发生达百万起，并以 100％的速度增长。面对如此节奏快、任务重、无规律、压力大、高风险的工作，我们应加强学习相关的医学法律、法规，增强护理法律意识和法制观念，用法律保护自己的护理行为，保护自己的权益。

每个合格的护理人员不仅应该熟知国家法律条文，更应明白在自己实际工作中与法律有关的潜在性问题，以便自觉地遵纪守法，必要时保护自己的一切合法权益，维护法律的尊严。这些法律相关问题中，常见的有：

一、违法行为

1. 侵权与犯罪　侵权是指对个体或群体的财产及人身权利不应有的侵犯，侵权行为可以不构成犯罪，可以通过民事方式如调解、赔偿等方式来解决。犯罪是指一切触犯国家刑法的行为，被害者的基本合法权益受到严重侵犯，会依法受到惩处。犯罪分为故意犯罪和过失犯罪。

2. 疏忽大意与渎职罪　疏忽大意是指行为人应当预见自己的行为可能发生危害社会的后果，但因疏忽大意而没有预见，以致发生严重的后果。分清犯罪与侵权行为的关键是对护理行为的目的和后果的正确鉴定。如果因护士责任心不强、不遵守查对制度而导致差错过失，这种过失给患者带来一定程度的损失和痛苦、引起护理纠纷时，从法律上它属于失职但未构成犯罪，构成侵权，如给药、输液错误，热水袋烫伤，躁动患者未给予保护而坠床，护理记录中的错误等。但当疏忽大意导致患者残废或死亡时，从法律性质上就可能构成了玩忽职守(渎职罪)，属于犯罪。

案　例

巡视不够导致患儿脑瘫

1998 年 2 月 23 日，36 岁的孕妇杨某，因高危妊娠合并心律失常、急性肠胃炎入院。经家属签字同意后于 3 月 18 日行剖宫产术，早产出双胞胎大、小毛毛，阿氏评分均为 10 分。当即送保温箱保暖，3 月 19 日晚，毛毛的父亲与值班护士两次发现保温箱断电。保温箱温度仍在 28～32℃之间，3 月 20 日清晨，家属发现大毛毛情况不妙，高烧达 41.0 ℃。两婴儿被迅速送往新生儿科进行抢救，后又转入省儿童医院治疗一年并确诊为：大毛毛属重度脑瘫，小毛毛属轻度脑瘫。此案经过一审后，2000 年 5 月，某省高级人民法院终审判决：某省人民医院赔偿两毛毛 290 多万元。

3. 收礼与受贿　护理人员主动向患者索要巨额红包、物品，属于犯了索贿、受贿罪。但若患者康复或得到了护士的精心护理后，出于感激的心理而自愿向护士馈赠少量纪念性礼品，原则上不属于贿赂范畴。

二、护理工作中潜在的法律问题

1. 执行医嘱　医嘱通常是护理人员对患者施行诊断和治疗措施的依据。一般情况下，护理人员应准确无误地执行医嘱，随意篡改或无故不执行医嘱都属于违规行为，但如发现医嘱有明显的错误，护理人员有权拒绝执行，并向医生提出质疑和申辩。若明知该医嘱可能给患者造成损害，酿成严重后果，仍照旧执行，护理人员将与医生共同承担所引起的法律责任；如果在护理人员提出明确申辩后，医师仍强制要求执行，护士将不对由此而产生的一切不良后果负任何法律责任。

案　例

执行有疑问的遗嘱导致严重后果

患者王某，男，3 岁。因误服 5 mL 炉甘石洗剂到某医院急诊。急诊医生准备 25%硫酸镁 20 mL导泻，但将口服误写成静脉注射。治疗护士拿到处方心想：“25%的硫酸镁能注射吗？似乎不能，但又拿不准。”又想：“反正是医嘱，执行医嘱是护士的职责。”于是，将25%的硫酸镁20 mL给患儿静脉注射，致使患儿死于高血镁所致的呼吸麻痹。

2. 临床护理记录　临床护理记录不仅是检查衡量护理质量的重要资料，也是医生观察诊疗效果、调整治疗方案的重要依据，记录时应客观、及时、准确无误和完整，而不能丢失、涂改、隐匿、伪造或销毁。在法律上，护理记录也有其不容忽视的重要性。不认真记录，或漏记、错记等均可能导致误诊、误治、引起医疗纠纷；临床护理记录在法律上的重要性，还表现在记录本身也能成为法庭上的证据，若与患者发生了医疗纠纷或与某刑事犯罪有关，此时护理记录则成为判断医疗纠纷性质的重要依据，或成为侦破某刑事案件的重要线索。因此，在诉讼之前对原始记录进行添删或随意篡改，都是非法的。

案　例

护士未尽责导致新生儿窒息死亡

某产妇于某日上午9时许，在某市中心医院妇产科顺产一足月男婴，经该医院医生检查新生儿一切正常，按新生儿临床评分标准被定为满分。产妇连续两天见到新生儿并以母乳喂养，但产后第三天早晨5时30分突然发现该男婴已死于新生儿室。产妇及家属向院方控告该院当班护士失职致其婴儿死亡，护士否认自己有责任，双方遂引起医疗纠纷。

新生儿室护士报告新生儿死亡前后的护理情况：

1. 前日晚10时到次日1时，巡视该新生儿一切正常。

2. 1时15分，排便后喂牛奶30 mL后，右侧卧位，未见异常。

3. 3时30分，护士巡视病房，更换尿布，一切正常。

4. 4时30分，护士巡视，该新生儿正常。

5. 5时，护士巡视、换尿布，仍右侧卧位，一切正常。

6. 5时30分，护士巡视发现该新生儿面部、口唇青紫色，右半身青紫，呼吸、心跳已停止，经值班医师检查确认已死亡。检查发现，尸斑已形成，以头面部、右侧半身前胸部为主。该护士主张此男婴因“新生儿猝死综合征”死亡。

尸检结果为窒息导致的死亡，固定尸斑的出现一般在死亡后四个小时，由此可见护士的护理记录有虚构。

在新生儿病房中，一般规定护士应30～60分钟巡视一次，以便发现问题，及时解决。该护士的不作为行为已构成了过失。

3. 贵重、麻醉药品与物品管理　麻醉药品主要指的是杜冷丁、吗啡类药物。临床上只用于晚期癌症或术后镇痛等，护理人员若利用自己的职务之便将这些药品提供给一些不法分子倒卖或吸毒者自用，则这些行为事实上已构成了参与贩毒、吸毒罪。因此，护理管理者应严格抓好这类药品管理制度的贯彻执行，并经常向有条件接触这类药品的护理人员进行法律教育。此外护理人员还负责保管、使用各种贵重药品、医疗用品、办公用品等，绝不允许利用职务之便，将这些物品占为己有或随意挪用。随意挪用药品与器械构成盗窃罪，情节严重者，可被起诉犯盗窃公共财产罪。

4. 护生实习中的法律问题　护生是学生，只能在执业护士的严密监督和指导下，为患者实施护理。如果在执业护士的指导下，护生因操作不当给患者造成损害，本人和带教护士都要负法律责任。所以，护生进入临床实习前，应该明确自己法定的职责范围。

三、执业安全问题

1. 护理禁止执业的情形

(1)未取得护士执业证书的人员。

(2)未按规定办理执业地点变更手续的护士。

(3)执业注册有效期满未延续注册的护士。

(4)虽取得执业证书但未经注册的护士。

2. 职业安全问题　职业安全是以防止职工在执业活动过程中发生各种伤亡事故为目的的工作领域及在法律、技术、设备、组织制度和教育等方面所采取的相应措施。

3. 职业保险问题　职业保险是指从业者通过定期向保险公司缴纳保险费，使其一旦在职业保险范围内突然发生责任事故，由保险公司承担对受损害者的赔偿。目前世界上大多数国家的护士几乎都参加这种职业责任保险。她们认为：

(1)保险公司可在政策范围内为其提供法定代理人，以避免其受法庭审判的影响或减轻法庭的判决。

(2)保险公司可在败诉以后为其支付巨额赔偿金，使其不致因此而造成经济上的损失。

(3)因受损害者能得到及时合适的经济补偿，而减轻自己在道义上的负罪感，较快达到心理平衡。因此，参加职业保险被认为是对护理人员自身利益的一种保护，它虽然并不摆脱护理人员在护理纠纷或事故中的法律责任，但实际上却可在一定程度上抵消其为该责任所要付出的代价。同时，在职业范围内，护理人员对他的患者负有道义上的责任，决不能因护理的错误而造成患者经济损失。参加职业保险也可以为患者提供这样一种保护。

医院作为护理人员的法人代表，对护理人员所发生的任何护理损害行为，都应负有赔偿责任。当患者控告护士，法庭作出判决时，若医院出面承受这个判决，则对护士的判决常常可以减轻，甚至可以免除。因此，医院也应参加保险，可使护理人员的职业责任保险效能大为增强。

第四节　护理事故的法律责任

法律责任是同违法行为联系在一起的。凡是实行某种违法行为的公民、公职人员或法人，都应当对国家及受害者承担相应的法律后果，该定义所确定的法律责任的基本原理论格局是：法律责任就是制裁意义上的法律后果；没有违法就没有法律责任；“过错”责任和“责任自负”是法律责任的基本原则；法律责任是违法者基于违法行为向国家和受害者承担的法律后果，因此，追究法律责任是国家专门机关的专有活动。

医疗护理活动中，患者和医疗机构之间实际上形成了一种医疗护理合作关系。因此，在因医疗护理事故发生损害追究医疗机构民事法律责任时，可以追究医疗机构的违约责任；同时，由于医疗护理事故损害的是公民的人身权，且医疗机构及医务人员对损害的发生存在过错，所以医疗护理事故构成侵权行为，因此，患者及其家属也可以要求医疗机构承担侵权责任。《护士条例》明确规定，护士在执业过程中造成医疗事故的，依照医疗事故处理的有关规定承担法律责任。

一般来讲，护理事故的法律责任包括民事、刑事和行政方面的责任。

一、护理事故的民事责任

(一)民事责任的定义和形式

1. 定义　民事责任(civil legal obligation)是指根据民法规定，民事主体侵犯他人的民事权利或违反自己所负有的民事义务时所应承担的法律后果。构成护理事故的绝大多数案例都属于民事案件，护理事故中，侵害人对患者承担民事法律后果。

2. 形式　民事责任的承担包括违约责任和侵权责任的承担两种形式，这两种形式都统一规定在《中华人民共和国民法通则》第一百三十四条之中。根据《中华人民共和国民法通则》第一百三十四条规定，民事责任形式有以下10种：①停止侵害；②排除妨碍；③消除危险；④返还财产；⑤恢复原状；⑥修理更换、重作；⑦赔偿损失；⑧支付违约金；⑨消除影响、恢复名誉；⑩赔礼道歉。医疗事故中的民事责任以赔偿损失为主。

(二)医疗护理事故的赔偿

1. 确定赔偿数额依据　按《医疗事故处理条例》第四十九条规定，医疗护理事故赔偿，应考虑下列因素，确定具体赔偿数额：①医疗护理事故等级；②医疗护理过失行为在医疗事故损害后果中的责任程度；③医疗护理事故损伤后果与患者原有疾病状况之间的关系。不属于医疗事故的，医疗机构不承担赔偿责任。

2. 赔偿项目与计算方法　《医疗事故处理条例》第五十条规定，医疗护理事故赔偿按照下列项目和标准计算：

(1)医疗费：按照医疗护理事故对患者造成的人身损害进行治疗所发生的医疗费用计算，凭据支付，但不包括原发病医疗费用。结案后确实需要继续治疗的，按照基本医疗费用支付。

(2)误工费：患者有固定收入的，按照本人因误工减少的固定收入计算；对于收入高于医疗护理事故发生地上一年度职工年平均工资3倍以上的，按照3倍计算；无固定收入的，按照医疗护理事故发生地上一年度职工年平均工资计算。

(3)住院伙食补助费：按照医疗事故发生地国家机关一般工作人员的出差补助标准计算。

(4)陪护费：患者住院期间需要专人陪护的，按照医疗事故发生地上一年度职工年平均工资计算。

(5)残疾生活补助费：根据伤残等级，按照医疗护理事故发生地居民年平均生活费计算，自定残之月起最长赔偿30年；但60周岁以上的，不超过15年；70周岁以上的，不超过5年。

(6)残疾用具费：因残疾需要配置补偿功能器具的，凭医疗机构证明，按照普及型器具的费用计算。

(7)丧葬费：按照医疗护理事故发生地规定的丧葬费补助标准计算。

(8)被扶养人生活费：以死者生前或者残疾者丧失劳动能力前实际扶养且没有劳动能力的人为限，按照其户籍所在地或者居住地最低生活保障标准计算。对不满16周岁的扶养到16周岁。对年满16周岁但无劳动能力的，扶养20年；但60周岁以上的，不超过15年；70周岁以上的，不超过5年。

(9)交通费：按照患者实际必需的交通费用计算，凭据支付。

(10)住宿费：按照医疗事故发生地国家机关一般工作人员的出差住宿补助标准计算，凭据支付。

(11)精神损害抚慰金：按照医疗事故发生地居民年平均生活费计算。造成患者死亡的，赔偿年限最长不超过6年；造成患者残疾的，赔偿年限最长不超过3年。

二、护理事故的行政责任

(一)行政职责的定义及其形式

1. 定义　护理事故的行政责任是指在发生护理事故或处理护理事故的过程中，相关机构或人员违反卫生法律法规或护理操作规范，所应承担的行政法律后果。它包括医疗机构及其医务人员的行政责任以及在处理护理事故过程中，可能出现的卫生行政部门及其工作人员、参加护理事故鉴定的工作人员、患者及其亲友等人的行政责任。

2. 行政责任的形式　《护士条例》第三十一条规定，护士在执业活动中有下列情形之一的，由县级以上人民政府卫生主管部门依照职业分工责令改正，给予警告；情节严重的，暂停其6个月以上1年以下职业活动直至由原发政部门吊销其执业证书。

我国法制对护理事故的处理一般采取批评教育从严、惩罚处理从宽的原则，大多采用行政手段进行调解。如果调解失败，转由司法机构依法处理。我国《医疗事故处理条例》规定，对造成医疗护理责任事故的直接责任人员，医疗单位应当根据其事故等级、情节轻重、本人态度和一贯表现，分别给予不同行政处分。《医疗事故处理条例》还规定，对造成医疗护理技术事故的直接责任人员，医疗单位应责令其作出书面检查，吸取教训，一般可免予行政处分；对情节严重的，也应当酌情给予行政处分。护理人员由于违反医疗规范及技术规范的，由卫生行政部门给予警告、责令改正、记过、留职查看或开除等行政处分，还可以给予中止注册、取消注册处分。

根据《护士条例》，除依照前款处分外，卫生行政部门可责令暂停6个月以上1年以下执业活动，情节严重的，直至由原发政部门吊销其护士执业证书。

(二)护理事故的免责事由

《医疗事故处理条例》第三十三条规定：“在诊疗护理工作中，有下列情形之一的，不属于医疗护理事故：

(1)在紧急情况下为抢救垂危患者生命而采取紧急医学措施而造成不良后果的。

(2)在医疗护理活动中由于患者病情异常或患者体质特殊而发生医疗护理意外的。

(3)在现有医学科学条件下，发生无法预料或者不能预防的不良后果的。

(4)无过错输血造成不良后果的。

(5)因患方原因延误诊疗导致不良后果的。

(6)因不可抗力造成不良后果的。”

三、护理事故的刑事责任

(一)刑事责任的定义及形式

1. 定义　刑事责任是指行为人对违反刑事法律义务的行为所引起的刑事法律后果的一种应有的、体现国家对行为人否定的道德政治评价的承担。

2. 形式　《中华人民共和国刑法》第三十三条、三十四条提出，刑法分为主刑和附加刑。主刑的种类包括管制、拘役、有期徒刑、无期徒刑和死刑；附加刑包括罚金、剥夺政治权利和没收财产。附加刑也可独立适用。

（二）护理刑事责任的相关规定

护理刑事责任是指护患双方或者相关人员在处理医疗事故争议中，违反刑事法律、法规构成犯罪，所应承担的法律责任。护理事故主要犯罪一般包括护理事故罪、伪证罪和受贿罪等。

《护士条例》第二十七条规定："卫生主管部门的工作人员未依照本条例规定履行职责，在护士监督管理工作中滥用职权、徇私舞弊，或者有其他失职、渎职行为的，依法给予处分；构成犯罪的，依法追究刑事责任。"

护理事故的行政责任不同于民事责任和行政责任。从概念上我们可以看出，护理事故的刑事责任是行为人在处理护理事故争议时，因违反刑法构成犯罪，才应当承担的刑事法律责任。如果行为人的行为显著轻微，危害不大，达不到构成犯罪的标准，只能追究其行政责任。

《中华人民共和国刑法》第三百三十五条规定："医务人员由于严重不负责任，造成就诊人死亡或严重损害就诊人身体健康的，处三年以下有期徒刑或者拘役。"根据本条例之规定，医疗护理责任事故罪是指医务人员由于严重不负责任，造成就诊人死亡或严重损害就诊人身体健康的行为。本罪的主体是医务人员，这里的医务人员是指获得《医疗机构执业许可证》的诊疗人员及护理人员。

第十四章 护士条例

新中国成立后，政府和有关部门十分重视护理队伍的稳定、护理人才的培养和护理质量的提高，先后发布了涉及护士管理方面的法规、规章等。1982 年 4 月 7 日，卫生部在发布的《医院工作制度》和《医院工作人员职责》中，对护理工作制度和各级各类护士的职责做了相应的规定。为了提高包括护理人员在内的医务人员的职业道德素质，改善和提高医疗服务质量，1988 年 12 月 15 日，卫生部制定颁布了《医务人员医德规范及其实施办法》。1993 年 3 月 26 日卫生部颁布了《中华人民共和国护士管理办法》(以下简称《护士管理办法》)，《护士管理办法》中规定凡申请护士执业者必须通过卫生部统一的执业考试，取得《中华人民共和国护士执业证书》，但获得高等医学院校护理专业专科以上毕业文凭者，以及获得经省级以上卫生行政部门确认免考资格的普通中等卫生(护士)学校护理专业毕业文凭者，可以免于护士执业考试。《护士管理办法》颁布实施后，我国开始逐步实施护士执业资格考试和护士职业注册制度，使护士的管理逐步走向规范化。

随着社会的发展，医疗护理的执业环境发生了巨大的变化，原有的医疗卫生法律法规、规范主要侧重于技术层面，而目前医院医疗护理工作中出现的纠纷多集中在经济和患者安全问题上，故原有的法律法规已不能满足新的医疗护理环境的需要；此外护理工作中隐藏着较多的问题与安全隐患，如护工的存在、护理人员同工不同酬的问题等；国际上其他国家的经验证明，实行护士执业资格考试和执业注册是保证护理质量的有效措施，而我国在此方面的工作尚需完善。因此为了维护护士的合法权益，规范护理行为，促进护理事业发展，保障医疗安全和人体健康，2008 年 1 月 31 日，国务院颁布了《护士条例》，该条例自 2008 年 5 月 12 日起施行，同年 5 月卫生部颁布了《护士执业注册管理办法》。

第一节　护士条例总则

一、护士的概念

《护士条例》规定护士是指经过执业注册取得护士执业证书，并依照本条例规定从事护理活动，履行保护生命、减轻痛苦、增进健康职责的卫生技术人员。护士这一概念是作为一门职业的从业人员的统称。除此之外，和“护士”相对应的概念还有护理职称序列中的主任护师、副主任护师、主管护师和护师及行政职务序列中护理部主任、科室护士长、病房护士长等。

二、护士管理机构

国务院卫生主管部门——卫生部医政司护理处负责全国护士的监督管理工作，县级以上地方人民政府卫生主管部门负责本行政区域的护士监督管理工作。国务院有关部门、县级以上地方人民政府及其有关部门以及乡（镇）人民政府应当采取措施，改善护士的工作条件，保障护士待遇，加强护士队伍建设，促进护理事业健康发展。县级以上地方人民政府及其有关部门对本行政区域内做出突出贡献的护士，按照省、自治区、直辖市人民政府的有关规定给予表彰、奖励。

三、护士执业环境相关规定

护士人格尊严、人身安全不受侵犯。护士依法履行职责，受法律保护。全社会应当尊重护士。国务院有关部门对在护理工作中做出杰出贡献的护士，应当授予全国卫生系统先进工作者荣誉称号或者颁发白求恩奖章，受到表彰、奖励的护士享受省部级劳动模范、先进工作者待遇；对长期从事护理工作的护士应当颁发荣誉证书。

第二节　护士执业注册

世界上许多国家都实行护士资格考试和护士执业注册制度，实践证明护士进行执业注册是保障护理质量和群众生命健康的基本措施之一。按照国际惯例对从业护士进行执业注册管理。我国是从 1993 年《护士管理办法》颁布后逐步实施护士资格考试和护士执业注册的，《护士条例》规定医疗卫生机构不得聘用未取得护士执业证书、未进行有效注册的护理人员从事护理活动。

一、注册管理机构

卫生部负责全国护士执业注册监督管理工作，省、自治区、直辖市人民政府卫生行政部门是护士执业注册的主管部门，负责本行政区域的护士执业注册管理工作。

二、护士执业注册条件

《护士条例》规定护士要取得执业证书，从事临床护理工作，应具备以下条件：

(1)具有完全民事行为能力：《中华人民共和国民法通则》规定："18 周岁以上的公民是成年人，具有完全民事行为能力，可以独立进行民事活动，是完全民事行为能力人。16 周岁以上不满 18 周岁的公民，以自己的劳动收入为主要生活来源的，视为完全民事行为能力人。"

(2)在中等职业学校、高等学校完成国务院教育主管部门规定的普通全日制 3 年以上护理、助产专业课程学习，包括在教学、综合医院完成 8 个月以上护理临床实习，并取得相应学历证书。

(3)通过国务院卫生主管部门组织的护士执业资格考试。

(4)符合国务院卫生主管部门规定的健康标准

①无精神病史。

②无色盲、色弱、双耳听力障碍。

③无影响履行护理职责的疾病、残疾或者功能障碍。

三、护士执业注册规定

(一)首次注册

自通过护士职业资格考试之日起 3 年内，当事人可以提出首次执业注册申请。申请护士执业注册，应当提交下列材料：①护士执业注册申请审核表；②申请人有效的身份证明；③申请人学历证书及专业学习中的临床实习证明；④护士职业资格考试成绩合格证明；⑤省、自治区、直辖市人民政府卫生部门指定的医疗机构出具的申请人 6 个月内健康体检证明；⑥医疗卫生机构拟聘用的相关材料；⑦申请人近期的一寸免冠照片。申请机关为职业地所在省、自治区、直辖市人民政府卫生主管部门，收到申请的卫生主管部门应在收到申请之日起 20 个工作日内作出决定，对符合本条例规定条件的，准予注册，发给《护士执业证书》，对不具备本条例规定条件的，不予注册，并给予书面说明。

《护士执业证书》包含护士的姓名、性别、出生日期等个人信息及证书编号、注册日期和执业地点。注册有效期为 5 年。

(二)逾期注册

自通过职业资格考试之日起 3 年后提出注册的，按逾期注册处理。逾期注册的当事人除提交相关材料外，还应当提交在省、自治区、直辖市人民卫生行政部门规定的教学、综合医院接受 3 个月临床护理培训并考核合格的证明。

(三)延续注册

护士执业注册有效期届满，护士需要继续执业的，应当在执业注册有效期届满前 30 日向执业地所在省、自治区、直辖市人民政府卫生主管部门申请延续注册。护士申请延续注册，应当提交以下材料：①护士延续注册申请审核表；②申请人的《护士执业证书》；③省、自治区、直辖市人民政府卫生部门指定的医疗机构出具的申请人 6 个月内健康体检证明。收到申请的卫生主管部门对具备本条例规定条件的，准予延续，延续执业注册的有效期也是 5 年。如果申请人身体不符合规定要求的健康标准或被处暂停执业活动处罚期限未满的，卫生主管部门不予延续注册，并给出书面说明。

(四)重新注册

护士执业注册有效期届满未延续注册的或受吊销《护士执业证书》处罚，自吊销之日起满 2 年的，当事人拟在医疗卫生机构执业时，应当重新申请注册。重新申请注册的，应当按照首次注册的规定提交相关材料；中断护理执业活动超过 3 年的，还应当提交在省、自治区、直辖市人民政府卫生行政部门规定的教学、综合医院接受 3 个月临床护理培训并考核合格的证明。

(五)变更注册

护士在其执业注册有效期内如需变更执业地点，应向拟执业地省、自治区、直辖市人民政府卫生行政部门提出变更注册申请，并提交以下材料：①护士变更注册申请审核表；②申请人的《护士执业证书》。卫生主管部门应该在收到申请之日起 7 个工作日内为其办理变更手续，护士跨省、自治区、直辖市变更执业地点的，收到申请的卫生主管部门还应向其原执业地省、自治区、直辖市人们政府卫生主管部门进行通报。

但是如果护士承担卫生行政部门交办或批准的任务，履行医疗卫生机构职责的护理活动如到外省执行救灾任务，以及经医疗卫生机构批准后外出进修、进行学术交流等，则不需要进行变更注册。

(六)注销注册

如果护士执业注册有效期届满未延续注册、受吊销《护士执业证书》处罚、当事人死亡或丧失民事行为能力的，原注册部门应当依照行政许可法的规定注销其执业注册。

(七)其他规定

香港、澳门特别行政区及台湾地区人员在内地完成护理、助产专业学习，符合《护士执业注册管理办法》规定，可以申请护士执业注册。

《护士条例》规定县级以上地方人民政府卫生主管部门应当建立本行政区域的护士执业良好记录和不良记录，并将该记录记入护士执业信息系统。护士执业良好记录包括护士受到的表彰、奖励以及完成政府指令性任务的情况等内容。护士执业不良记录包括护士因违反本条例以及其他卫生管理法律、法规、规章或者诊疗技术规范的规定受到行政处罚、处分的情况等内容。

《护士条例》明确规定，医疗卫生机构不得允许下列人员在本机构从事诊疗技术规范规定的护理活动：

(1)未取得《护士执业证书》的人员。

(2)未依照本条例第九条的规定办理执业地点变更手续的护士。

(3)护士执业注册有效期届满未延续执业注册的护士。

在教学、综合医院进行护理临床实习的人员应当在护士指导下开展有关工作。

案 例

甘肃无证护士输液出人命被判过失致人死亡罪

被告人马某原受雇于兰州市城关区一社区诊所，从事打针、输液等工作。马某曾在甘肃省中医学院学习过，但未取得护士执业证。

2001 年年底，社区内一名患者自带头孢哌酮钠注射液到诊所输液。由于是同一社区人员，马某免费给其提供了输液服务。但在几分钟之后，接受输液的患者出现不良反应，后经过医院抢救无效死亡。

经兰州医学会医疗事故技术鉴定，护理人员马某给患者输液后导致其过敏性休克，未采取有效抢救措施，最终导致患者死亡，构成一级甲等医疗事故，负有主要责任。

2005 年 7 月 25 日，因为涉嫌非法行医罪，马某被公安机关拘留，后被取保候审。2006 年 2 月底，检察机关以马某涉嫌过失致人死亡罪向兰州市城关区人民法院提起公诉。死者家属也向法院提起民事赔偿请求。

法院判决以过失致人死亡罪判处马某有期徒刑 3 年，缓刑 4 年；由所在诊所赔偿死者家属 16 万元，马某承担连带责任。

第三节　护士的权利和义务

护士的权利与义务是基于护士特定的职业性质而产生和存在的。因此，它具有在护理活动中产生并由法律规范所规定的特征。

为了保证护士安心工作，鼓励人们从事护理工作，满足人民群众对护理服务的需求，《护士条例》强调了政府的职责，规定国务院有关部门，县级以上的人民政府及其有关部门以及乡镇人民政府应当采取措施，改善护士的工作条件，保障护士待遇，加强护士队伍建设，促进护理事业的健康发展。护士的权利和义务是相互依存和相互统一的，没有无权利的义务，也没有无义务的权利。

一、护士的权利

1. 有人格尊严、人身安全不受侵犯的权利　对于扰乱医疗秩序，阻碍护士依法开展执业活动，侮辱、威胁、殴打护士，或者有其他侵犯护士合法权益行为的，由公安机关依照治安管理处罚法的规定给予处罚，构成犯罪的，依法追究刑事责任。

2. 护士执业，有按照国家有关规定获取工资报酬、享受福利待遇、参加社会保险的权利　任何单位或者个人不得克扣护士工资，降低或者取消护士福利等待遇。

本条规定的立法本意是针对目前一些医疗机构对聘用的合同制护士同工不同酬以及其他不公正待遇的问题。护士在执业活动中有权利按时获取国家规定的工资报酬，享受保险和福利待遇，这是护士的基本物质保障权利，是宪法赋予公民的劳动的权利和劳动者有获得报酬、福利待遇权利的具体化。这些待遇包括护士的工资、各种津贴以及在生育、疾病、伤残、休假、退休等方面的福利。

案　例

网友发帖晒工资条，实发金额只有4元

2010年3月，网上出现一张雷人工资条。楼主“不干2010什么事”在网上展现了自己今年2月份的工资条：基本工资为1300元，扣除养老保险144元、社保198元、失业险18元、医保36元，以及“不明”扣款900元，最后实发金额为4元。后来咨询后得知该公司请假考勤制度“迟到一次扣100，3次以上加扣500”。

工资是否合理，首先应该看应发工资，必须达到法定的最低劳动保障线，另外根据劳动法的规定，单位对员工处罚款应有一定的比例限制，原则上不能无限制地扣光，应保证当月生活费，如果认为单位制度不合理，可以带上工资条，到劳保部门申请仲裁。

为稳定护士队伍，鼓励护士在临床一线护理岗位长期工作，国家颁布了一系列有关护士待遇的文件：1985年，根据中共中央、国务院关于《国家机关和事业单位工作人员工资制度改革方案》的规定，对护士给予护士工龄津贴；1988年，人事部、卫生部和财政部颁布实施《关于提高护士工资标准的实施办法》；2006年，人事部、财政部关于《事业单位工作人员收入分配制度改革实施办法》(国人部发〔2006〕59号)对岗位工资、薪级工资、绩效工资、津贴补贴等进行了明确规定；人事部在《关于事业单位试行人员聘用制度有关工资待遇等问题的处理意见(试行)》国人部发〔2004〕63号)中，对受聘人员的工资待遇提出明确规定。

3. 护士执业，有获得与其所从事的护理工作相适应的卫生防护、医疗保健服务的权利　从事直接接触有毒有害物质、有感染传染病危险工作的护士，有依照有关法律、行政法规的规定接受职业健康监护的权利；患职业病的，有依照有关法律、行政法规的规定获得赔偿的权利。

(1)关于卫生防护、医疗保健服务的权利：2001年颁布实施的《中华人民共和国职业病防治法》中明确规定了劳动者依法享有职业卫生保护的权利，明确提出用人单位应当为劳动者创造符合国家职业卫生标准和卫生要求的工作环境和条件，并采取措施保障劳动者获得职业卫生保护。2004年修订的《中华人民共和国传染病防治法》中明确规定了对从事传染病工作的人员以及接触传染病病原体的人员，有关单位应当按照国家规定，采取有效的卫生防护措施和医疗保健措施。2006年，卫生部颁布实施的《医院感染管理办法》中规定了医疗机构应当制定医务人员职业卫生防护工作的具体措施，提供必要的防护物品，保障医务人员的职业健康。

(2)关于直接接触有毒有害物质、有感染传染病危险工作的护士，应当接受职业健康监护的权利：根据《中华人民共和国职业病防治法》，卫生部2002年颁布实施的《职业健康监护管理办法》明确规定了职业健康监护主要包括职业健康检查、职业健康监护档案管理等内容。职业健康检查包括上岗前、在岗期间、离岗时和应急的健康检查。护士在工作中，直接接触有毒有害物质，如接触甲醛、酚以及导致接触性皮炎、电光性皮炎和放射性物质等国家规定的危害物质，工作在有感染传染病危险的工作岗位，如直接接触处于传染期或者发病期的传染病患者或者传染病病原物质，应当按照规定接受职业健康监护。2007年卫生部颁布《放射工作人员职业健康管理办法》规定了从事放射工作人员的职业保护和健康管理。

(3)患职业病的，有依照有关法律、行政法规的规定获得赔偿的权利：《中华人民共和国职业病防治法》对职业病患者明确规定了享有的权利。包括职业病患者依法享受国家规定的职业病待遇；职业病患者的诊疗、康复费用，伤残以及丧失劳动能力的职业病患者的社会保障，按照国家有关工伤社会保险的规定执行；职业病患者依照有关民事法律，有获得赔偿权利的，有权向用人单位提出赔偿要求；劳动者被诊断患有职业病，但用人单位没有依法参加工伤社会保险的，其医疗的生活保障由用人单位承担等。

4. 护士有按照国家有关规定获得与本人业务能力和学术水平相应的专业技术职务、职称的权利；有参加专业培训、从事学术研究和交流、参加行业协会和专业学术团体的权利。

(1)关于职称、职务：各类医疗卫生机构内工作的护士，作为从事护理专业技术工作的人员，都应当享有获得与本人业务能力和学术水平相应的专业技术职务、职称的权利。

(2)关于参加专业培训：护士有参加各种专业培训的权利，这是护士享有的接受继续教育，不断获得充实、发展和提高专业技术水平的基本权利，也是护士为保证护理工作水平、保障患者健康和生命安全应尽的义务。

(3)从事学术交流、学术研究，参加行业协会和专业学术团体：护士是专业技术人员，护士在从事护理专业业务工作中，有权开展学术交流，进行科学研究、技术开发，撰写学术论文或者著书立说，发表自己的观点，开展学术争鸣。护士可以加入行业协会和专业学术团体并在其中兼职工作。

5. 护士有获得疾病诊疗、护理相关信息的权利和其他与履行护理职责相关的权利　护士履行护理职责，首先，需要了解患者的诊断、治疗等有关信息和资料。对于患者的诊疗和康复，护士、医师以及其他医务人员是一个密切合作的团队，共同以患者为中心，履行救治患者、协助患者康复的职责。护士一方面要根据医师的诊疗计划认真实施治疗措施、密切观察患者病情，另一方面要切实为患者提供周到的生活照顾，帮助患者尽快康复。其次，护士在工作中必须了解患者的身体、生活习惯、饮食等有关情况，以便于帮助患者在住院期间更好地接受治疗。

相关信息一方面来自医务人员，另一方面来自患者和家属。

护士开展执业活动，必须要保障其获得必要的执业条件。必要的执业条件是保障护理服务对象健康和生命安全的需要，也是保障护士和其他医务人员职业安全的需要。护士执业所需要的条件包括物化的条件和非物化的条件。

6. 有对医疗卫生机构和卫生主管部门的工作提出意见和建议的权利　护士有权利向所在的医疗卫生机构提出管理和业务工作方面的意见和建议，参与医疗卫生机构的民主管理。这是护士参与民主管理的权利，是宪法赋予公民的民主权利在护理领域的具体适用。保证护士此项权利的行使，能够调动护士对医疗卫生机构行政和业务管理工作的主动性、积极性，加强对医疗卫生机构的监督。

护士有权利对卫生主管部门的工作提出意见和建议。《宪法》第四十一条规定：“中华人民共和国公民对于任何国家机关和国家工作人员，有提出批评和建议的权利。”护士作为公民，可以行使这项权利向任何国家机关和国家工作人员提出批评和建议。

7. 获得表扬、表彰的权利　《护士条例》第六条规定：“国务院有关部门对在护理工作中做出杰出贡献的护士，应当授予全国卫生系统先进工作者荣誉称号或者颁发白求恩奖章，受到表彰、奖励的护士享受省部级劳动模范、先进工作者待遇；对长期从事护理工作的护士应当颁发荣誉证书，具体办法由国务院有关部门制定。”

二、护士的义务

(1)护士执业，应当遵守法律、法规、规章和诊疗技术规范的规定　遵守法律、法规、规章和诊疗技术规范的规定是护士执业的根本准则，即合法性原则。这一原则涵盖了护士执业的基本要求，包含了护士执业过程中应当遵守的大量具体规范和应当履行的大量义务。通过法律、法规、规章和诊疗技术规范的约束，护士履行对患者、患者家属以及社会的义务。

案　例

违反诊疗护理规范引起的医疗责任事故

患者，女，76岁。咳嗽、憋气及发热2个月入院。初步诊断为慢性支气管炎并发感染，肺心病及肺气肿。入院后由护士甲为其静脉输液。甲在患者右臂肘上3 cm处扎上止血带，当完成静脉穿刺固定针头后，由于患者的衣袖滑下来将止血带盖住，因而忘记解下止血带。随后甲要去给孩子喂奶，交护士乙继续完成医嘱。乙先静脉推注药液，然后接上输液管进行补液。在输液过程中，患者多次提出“手臂疼及滴速太慢”等，乙认为疼痛是由于四环素刺激静脉所致，并解释说：“因为病情的原因，静脉点滴的速度不宜过快”。经过6个小时，输完了500 mL液体，由护士丙取下输液针头，发现局部轻度肿胀，以为是少量液体外渗所致，未予处理。静脉穿刺9个半小时后，因患者局部疼痛而做热敷时，家属才发现止血带还扎着，于是立即解下来并报告护士乙，乙查看后嘱继续热敷，但并未报告医生。

止血带松解后4个小时，护士乙发现患者右前臂掌侧有2 cm×2 cm水泡两个，误认为是热敷引起的烫伤，仍未报告和处理。又过了6个小时，右前臂高度肿胀，水泡增多而且手背发紫，护士乙才向医生和院长报告。院长组织会诊决定转上级医院，因未联系到救护车暂行对症处理。两天后，患者右前臂远端2/3已呈紫色，只好乘拖拉机送往上级医院。为等待家属意见，转院后第三天才行右上臂中下1/3截肢术。术后伤口愈合良好。但因患者年老体弱加上中毒感染引起心、肾功能衰竭，于术后一周死亡。经医疗事故鉴定委员会鉴定，结论为一级医疗责任事故。

处理：①护士甲给予行政降职处分；②护士乙给予行政记过处分；③院长给予行政警告处分；④将本次事故通报本地区各县医院；⑤免去患者全部住院费，并给家属一次性补偿5000元。

案　例

医院用药张冠李戴不属医疗事故仍需赔偿

2005年1月11日，83岁的老人王某感到身体不适，胸闷发烧，遂住进北京某医院检查。医院以“上呼吸道感染、冠心病、心绞痛”于当日上午收入医院治疗。当日中午，护士根据医嘱为老人输液，使用药品“甲培新”。从患者入院后直到下午15时28分之间，医院没有护理记录，15时30分老人突感胸闷、气短，院方停止使用“甲培新”，改为使用硝甘静点。15时40分老人突然意识丧失，心电示波呈直线，并于17时50分被宣告死亡。

经查发现，医院给老人输液使用的“甲培新”药瓶上贴的竟是别人的名字。院方自述，护士在输液过程中使用的“甲培新”药品是该院的另一名患者计划使用的，因该患者途中转病房没有使用，就留在了护士值班室。院方称使用这瓶药品前已取得了药房的认可，但没有证据能够证明医院履行了必要的审核手续。此外，医院的护理记录自下午15时40分开始，脉搏、呼吸、血压多处数据内容冲突，且与心电图记录无法形成准确的对应关系。

鉴定机关对该医院的医疗过程进行医疗事故技术鉴定后认为，王某死亡原因为心源性猝死（心律失常），并有监测心电图为证，治疗过程中所用“甲培新”有明确适应证，与患者死亡无直接关系。但医院在医疗过程中确有缺陷、药品使用管理也存在问题，特别是“甲培新”药品不宜在科室存留时间过长，使用时应有明确标识。鉴定结论为该病例不构成医疗事故。但在诊疗过程中医院存在很多问题：使用的药品上患者标识混乱，药品在科室存留时间过长，未建立完备的护理记录，且护理记录中多处内容冲突，病历材料无法准确体现患者的实际用药时间及病情发展过程。由于医院疏于对患者入院后的护理，建立完备护理记录时患者的病情已严重恶化，治疗中使用药品“甲培新”时不符合临床用药的操作要求，现有记录无法准确体现患者的实际用药时间及病情发展过程，这些过错行为的存在都必然增加患者的医疗风险。据此可以认定医院的医疗过错及与患者的损害后果之间具有关联性，判令该医院赔偿死者家属10万元。

(2)护士在执业活动中，发现患者病情危急，应当立即通知医师；在紧急情况下为抢救垂危患者生命，应当先行实施必要的紧急救护。

《医疗事故处理条例》中规定在紧急情况下为抢救垂危患者生命而采取医学措施造成不良后果的，不属于医疗事故。

①关于紧急救护：救死扶伤是每一个医务人员都应持有的职业准则。遇有患者病情危急的情况时，护士应当立即通知医师。但是，在实际工作中，有时医师不能马上赶到，而急危患者一般都处于病情紧急状态，必须即刻采取紧急措施进行抢救。

②必要紧急措施：护士实施必要的抢救措施，必须依照诊疗技术规范，根据患者的实际情况以及自身的能力水平，力所能及地正确实施救护，以避免对患者造成伤害。因此，护士要加强学习，积累工作经验，熟练掌握临床抢救、复苏技术，提高对急危重患者的抢救能力。

(3)护士发现医嘱违反法律、法规、规章或者诊疗技术规范规定的，应当及时向开具医嘱的医师提出，必要时，应当向该医师所在科室的负责人或者医疗卫生机构负责医疗服务管理的人员报告。

①正确执行医嘱：正确实施医嘱是护士保证患者治疗效果和医疗安全的首要工作。护士正确执行医嘱，首先应当核对医嘱，然后按照正确的时间、对象、剂量、途径和方式执行医嘱，并观察患者的临床反应。随意篡改或者无故不执行医嘱都属于违规行为。

案 例

姓名差一字护士打错针，家属提出五万赔偿

在喊过“高鹏飞”的名字后，高鹏云头也没抬地应声道：“哎”。于是，护士王某将治疗心脑血管疾病的舒血宁输进了需要退烧的高鹏云体内……

“这药治什么的?”高鹏云的孙女问。“治心脏的!”王某随口回答。“我爷又没有心脏病?”孙女感到疑惑。“这是医生开的!”王某边说边走出了病房。

很快王某回来告诉高鹏云的孙女：“这药不是给你爷爷的，打错了！不过这药对心脏有好处……”“对心脏有好处就打吧!”孙女并没有让王某停止输液，而是将整瓶药液打完了。

次日，高鹏云出现了强烈的药物反应，持续高烧、浑身哆嗦、大小便失禁……高鹏云孙女心有余悸地回忆着，“医生过来给打了退烧针，用酒精擦了全身，还让我爷吸氧，烧才算退下来。”

“给患者打错药，医院具有不可推卸的责任!”高鹏云的家人激动地表示，同时向医院提出了5万元的经济赔偿。

医院方面的解释是：舒血宁没有任何禁忌证，高鹏云的一系列反应是他自身原发病的症状，与打错药物没有任何关系。“患者入院当日，就出现持续高烧，并伴有肺内感染，打完药后没有造成严重后果，不构成医疗事故，只能称作医疗差错。”

②拒绝执行有问题的医嘱：护士在执行医嘱过程中，如果发现和怀疑医嘱存在错误，护士有权利拒绝执行，并向医师提出质疑，这是出于保护患者的目的。

(4)护士应当尊重、关心、爱护患者，保护患者的隐私　由于医疗护理活动的特点，护士在工作中能够获悉患者的病史、症状、体征、家族史以及个人的习惯、嗜好等隐私和秘密，护士应当保守这些个人的隐私和秘密。避免因泄露患者的隐私而对患者造成不良影响，甚至产生严重后果。

案 例

擅自复印病历为侵犯隐私权，法院判赔2万元

2004年4月28日，吴丽因牙龈上火去何建所在诊所就诊，何建为吴丽注射“胸腺肽”后病情未见好转，被送往乌鲁木齐市友谊医院，经救治，病情好转后出院。5月13日，吴丽住进袁玉所在医院中医科治疗，5月25日病情好转出院。6月10日，吴丽到袁玉所在医院病案室复印病历，但打开病历，发现首页上印有何建的身份证复印件，吴丽意识到病历已被何建复印。

6月11日，吴丽向袁玉所在医院进行举报，医院调查得知，原来是何建到该院请同学袁玉帮忙复印了吴丽的病历。事发后，医院将复印病历追回。同时，医院对袁玉作出处罚。但吴丽认为，医院只对袁玉进行了处罚，但事件直接责任人是何建，他却一直未受到任何处理。为保护自己的隐私权，今年6月，吴丽以隐私权被侵犯为由将何建、袁玉起诉到法院。8月4日，天山区人民法院经调查认为，病历属于患者所有，医务人员私自复印患者病历，侵犯了患者的隐私权。故判决何建与袁玉向吴丽赔付2万元，并当面道歉。

(5)护士有义务参与公共卫生和疾病预防控制工作。发生自然灾害、公共卫生事件等严重威胁公众生命健康的突发事件，护士应当服从县级以上人民政府卫生主管部门或者所在医疗卫生机构的安排，参加医疗救护。该项义务是对护士的一项强制性义务。在发生自然灾害、公共卫生突发事件时，护士的个人利益要服从集体利益、社会利益和国家利益。

第四节 护士法律责任

(1)护士在执业活动中有下列情形之一的，由县级以上地方人民政府卫生主管部门依据职责分工责令改正，给予警告；情节严重的，暂停其6个月以上1年以下执业活动，直至由原发证部门吊销其护士执业证书：

①发现患者病情危急未立即通知医师的。

②发现医嘱违反法律、法规、规章或者诊疗技术规范的规定，未依照本条例第十七条的规定提出或者报告的。

③泄露患者隐私的。

④发生自然灾害、公共卫生事件等严重威胁公众生命健康的突发事件，不服从安排参加医疗救护的。

⑤护士在执业活动中造成医疗事故的，依照医疗事故处理的有关规定承担法律责任。

(2)护士被吊销执业证书的，自执业证书被吊销之日起2年内不得申请执业注册。

(3)护士执业注册申请人隐瞒有关情况或者提供虚假材料申请护士执业注册的，卫生行政部门不予受理或者不予护士执业注册，并给予警告；已经注册的，应当撤销注册。

第五节 医疗卫生机构的职责和法律责任

护士在医疗卫生机构中从事护理专业技术活动，因此，护士权利的维护和实现有赖于医疗卫生机构提供保障，护士义务的履行需要医疗卫生机构提供必要的条件并进行直接管理。但是实际工作中，有些医疗机构以低于国家卫生主管部门规定的护士配备标准来配备护士，导致护理人员短缺，护士工作繁重，同时对患者的护理质量得不到保证。这样既侵犯了患者和护士的权利，又带来安全隐患。为强化医疗卫生机构的责任，《护士条例》对医疗卫生机构的职责及相应的法律责任做了规定。

一、医疗卫生机构的职责

(1)医疗卫生机构配备护士的数量不得低于国务院卫生主管部门规定的护士配备标准。

(2)医疗卫生机构不得允许下列人员在本机构从事诊疗技术规范规定的护理活动：未取得《护士执业证书》的人员；未依照本条例第九条的规定办理执业地点变更手续的护士；护士执业注册有效期届满未延续执业注册的护士。

(3)医疗卫生机构应当为护士提供卫生防护用品，并采取有效的卫生防护措施和医疗保健措施。

(4)医疗卫生机构应当执行国家有关工资、福利待遇等规定，按照国家有关规定为在本机构从事护理工作的护士足额缴纳社会保险费用，保障护士的合法权益。对在艰苦边远地区工作，或者从事直接接触有毒有害物质、有感染传染病危险工作的护士，所在医疗卫生机构应当按照国家有关规定给予津贴。

(5)医疗卫生机构应当制定、实施本机构护士在职培训计划，并保证护士接受培训。护士培训应当注重新知识、新技术的应用；根据临床专科护理发展和专科护理岗位的需要，开展对护士的专科护理培训。

(6)医疗卫生机构应当按照国务院卫生主管部门的规定，设置专门机构或者配备专(兼)职人员负责护理管理工作。

(7)医疗卫生机构应当建立护士岗位责任制并进行监督检查。护士因不履行职责或者违反职业道德受到投诉的，其所在医疗卫生机构应当进行调查。经查证属实的，医疗卫生机构应当对护士做出处理，并将调查处理情况告知投诉人。

二、卫生行政主管部门工作人员及医疗卫生机构法律责任

(一)卫生行政主管部门工作人员法律责任

卫生主管部门的工作人员未依照本条例规定履行职责，在护士监督管理工作中滥用职权、徇私舞弊，或者有其他失职、渎职行为的，依法给予处分；构成犯罪的，依法追究刑事责任。

(二)医疗卫生机构法律责任

(1)医疗卫生机构有下列情形之一的，由县级以上地方人民政府卫生主管部门依据职责分工责令限期改正，给予警告；逾期不改正的，根据国务院卫生主管部门规定的护士配备标准和在医疗卫生机构合法执业的护士数量核减其诊疗科目，或者暂停其6个月以上1年以下执业活动；国家举办的医疗卫生机构有下列情形之一、情节严重的，还应当对负有责任的主管人员和其他直接责任人员依法给予处分：

①违反本条例规定，护士的配备数量低于国务院卫生主管部门规定的护士配备标准的。

②允许未取得《护士执业证书》的人员或者允许未依照本条例规定办理执业地点变更手续、延续执业注册有效期的护士在本机构从事诊疗技术规范规定的护理活动的。

(2)医疗卫生机构有下列情形之一的，依照有关法律、行政法规的规定给予处罚；国家举办的医疗卫生机构有下列情形之一、情节严重的，还应当对负有责任的主管人员和其他直接责任人员依法给予处分：

①未执行国家有关工资、福利待遇等规定的。

②对在本机构从事护理工作的护士，未按照国家有关规定足额缴纳社会保险费用的。

③未为护士提供卫生防护用品，或者未采取有效的卫生防护措施、医疗保健措施的。

④对在艰苦边远地区工作，或者从事直接接触有毒有害物质、有感染传染病危险工作的护士，未按照国家有关规定给予津贴的。

(3)医疗卫生机构有下列情形之一的，由县级以上地方人民政府卫生主管部门依据职责分工责令限期改正，给予警告：

①未制定、实施本机构护士在职培训计划或者未保证护士接受培训的。

②未依照本条例规定履行护士管理职责的。

第十五章 护理工作制度和护士职责

护理管理是医院管理的一个重要组成部分，明确护理工作制度和护士职责是使管理有效进行的重要保障。护理工作制度与护士职责是护理人员长期临床工作实践的经验总结，对于保证护理工作的正常进行，提高医疗护理质量，防止护理差错事故发生具有重要的指导作用。

1982 年卫生部颁布了《医院工作制度》和《医院工作人员职责》，该工作制度规定的重点在于技术的层面，随着社会和医疗卫生事业的发展，原有的工作制度和护士职责已不能满足现代临床护理管理的需要，医疗纠纷较为集中在患者的安全管理上。各地方卫生行政部门以及各医院依据工作需要相继补充或制定了新的护理工作制度与护士职责，这些规章制度是法律进程中的一个过渡，在医疗事故处理的过程中同样具有法律的效力。

第一节 护理工作制度

一、护理工作制度的作用和意义

护理工作细致、烦琐、涉及面广，具有严格的连续性和继承性，为了保证对患者的治疗和护理工作的连续性，必须建立健全系统、科学、有效的规章制度，使各级护理人员有章可循。护理工作制度是医疗卫生法规制度中的重要组成部分，是将工作内容、工作程序和工作方法不断条理化、定型化的结果，反映了护理工作的规律和特点，是护理工作重要的依据，对护理工作和护理人员行为具有同样的法律约束力。

二、护理工作制度的制定与实施

护理工作制度的制定和修改应适应社会和医学发展的需要，符合“以人为本”的服务理念，遵循我国的法律法规。随着医疗护理的发展，原有的一些护理制度已不能适应临床的需求，有些制度甚至限制了“以人为本”的服务理念，如产科“母婴分离”制度已被“母婴同室管理”制度所代替，对于不适合临床需要的管理制度，应及时进行修订。修订护理工作制度应依据以下几个方面来进行：

1. 新的法律法规的颁布和实施后应及时更新护理管理制度与规程　随着我国卫生体制改革的不断深入，国家相继颁布与修订了多部卫生法规，护理管理者应结合临床实际认真学习、深刻领会，并及时修订现有的护理制度。如 2009 年和 2014 年分别对《护理分级》制度进行了修改，护理管理者应重点学习和执行对患者进行护理分级的依据、分级护理的重点内容；针对《医疗事故处理条例》的颁布，护理管理者应着手审核现行患者隐私权的保护制度、高风险护理技术知情同意制度、保护性约束的告知制度、陪护制度、举证责任倒置制度等。

2. 注重护理关键环节的管理　护理工作内容繁多，而患者的安全管理是护理工作的首要工作，应明确护理安全管理的重点，并制定相应的工作制度。

(1)关键制度：查对制度、抢救制度、护理缺陷管理制度、消毒隔离制度、新业务新技术准入保障制度等。

案　例

试管婴儿准入制度

在中国，每10对育龄夫妇中就有1对不育。庞大的市场需求，使很多医疗机构纷纷开展试管授精技术。一旦试管婴儿技术应用、管理失控，缺陷儿、男女比例失调、近亲结婚等问题将接连出现，并会严重影响中国的人口安全。

我国的法律法规，做试管婴儿必须具备提供夫妻双方的身份证、结婚证、准生证，三证缺一不可。从收集精子、卵子到培育胚胎再到胚胎着床，每一个步骤都需要夫妻双方签字确认，以防止在此过程中产生任何的“变故”。但是目前我国的法律在对试管婴儿的监护以及医院程序的监控等方面都不够完善，社会上的试管婴儿出生后，父母离异现象越来越严重，这一过程仍需要伦理、法律等个方面的指引和监督。

(2)关键患者：急危重症患者、疑难杂症患者、手术前后患者、新入院患者、婴幼儿、有精神病史或精神症状者、有发生医疗纠纷可能的患者，对这些特殊的患者，应在护理工作制度中给予足够的重视。

(3)关键护理人员：新入职或新调入的护士、外院的进修人员、实习学生等。

(4)关键环节：手术、创伤性操作、特殊检查与治疗、转运危重患者等环节。

(5)关键时间：交接班时间、节假日、夜班、工作繁忙时间段和易疲劳时间等。

(6)关键设备与药物：监护设备、抢救设备、毒麻药物使用、保管、维修及补充等。

3. 掌握工作程序、目的及要求　在制定护理管理制度时应了解该项工作的全过程、应达到的质量标准、执行者的岗位职责及应具备的基本条件。在此基础上制定出切实可行的工作制度。另外在制定各项工作制度时不应只从便于管理或方便工作的角度出发，还应从患者的角度出发，考虑患者的利益。

4. 规章制度文字应简明扼要，易于理解记忆　医院各种规章制度种类繁多，相关的制度、常规及操作规程均需护理人员掌握并执行，因此制定的条目不宜过多，应简明扼要且不产生歧义，原则上应按照工作流程顺序排列，便于护理人员掌握。

5. 规章制度的制定应有各级护理人员参加　护理人员在临床工作的一线，对临床护理工作中容易出现的问题及关键环节较为了解，因此在制定某项规章制度时，护理部应组织各级护理人员参与讨论、制定草稿的过程。

三、基本护理工作制度

各医院应结合医院实际，制定和严格执行各项护理制度，主要包括三部分：护理管理制度、工作环节制度、岗位制度。

(一)护理管理制度

护理管理制度主要包括《护理部工作制度》《护理质量管理及公示制度》《护理服务规范》《护理报告制度》《夜班督导制度》《护理缺陷管理制度》《探视陪住制度》《月报表制度》《护理会议制度》等。

(二)工作环节制度(核心制度)

1. 查对制度

(1)三查十一对一注意。①三查:服药、处置、操作前查;服药、处置、操作中查;服药、处置、操作后查。②十一对:床号(腕带)、姓名、性别、年龄、药名、剂量、浓度、用法、时间、批号、有效期。③一注意:用药后反应。

(2)医嘱查对制度:①处理长期医嘱或临时医嘱时要记录处理时间,执行者签全名;若有疑问必须问清楚后方可执行。②主管护士和夜班护士对当日医嘱要进行查对,每周定期大核对两次,并根据需要进行重整。整理医嘱后需经另一人查对,方可执行。③抢救患者时,医师下达口头医嘱,执行者须复诵一遍,经双方核实无误后,方可执行。用过的空安瓿应暂时保留。抢救结束后6小时内据实补齐医嘱并签字。

案 例

江西一护士因打错针而迫使孕妇剖宫产

2010年5月7日晚,待产妇杨某进入南昌市青山南路的劳动医院待产。5月8日上午,温医生在护士站口头嘱咐护士张彦给26床刘某打针。然而,张彦却把温医生说的"给26床打针",听成了"给6床打针",误将本该给其他患者注射的缩宫素(俗称催产素)注射在了她的身上,致使其产生强烈的缩宫反应被紧急送入手术室剖宫产,新生婴儿出生后被下达病危通知书。

在这一过程中,医生温雯和护士张彦都有过错,按规定,除非在手术中,医生给护士下医嘱必须用手写下医嘱,不能口头交代。护士张彦在打针前也没有按规定核对所用药与病床号、患者姓名是否一致,便匆匆给患者打了针。而且,护士的注射方式也有问题,缩宫素本来应该用点滴缓慢滴注,但是护士却用肌注的方式,快速注射给了患者。

(3)服药、注射、输液查对制度:①服药、注射、输液操作需严格进行查对;②清点和使用药品时要检查标签、批号和失效期,如不符合要求严禁使用;③易致过敏的药物,给药前需询问患者有无过敏史,有过敏史者,不能使用该药物,无过敏史者需做皮试证明反应为阴性者方可使用;毒麻药需反复核对;静脉给药的同时需检查药液质量,如药液有无变质、瓶口有无松动、裂缝;同时使用多种药物时,应注意配伍禁忌;④发药或注射时,患者如有疑问应及时查清楚方可执行。

案 例

护士用错药七旬翁身亡 院方担责九成赔近13万

70多岁的张某胸口疼痛已20多年,2012年4月因病情加重来到市南一家医院就诊,经过医院诊断,张某患有冠心病、心绞痛、高血压等多种病症,医生随即建议他住院治疗。5月,一护士在给张某打点滴时,错将其他患者含有青霉素的药物加进了他的点滴里,而张某对青霉素过敏。点滴打完后的第二天凌晨，张某病危，医院发现后立即进行施救，但是张某还是经抢救无效身亡。

病没治好，反倒将患者“治”死，事后，张某的家人将医院告上了法庭，认为医院用错药致使张某身亡，医院方面存在明显的医疗失误，请求法院判令医院支付26万余元的赔偿。而医院方认为，患者在入院时，本身就患有多种疾病，并且一些病情还是高度危险的，这些病情都可以导致患者身亡；同时，患者年龄非常大了，所以导致患者机体对外界的不良刺激反应过大；护士误将青霉素类药物给患者使用，发生了药物不良反应，这方面确实存在医疗过错，但是患者身亡的原因是多方面因素所致，所以医院不应当承担全部责任。

市南法院审理认为，患者到医院就诊，院方理应按照医疗规范对患者谨慎治疗，患者通过医院的治疗后，已经出现病情好转，但医院在治疗过程中，错误用药，并且也不能排除患者的身亡与药物使用不当有关，所以医院方面医疗过错事实清楚，应当在事故中承担九成责任，赔偿患者家属近13万元。

(4)输血查对制度：①查对采血日期、血液有无凝血块或溶血、血袋有无破裂、污染等情况；②查对输血单与血袋标签上供血者的姓名、血型及血量是否符合，交叉配血报告有无凝集；③输血前需两人核对患者床号、姓名、住院号及血型，无误后方可输入；④输血完毕应保留血袋24小时，以备必要时送检。

案　例

哈尔滨北安建设农场职工医院非法采血输血致19人感染艾滋病，被索赔3000万

2004年10月1日凌晨5时，黑龙江省农垦局北安分局建设农场职工杨某因艾滋病结束了年仅29岁的生命，由此引爆出一场惊天大案：由于建设农场职工医院长期非法采供血液，已导致至少19名无辜受害者感染艾滋病。

这起艾滋病感染事件的导火索发生在杨某身上，如今她已经离开人世。2002年6月8日，杨某因腹痛被送到农场职工医院，经B超检查是“宫外孕”。医生说，需要输血，并让家属找血源。这时，医院一位姓周大夫建议他用“血鬼”(当地对卖血者的贬称)的，医院抽取了一个绰号叫“孙老四”的卖血者400 mL血液输给杨某，为此，其丈夫李某支付了600元输血钱。2004年5月开始，杨某感到身体不适，到建设农场职工医院检查身体，初步诊断为“营养不良”。一直到8月份杨某病情持续恶化。9月4日，丈夫带杨某来到哈尔滨医科大学第一医院，检查结果犹如晴天霹雳：杨某感染了艾滋病！10月1日5时，杨某因艾滋病医治无效在医院病故。

国家权威部门对这起输血导致感染艾滋病案进行彻底调查，最终发现：从1997年至2002年的6年间，该医院非法采供血导致至少19人感染艾滋病。19人中，有9人是因怀孕分娩而输血感染的；有3人是由家人间接感染的。最可怕的是，一个小孩才5岁，而他的感染史却超出他的年龄。在他尚未出生时，就因母亲需要剖宫产输血而感染了艾滋病。这些人都是被当地卖血者“孙老四”夫妇感染的。事发时，“孙老四”夫妇已经相继病发身故。

1998年10月1日开始实行的《中华人民共和国献血法》和《血站管理办法》规定医院是不能私自采血的，采血和供血都必须由专门的采供血机构进行。专门的采供血机构必须经过国家卫生部门的认证、取得资质，并接受每年一次的年检；而医院是没有经过采供血资质认证的，在我国的法律规定上就不具备采血供血的资格。其次，采来的血液要进行化验，其中对转氨酶肝功能指标、梅毒、乙肝、丙肝、艾滋病等传染病病毒指标的化验，按照规定必须进行两次，采血前采血后各一次或者全部在采血后进行化验。且进行传染病病毒化验的实验室或化验室也必须由当地疾控部门验证。因此在整个采供血链条中，医院仅处于受血的地位。

(5)手术查对制度：①术前准备及接患者时，应查对患者床号、姓名、性别、诊断、手术名称等；②查对手术部位、配血报告、术前用药、药物过敏实验结果等；③查对无菌包内灭菌指示剂是否合格齐全；④体腔或深部组织的手术，需在缝合前核对纱布、纱垫、缝针、器械的数目与完整性是否与术前相符；⑤术中标本需由巡回护士和手术者核对后再送检；⑥术后手术室护士将患者送至病房并与病房护士应进行交接、签字。

案　例

未严格执行查对制度导致两患儿做错手术

1993 年 12 月 12 日，某医学院附属医院对两个患病儿童做手术时，错将患有先天性心脏病需做心脏修补术的 4 岁儿童徐某做了扁桃体摘除手术；而对患有扁桃体肥大需做摘除手术的 5 岁儿童刘某却做了心脏修补手术。在对刘某进行全身麻醉开胸后，手术者捧出孩子的心脏发现完好无恙时，竟认为是误诊，手术达 3 个小时，大量输血导致患儿严重输血反应，经全力抢救才保住了生命。

2. 分级护理制度　分级护理是指患者在住院期间，医护人员根据患者病情和(或)自理能力进行评定而确定的护理级别。分级护理分为四个级别：特级护理、一级护理、二级护理和三级护理。

(1)分级方法：①患者入院后应根据患者病情严重程度确定病情等级；②根据患者 Barthel 指数总分确定自理能力的等级(见表 15-1)；③依据病情等级和(或)自理能力，确定患者护理分级；④临床医护人员应根据患者的病情和自理能力的变化动态调整患者护理分级。

表 15-1　自理能力分级

自理能力等级	等级划分标准	需要照顾程度
重度依赖	总分≤40 分	全部需要他人照护
中度依赖	总分 41～60 分	大部分需他人照护
轻度依赖	总分 61～99 分	少部分需他人照护
无须依赖	总分 100 分	无须他人照护

Barthel 指数(BI)评定量表　　单位/分

序号	项目	完全独立	需部分帮助	需极大帮助	完全依赖
1	进食	10	5	0	—
2	洗澡	5	0	—	—
3	修饰	5	0	—	—
4	穿衣	10	5	0	—
5	控制大便	10	5	0	—
6	控制小便	10	5	0	—
7	如厕	10	5	0	—
8	床椅转移	15	10	5	0
9	平地行走	15	10	5	0
10	上下楼梯	10	5	0	—

Berthel 指数总分：________分

注：根据患者的实际情况，在每个项目对应的得分上画“√”

(2)分级层次：

1)特级护理：

使用对象：①维持生命，实施抢救性治疗的重症监护患者；②病情危重，随时可能发生病情变化需要进行监护、抢救的患者；③各种复杂的大手术后、严重创伤或大面积烧伤的患者。

护理要点：①严密观察患者病情变化，监测生命体征；②根据医嘱，正确实施治疗、给药措施；③根据医嘱，准确测量出入量；④根据患者病情，正确实施基础护理和专科护理，如口腔护理、压疮护理、气道护理及管路护理等，实施安全措施；⑤保持患者的舒适和功能体位；⑥实施床旁交接班。

2)一级护理：

使用对象：①病情趋向稳定的重症患者；②病情不稳定或随时可能发生变化的患者；③手术后或者治疗期间需要绝对卧床的患者；④自理能力重度依赖的患者。

护理要点：①每小时巡视患者，观察患者病情变化；②根据患者病情，测量生命体征；③根据医嘱，正确实施治疗、给药措施；④根据患者病情，正确实施基础护理和专科护理，如口腔护理、压疮护理、气道护理及管路护理等，实施安全措施；⑤提供护理相关的健康指导。

3)二级护理：

使用对象：①病情趋于稳定或未明确诊断前，仍需观察，且自理能力轻度依赖的患者；②病情稳定，仍需卧床，且自理能力轻度依赖的患者；③病情稳定或处于康复期，且自理能力中度依赖的患者。

护理要点：①每2小时巡视患者，观察患者病情变化；②根据患者病情，测量生命体征；③根据医嘱，正确实施治疗、给药措施；④根据患者病情，正确实施护理措施和安全措施；⑤提供护理相关的健康指导。

4)三级护理：

使用对象：病情稳定或处于康复期，且自理能力轻度依赖或无须依赖的患者。

护理要点：①每3小时巡视患者，观察患者病情变化；②根据患者病情，测量生命体征；③根据医嘱，正确实施治疗、给药措施；④提供护理相关的健康指导。

3. 消毒隔离制度

(1)医务人员必须遵守消毒隔离制度；进入人体组织或人体器官的医疗用品必须高压灭菌；接触皮肤黏膜的医疗器具和用品必须消毒。用过的医疗器材和物品，应先去污，彻底清洗干净后再消毒或灭菌；其中感染患者用过的医疗器材和物品，应先消毒，彻底清洗干净后，再消毒或灭菌。所有医疗器械在检修前应先经消毒或灭菌处理。

(2)根据物品的性能选用物理或化学方法进行消毒灭菌：耐热、耐湿物品灭菌首选物理灭菌法；手术器械及物品、各种穿刺针、注射器等首选压力蒸汽灭菌法；油、粉、膏等首选干热灭菌法。不耐热物品如各种导管、精密仪器、人工移植物等可选用化学灭菌法，如环氧乙烷灭菌等，内窥镜可选用环氧乙烷灭菌或2%戊二醛浸泡灭菌。消毒首选物理方法，不能用物理方法消毒的方可选化学方法。

(3)化学灭菌或消毒，可根据不同情况分别选择灭菌、高效、中效、低效消毒剂。使用化学消毒剂必须了解消毒剂的性能、作用、使用方法、影响灭菌或消毒效果的因素等，配制时注意有效浓度，并按要求进行监测。更换灭菌剂时，必须对用于浸泡灭菌物品的容器进行灭菌处理。

(4)消毒隔离措施：

1)医务人员在做无菌操作时，必须严格执行无菌操作规程，洗手，戴好帽子、口罩。治疗车上的无菌器械、敷料罐、缸，使用后应及时盖严，定时更换和灭菌，并注明灭菌日期和开启日期及时间。

2)治疗室每日定时通风换气，用消毒液擦地，每周大扫除1次，治疗室用的擦布及拖布等应有标记且专物专用。

3)病室各房间每日定时通风两次，每日晨间护理时用湿布套扫床，一床一套；每日擦小桌，一桌一布，浸泡消毒后清洗晾干。

4)每周更换被服一次，并根据情况随时更换。

5)注射器使用后放入指定容器内，利器放入利器盒内。

6)治疗室、产房、手术室、换药室定期进行空气消毒，并每月做空气培养。

7)体温表一人一支，每次使用后浸泡于250 mg/L含氯消毒液内消毒—冲洗—晾干—备用。

8)门诊采取血标本，实行一人、一针、一巾、一止血带。

9)在实施标准预防的基础上，根据不同情况，对感染患者采取相应隔离措施：

①隔离患者有条件时住单间或单隔内，病室内或病室门口要备隔离衣，悬挂方法正确；②患者专用体温表、便器，应用一次性注射器、输液器、餐具，使用后回收集中处理；③隔离患者用过的医疗器械应用500 mg/L含氯消毒剂浸泡消毒，血压表、听诊器等用500 mg/L含氯消毒剂消毒液擦拭，血压计袖带若被血液、体液污染应先使用含有效氯的消毒剂浸泡30分钟后再清洗干净，晾干备用。

10)凡患者有气性坏疽、绿脓杆菌等特殊感染伤口，应严格隔离。所用的器械、被服均要进行“双消”处理，所用敷料放入专用塑料袋烧毁。

11)患者使用的吸氧装置、雾化吸入器、氧气湿化瓶、呼吸机面罩、螺旋管、呼吸气囊、气管套管、管路、牙垫、舌钳、开口器等要一人一用一消毒，用毕终末消毒并干燥保存于消毒物品柜内。湿化瓶内为蒸馏水，每日更换和消毒。呼吸机的螺纹管、湿化器、接头、活瓣通气阀等可拆卸部分应定期更换消毒。

12)换药、注射、处置工作前后洗手或用快速手消毒液消毒手。

13)转科、出院、死亡患者单位要进行终末消毒。

14)一次性医疗护理物品使用及用后的处理一定严格按医疗废物处理要求执行。

①注射器、输液(血)器：用后直接放入治疗室规定的容器内，每天由院总务科统一收集处理；②病房内的废弃医用垃圾：如敷料、绷带、棉球、纱条、压舌板、一次性引流袋、尿袋、胸腔引流袋、引流管、手套、肛袋、窥具等塑料类废弃物，用后放入医疗垃圾容器内，每天由医院医疗垃圾专职回收人员回收并处理；③特殊感染性物品：如气性坏疽、绿脓杆菌感染者、破伤风、艾滋病等患者用过的废弃物，就地消毒处理后放入双层黄色垃圾袋内，并标识病原体、处置时间和责任人，交医院医疗垃圾专职人员，在监控下焚烧。

(5)按照中华人民共和国卫生部卫通〔2009〕10号《医务人员手卫生标准》执行，加强各级、各类人员的培训。落实手卫生标准。逐步贯彻执行卫生部《清洗消毒及灭菌技术操作规范》《清洗消毒及灭菌效果标准》等六个卫生行业标准。

(6)地面的清洁与消毒：地面应湿式清扫，保持清洁；当有血迹、粪便、体液等污染时，应即时以含氯消毒剂消毒，消毒剂浓度按要求配制。拖洗工具应有不同使用区域的标识，使用后应先消毒、洗净，再分开晾干。

4. 交接班制度

(1)交接班制度是护理工作连续性的重要保证。

(2)各班护士应严格遵照护理管理制度，服从护士长安排，坚守岗位，履行职责，保证各项治疗护理工作准确及时地进行。

(3)交班前，组长和当班责任护士应检查医嘱执行情况和危重患者护理记录，重点巡视危重患者和新入患者，在交班时安排好护理工作。

(4)每班必须按时交接班，接班者提前15分钟到科室，交接患者、护理记录、医嘱执行和物品(急救车、麻醉药品等)。对患者情况和病情观察、护理要交接清楚。

(5)上一班责任护士必须在交接班前尽量完成本班各项护理工作，处理好用过的器械物品和床边各种引流物品，为接班者做好工作提供便利条件及用物准备，如消毒敷料、试管、标本瓶、注射器、常备器械、被服等，以便于接班者工作。遇有特殊情况，必须做详细交代，与接班者共同做好工作方可离去。

(6)早交班的方式可以在护士之间进行，也可以在全病区医护联合交班。为减少夜班护士持续工作时间，医护早交班内容可以由日班组长接班后传达。医护联合交班时，日班组长或夜班护士报告病情，全体人员应严肃认真听取。之后由护士长或组长带领A班和N班护士共同完成床边交接班。床边交接班要避免走过场。

(7)其余班次除详细交接班外，均应共同巡视病房，进行床边交接班。

(8)交班内容包括：

①患者总数，出入院、转科、转院、分娩、手术、死亡人数，请假、外出人数，以及新入院、危重患者、抢救患者、大手术前后或有特殊检查处理、有行为异常、自杀倾向的患者的病情变化及心理状态；②医嘱执行情况，重症护理记录，各种检查标本采集及各种处置完成情况，对尚未完成的工作，应向接班者交代清楚；③查看重点患者，如新入、当日手术或术后3天患者、危重患者、特殊检查治疗用药患者、有多重耐药菌感染患者，昏迷、瘫痪等危重患者有无压疮，以及基础护理完成情况，各种导管固定和通畅情况；④贵重、毒、麻、精神药品及抢救药品、器械、仪器的数量、技术状态等，并签全名；⑤交接班者共同巡视检查病房是否达到清洁、整齐、安静的要求，检查各项工作的落实情况。

(9)交班中如发现病情、治疗、器械、物品交代不清，应立即查问。接班时如发现问题，应由交班者负责；接班后如因交班不清，发生差错事故或物品遗失，应由接班者负责。

(10)责任护士或组长填写“病房护理交接班日志”。“病房护理交接班日志”的书写要求字迹整齐、清晰，重点突出。护理记录内容客观、真实、及时、准确、全面、简明扼要、有连贯性，运用医学术语。进修护士或实习护士书写护理记录时，由带教护士负责修改并签名。

案　例

违反交接班制度导致宫外孕患者大出血死亡

女，30岁，患者因“呕吐及腹痛”至某医院外科就诊，患者结婚已3个月，当月无月经。查下体，有点状血块，疑为“宫外孕”，送尿检，并邀请妇产科医师紧急会诊，会诊医师未接诊。下班时，该外科医师未交班径自离去。夜间，患者腹痛剧烈，待其他医师赶到时，输卵管破裂，内出血死亡。法院认定：外科医师已怀疑患者为宫外孕，诊断及初步处理无过失之处；但输卵管破裂大出血，是在被告外科医师循例自动下班后突然发生，该医生有“应注意、并能注意、而未注意的过失”，犯罪嫌疑人犯有“过失致死之罪”。

5. 病房药品管理制度

(1)病房内所有基数药品，只能供应住院患者按医嘱使用，其他人员不得私自取用。

(2) 病房内基数药品，应指定专人管理，负责领药、退药和保管工作。

(3) 每日清点并记录，检查药品，防止积压、变质，如发现有沉淀、变色、过期、标签模糊时，立即停止使用并报药房处理。

(4)中心药房对病房内存放的药品要定期检查，并核对药品种类、数量是否相符，有无过期变质现象。

(5)抢救药品必须放置在抢救车内，定量、定位放置，有定位图示，标签清楚，每日检查，保证随时急用。

(6)特殊及贵重药品应注明床号、姓名，单独存放并加锁。

(7)需要冷藏的药品(如冰干血浆、白蛋白、胰岛素等)要放在冰箱内，以免影响药效。

(8)患者专用的药物，停药后及时退药。

(9)对夜间、节假日的临时紧急用药应能及时从药剂部门获得。

对于麻醉药品、精神类药品、高危药品、毒性药品、易致毒性药品、放射药品等应制定专门的管理制度。

6. 抢救物品管理制度

(1)为保证抢救工作顺利进行，护理人员要做好抢救物品、药品、仪器的管理与保养，并熟练使用。

(2)抢救车设专人管理，并做到每天清洁和检查并签名。

(3)急救车、抢救物品、仪器规范、整齐，放置于固定位置，不得随意挪动。各班人员要熟悉急救车备用的物品、药品、仪器放置位置，能够熟练掌握抢救仪器的性能、使用方法，熟记常用抢救药品的剂量及用法。

(4)抢救仪器和药品管理，严格执行“五定”制度，即定品种数量、定点放置、定专人管理、定期消毒灭菌、定期检查维修，保证抢救时使用，一律不得外借。

(5)急救车上的急救药品和仪器设立专门的抢救药品物品清点登记本，标明所有急救药品、仪器名称、规格、剂量、数量、有效期，登记本与物品必须完全相符，每班交接并签全名。急救用品使用后及时补充，因特殊原因无法补齐时，应在抢救药品清点登记本上注明，并报告护士长协调解决，以保证抢救患者用药。急救车内药品标签清楚，无破损、变质、过期失效；仪器处于备用状态。

(6)实行药品及物品失效期预警制度，在检查急救药品、物品时，保持有效期在 3 个月以上，凡有效期在 3 个月以内的及时更换以防止过期。

(7)急救药品的标签应完整、清晰，药品的名称、规格、剂量、有效期等均应清楚，模糊者不得使用。药名、剂量不一致，不允许放置于同一药盒内。

(8)急救药品使用时，应记录于抢救用药记录本上，并保留空安瓿以备查对。

案　例

抢救器材不到位，导致患者死亡

2002 年 10 月 2 日上午 10 时，柴某陪同妻子梅某到青海省心血管病专科医院就诊，医院诊断出梅某所患疾病为风湿性心脏病，需住院治疗。在治疗过程中梅某的病情并没有得到有效缓解。10 月 6 日下午 3 时许，梅某的病情加剧，几名医生开始抢救，却因医院管理抢救器械钥匙的人没有上班无法施救，柴某只能给妻子梅某做人工呼吸，梅某最终因抢救无效死亡。

2004 年，柴某起诉到西宁市城西区人民法院，法院认为患者在住院治疗过程中出现不适反应，医院未能严密观察患者病情，致使病情变化加剧，而在抢救过程中，医院的抢救器材不到位，造成梅某死亡，对此，医院应承担相应的赔偿责任，至于是否构成医疗事故，并不是必要的证据。2005 年 11 月初，西宁市城西区人民法院一审判决医院赔偿医疗费、鉴定费、丧葬费、误工费、交通费、死亡补偿金共计79356.12元。

7. 护理文书书写基本规范与管理制度　病历书写是医务人员通过问诊、查体、辅助检查，对患者进行诊断、治疗和护理等活动过程中获得或形成的资料，是医疗护理活动的记录。护理文书是患者病历的重要组成部分，医疗护理文件反映了患者治疗的全过程，是临床医疗护理的原始数据，也是法律证明文件。《医疗事故处理条例》和《医疗机构病历管理规定》患者有权复印医嘱、护理记录等相关资料。当发生差错事故、医疗纠纷时，需要根据原始的医疗护理记录来还原事件本身，尤其是医疗事故处理中的"举证责任倒置"，护理文书的书写质量以及和法律的关系越来越重要。因此护理文书的书写应遵照以下制度：

(1)护理文书书写应当客观、真实、准确、及时、完整。

(2)护理文书书写应当使用蓝墨水或者碳素墨水，一页中应使用同一种颜色笔书写。

(3)护理文书书写应当文字工整，字迹清晰，表述准确，语句通顺，标点正确。

(4)实习、进修与未取得执业许可证的护士书写的护理文书，应当经过本科的护士审阅、修改并签名确认。

(5)修改：原则上不能修改。若书写过程中出现错字时，请使用本色笔，错字处画双横线，再重新书写，保留原记录清楚、可辨。不可采用刮、粘、涂等方法掩盖或去除原来的字迹。

(6)护士长经常检查护理人员护理文书书写质量，及时纠正书写中存在的问题。

(7)护理部定期对护士进行护理文书书写及法律要求的培训，并定期对运行中的护理文书进行检查，保证护理文件书写规范、完整。

(8)护理文书包括医嘱单、体温单、护理记录单(含一般患者护理记录单、危重患者护理记录单)、手术护理记录单、长期医嘱执行单、治疗单、特别记录单、出入量记录单、饮食单、护理交班报告簿等(书写规范参照卫生部发布的《医疗机构病历管理规定》)。

案　例

违反病历书写规范：修改病历与篡改病历

患者关某在河北某医科大学附属医院就医时死亡。事后，关某家属查阅了原始病历并对其进行了复印，但当家属再次查阅病历时，发现院方有关人员对病历进行了改动。法院认为：医院在对关某进行治疗过程中以及治疗完毕后，违反病历书写规定，擅自涂改、修改病历，并且医院所提交的病历中的死亡记录(报告)表与原告所提交的复印件不一致。依据有关法律规定，由于医院所提交的病历存在涂改等现象，从而不能反映医院在对关某进行治疗的真实情况，故医院所提供的病历不具备证据的客观性与真实性，医院不能据此来证明其在给关某进行治疗的过程中不存在医疗过错，依法应承担举证不能的法律责任。

8. 护理会诊制度　在护理工作中遇到疑难、危重病例或护理操作及护理新技术推广等问题时，邀请相关科室进行会诊，对适应医学发展，提高和保障临床疑难重症及实施新手术、新疗法患者的护理质量，拓宽护理人员知识面，提高其专科业务水平，分析、判断能力和表述能力，激发其主动思维，促进护理新业务、新技术交流，发挥并强化高、中级护理骨干和专病护士在临床的指导作用等起到了积极的促进作用。

(1)凡属复杂、疑难、危重护理病例，护理难度大，某一护理问题经采取常规护理措施而效果不佳或遇到本专科不能解决的护理问题需其他科或多科进行护理会诊的患者，应当及时申请会诊。

(2)科内会诊：由责任护士提出，护士长或主管护师主持，召集有关人员参加，并进行总结，责任护士负责汇总会诊意见并书写会诊记录。

(3)科间会诊：由要求会诊科室的责任护士提出，护士长同意后填写会诊申请单，送至被邀请科室，被邀请科室接到通知后由护士长或安排骨干赴申请科室会诊，并书写会诊记录。

(4)全院性会诊：申请科室提出并填写会诊申请单送护理部，护理部接到申请后，及时组织相关科室的护士长或有经验的护理骨干到该科室查看患者，并讨论该采取的护理措施，集思广益，尽可能达到最佳的护理效果，申请科室护士长负责介绍患者的病情，并认真记录会诊意见。

(5)会诊时间：护理会诊时间原则上在接到申请后24～48小时完成，紧急会诊及时进行，会诊地点设在申请科室。

(6)对会诊后采取措施的结果在护士长会上进行研讨，以总结经验，不断提高护理水平。

案 例

护理会诊

家住南京市鼓楼区的王老太，因胆囊结石急性发作住进了南京东南大学附属中大医院肝胆胰脾外科病房。王老太准备接受腹腔镜胆囊切除手术，可是由于患有糖尿病，如何使用胰岛素泵来控制患者的血糖，让该病区的护士犯了难。于是，病区责任护士填写了“住院患者护理会诊单”，将需要解决的问题写清楚，请擅长胰岛素泵使用的内分泌科护理专家前来会诊，半小时后内分泌科护士长赶到，不仅在会诊单上写下了对该患者的糖尿病控制方法，还教会了肝胆胰脾外科病区的责任护士如何正确使用胰岛素泵。这种不同专业科室之间的疑难病例护理问题的处理和技术指导的形式，便是南京东南大学附属中大医院率先推出的规范化疑难病护理会诊新举措。

由于目前临床专科及病种的不断细化，不同专业科室护理工作的特点不同，所擅长的疑难病护理项目也不同，为实现病区间护理技术的融合应用，开始尝试推出疑难病护理会诊制度。护理会诊不仅成功解决了医院内不同科室护理工作上遇到的各种难题，而且进一步促使各临床专业科室形成了自身的强势护理技术项目，如肿瘤科在经外周深静脉置管方面尤为擅长；内分泌科在胰岛素泵使用上经验丰富；血液科在口腔溃疡预防方面具有独到之处；神经外科、整形外科由于患者住院时间相对较长，且接诊皮肤修复病例较多，因而在褥疮的预防与处理上形成了专长。除解决了科室间护理难题外，还推进了富有专科特色的护理新技术在临床上的广泛应用，同时最大限度地减少了患者痛苦和护理并发症，使广大患者能够接受到更高水准的护理服务。

9. 护理查房制度 护理查房是检查护理质量、落实规章制度、提高护理质量及护理人员业务水平的重要措施，其内容包括基础护理的落实情况、专科疾病护理内容、心理护理、技术操作、护理制度的落实。根据护理查房的目的分为行政查房、业务查房和教学查房。

(1)行政查房：护理部或科室定期对各科室进行的查房，重点检查有关护理管理工作质量、服务态度、规章制度落实情况、岗位职责、护理工作计划贯彻执行情况及护理教学情况；检查科护士长岗位责任(职责)落实情况，同时与科护士长督导病区护理管理与临床护理质量持续改进工作；及对病区现场考察、查阅资料、听取患者与护士意见，要求有重点内容与解决问题的记录等。

(2)业务查房：查房应选择有临床指导意义的病例，即针对临床罕见病例、危重病例、复杂大手术、新业务新技术、特殊检查以及护理工作中经常遇到的问题或工作中的经验教训等进行深入探讨，寻求解决问题最佳的方法、途径和改进护理工作。查房可以将以问题为基础和以护理程序为框架两种查房形式相结合。即在以患者为中心的思想指导下，以护理程序为框架，以解决患者问题为目的而进行的护理查房，培养和提高护士的理论水平与临床思维的能力。负责查房的护士及参与者提前预习患者病历及相关资料，查阅疾病相关知识；查房时一般由责任护士汇报病历，负责业务查房的护士通过和患者交流、观察及体检再次收集患者资料，了解患者现存的或潜在的健康问题；针对该患者情况进行讨论疾病相关知识、疑难或不妥当的护理问题、护理措施、本专科国内外护理进展情况等；做好查房记录，保存资料，以便总结经验。

(3)教学查房：目的是提高临床教学质量、提高带教老师的综合素质；培养学生发现问题和解决问题的能力，锻炼学生语言沟通及应变的能力，丰富临床经验，同时还可以增进师生间的情感交流，提高学生学习的积极性。教学查房包括不同的形式：

①护理技能查房：指观摩护理经验丰富的护士的技术操作示范，以指导、规范基础或专科的护理操作规程，临床应用操作技能的技巧等。技能查房形式可为演示、录像、现场操作，达到教学示范和传、帮、带的作用，不同层次的护士均可成为教师角色，参加的人员为护士、进修护士、实习护生。

②临床案例教学(病例讨论)：由病区的责任护士或带教老师组织的护理教学活动。选择典型病例，提出查房的目的和达到的教学目标；运用护理程序的方法，通过收集资料、确定护理问题、制订护理计划、实施护理措施、反馈护理效果等过程的学习与讨论，帮助护士/实习护生/见习护生掌握运用护理程序的思维方法，进一步了解新的专业知识的理论，能发现临床护理工作中值得注意的问题和方法，在教与学的过程中，规范护理流程、了解新理论，掌握新进展。

(4)临床带教查房：由带教老师负责组织与主持，护士/实习护生积极配合与参加。带教老师要充分调动学生主动学习的积极性，指导、启发、培养学生能力。重点是专业基础知识和理论，根据实习护生的需要确定查房内容和形式。围绕实习护生实习大纲及在临床工作中的重点和难点，进行操作演示、案例点评、病例讨论等。检查教学计划、教学目标落实情况。

10. 健康教育制度　为有效发挥健康教育在疾病治疗和康复中的作用，应该为患者及家属提供健康管理相关信息以提高患者、家属自我护理能力，改善健康状况。

(1)健康教育应根据患者病情评估及患者与家属的实际需求进行，由医务人员、患者、家属共同确定完成。

(2)在进行健康教育之前应首先评估患者的健康教育需求，如患者及家属的文化程度和获取知识的能力等，同时还应评估对患者进行健康教育的障碍，包括宗教信仰、文化程度、阅读、听力、视力表达方面的障碍等，以及患者的心理状态、生理状态、情绪及经济状况等。

(3)健康教育内容应包括：入院介绍、医院规章制度、住院教育(疾病知识、治疗用药情况、辅助检查、手术及术前术后教育等)、出院指导等。

(4)在健康教育过程中，应为患者提供形式多样的书面资料，如健康手册、卡片、图片、宣传展览、宣传册等进行健康教育。

(5)对患者进行的健康教育应贯穿于临床护理的全过程，根据患者在疾病的不同阶段的需求进行有针对性的指导。

11. 病房安全管理制度

(1)患者安全管理：①评估患者安全危险因素，向患者、家属、陪伴人员做好安全教育工作。②儿童、老年患者、意识障碍和需要卧床休息的患者，应设提示牌，加护栏等，落实床边安全护理措施，并向患者做好解释，防坠床、跌倒等意外事件发生。向患者解释呼叫器的使用，保持呼叫器的完好，护士随叫随到。③落实患者请假外出制度，并做好解释。④告知患者不要使用热水袋，如确定必须使用，使用时应告知护士，严格执行操作规程，并向家属做好解释工作，交代注意事项。对使用热水袋的患者要经常观察、加强巡视，防止烫伤，做好书面记录及床边交班。

(2)环境安全制度：①病区物品固定放置，不影响患者行走，保证患者的行动安全；病房走廊要求地面保持清洁、干燥，拖地时要放防滑标志，防止患者滑倒、跌伤；②患者使用的物品合理放置，便于患者拿取；③提供足够的照明措施；④洗手间、浴室要有防烫防滑标志，热水器要有操作指引。

(3)防火安全制度：①病房内一律不准吸烟，禁止使用电炉、酒精灯及点燃明火，以防失火；②防火通道保持通畅，有明显的标志，不堆、堵杂物；③消防设施应完好齐全(如灭火筒等)；④有火灾应急预案；⑤医护人员能熟练应用消防设施和熟知走火通道。

案 例

沪一医院发生火灾 手术室内一名患者死亡

2011年8月24日19时30分许，朱某因车祸被送入上海三院外科大楼3楼1号手术室接受全麻下肢截除手术。21时45分许，一名护士发现隔壁2号手术室空气净化器起火，即取灭火器扑救，无果后则赶到2楼用座机报告医院总机室。此时烟雾蔓延至1号手术室，一麻醉医生离开1号手术室呼救并告知同事用手机报警，后因烟雾很大无法返回手术室。2名手术医生继续缝合伤口，但终因照明断电、烟雾浓重，在查明呼吸机工作正常、手术床在停电状态下无法搬动后，只得撤离现场寻求救援。22时消防人员赶到现场，消防队员进入该院外科大楼3楼1号手术室发现被困患者朱某时，其呼吸软管已脱落(事后发现其断口呈熔融状)。朱某被抬至3楼楼梯口，经现场抢救无效死亡。

(4)停电安全制度：①有停电的应急措施，病房应备应急灯或其他照明设施；②有停电的应急预案。

(5)氧气安全制度：①中心氧房防燃设备完好；②防火标志明确；③氧房要上锁，做好交接工作；④有氧、无氧牌标志清楚；⑤对用氧患者应进行注意事项宣教。

(6)防盗安全制度：①做好陪人的管理；②晚上固定的时间以后应及时清理病房探视人员，并劝导其按时离开病区；③患者贵重物品劝其不要放在病房，做好个人物品上锁保管及防盗措施；④加强巡视，如发现可疑人员，及时报告保卫处；⑤空病房要及时上锁。

12. 出入院管理制度

(1)入院管理：①患者住院，须持门诊或急诊医师签发的住院证办理入院手续，一般由接诊室护士送入病房，并向病房护士做好交班工作；②接到患者住院通知后，病房护士应准备床位及用物，对急诊手术或危重患者，须立即做好抢救的一切准备工作；③患者进入病房，医护人员应做好交接工作，向患者介绍住院规则和有关事项，协助患者熟悉环境，主动了解病情和患者的心理状态、生活习惯等，及时测体温、脉搏、呼吸、血压、体重并记录；④护送危重患者入院时应保证安全、注意保暖、输液患者或用氧者要防止途中中断，对外伤骨折患者注意保持体位，尽量减少患者的痛苦；⑤患者入院后应及时通知负责医师检查患者，及时执行医嘱，制定责任制护理计划。

(2)出院管理：①患者出院，须由主治医生下医嘱，填写“出院通知单”，并由责任护士做好出院指导；②准确告知患者及家属办理出院手续；③主动征求患者对医疗、护理等方面的意见及建议；④清点患者床位公用物品，患者办理出院后，对其用过的物品要进行终末处理；⑤终止各种治疗、护理、饮食单。

(三)岗位制度

岗位制度是根据各工作岗位的不同制定的相应工作程序和要求，包括病房工作制度、门诊工作制度、急诊科工作制度、手术室工作制度、产房工作制度、供应室工作制度、治疗室管理制度、处置室管理制度、换药室管理制度、注射室管理制度等。

第二节　护士职责

护理岗位责任制是医院管理中重要的制度之一，主要用于明确各护理岗位工作人员的职责，不同的护理岗位有不同的岗位职责规定，但岗位职责的规定并不是面面俱到，而是对岗位职责进行合理有效的分工，促使相关人员明确自己的岗位职责，认真履行岗位职责以完成岗位职责任务。做到事事有人管，人人有专责，既提高了工作效率和护理质量，也便于检查和监督。

一、护理岗位职责

(一)护理管理人员岗位职责

1. 护理部主任岗位职责

(1)在院长领导下，负责全院护理质量管理工作，根据医院年度工作计划，结合临床医疗和护理工作实际，拟定全院护理工作目标、计划，具体组织实施，季度分析讲评，年终总结。

(2)负责拟定、修改完善护理规章制度，护理常规，技术操作规程，岗位职责，护理工作质量标准，建立健全维护患者应有权利的告知文本及护理应急预案，并检查、监督落实。

(3)针对全院护理人员工作、思想、学习情况，加强护士职业道德素质教育，开展以患者为中心的人性化服务，不断提高护理服务标准。

(4)与人事部门共同做好护理人员的考核、任免、晋升、奖惩工作，对全院护理人力资源进行合理的配置、调配和使用。

(5)运用现代管理理论，进行护理质量全程控制，抓环节质量管理、缺陷管理，减少差错，杜绝事故，确保患者安全。

(6)了解科室护士长工作能力水平，检查护理质量并指导其工作；定期召开护士长会议，分析讲评护理质量，制定持续改进措施。制定各级护理人员培训计划，抓好基础理论、专科理论及各项护理技能培训及考核。

(7)组织领导全院开展护理科研立项和科研，及时引进、论证及推广护理新业务、新技术。

(8)根据教学目标，负责组织领导护理临床及进行培训工作。

2. 护士长岗位职责

(1)在院领导和护理部主任领导下负责病区护理行政及业务管理。

(2)根据护理部及科内工作计划，制订本病区工作计划并组织实施。

(3)建立健全各项护理工作规章制度、疾病护理常规、护理服务流程、质量控制标准等；制定并落实各级各类护理人员的岗位职责，建立护士岗位责任制。

(4)主持检查与评价全院护理质量，定期组织护士会议及护理质量分析会，对存在的护理问题和缺陷，提出处理意见和防范措施，促进护理质量持续改进。

(5)建立健全护理人员绩效考核制度。根据护理工作量、护理工作难易程度、护理质量、患者满意度等要素对护理人员进行绩效考评。

(6)合理安排本院护理人力，实施连续、无缝隙的护理。

(7)掌握病区动态，对病区工作全面了解，有计划地参加各组护理工作，亲自参加、指导危重患者护理及复杂护理技术操作。

(8)负责病区护理质量管理，把好护理环节及终末质量关。主持护理小组会议，组织质控小组进行质量检查，每月对病区自查结果进行讲评、分析，促进护理工作持续改进。

(9)制订、实施本院护理人员培训计划，以及对护理人员进行业务技能考核。

(10)负责保管和定期检查本院本科室药品、仪器、设备、器材、被服和办公用品。

(11)定期召开护患沟通会，主动收集意见，对意见进行整改和反馈。与相关部门做好沟通协调工作。

(二)护士的岗位职责

根据不同的护理岗位应制定具体的护士岗位职责，如病房护士职责、门诊护士职责、急诊护士职责等，护士应完成的基本职责见护师(士)职责。

二、技术职称职责

(一)主任(副主任)护师职责

(1)在护理部主任及科护士长领导下，负责指导本科护理技术、科研和教学工作。

(2)检查指导本科急、危重、疑难患者护理计划的实施，护理会诊及危重患者的抢救工作。

(3)了解国内外护理发展动态，根据医院具体条件努力引进先进技术，提高护理质量，发展护理学科。

(4)主持全院或本科护理大查房，指导下级护理人员查房，不断提高护理业务水平。

(5)对院内护理差错、事故提出技术鉴定意见。

(6)组织主管护师、护师及进修护士的业务学习和护士规范化培训，拟定教学计划和内容，编写教材并负责讲课。

(7)带教护理系和护理专科学生的临床实习，担任部分课程的讲师并指导主管护师完成此项工作。

(8)负责组织全院或本科护理学术讲座和护理病案讨论。

(9)制订本科护理科研计划，并组织实施，通过临床实践写出有较高水平的科研论文，不断总结护理工作经验。

(10)参与审定、评价护理论文和科研成果以及新业务、新技术成果。

(11)协助护理部做好主管护师、护师的晋升、考核及评审工作，承担对下级护理人员的培养工作。

(12)参与全院业务技术管理和组织管理工作，经常提出建设性意见，协助护理部主任加强对全院护理工作的业务指导。

(13)参与全院护理质量督察工作，指导护理质量控制工作。

（二）主管护师职责

（1）在科护士长领导下和本科主任护师指导下进行工作。

（2）负责监督检查本科各病房护理工作质量，发现问题，及时解决，把好护理质量关。

（3）解决本科护理业务上的疑难问题，指导危重、疑难患者护理计划的制订及实施。

（4）负责指导本科各病房的护理查房和护理会诊，对护理业务给予具体指导。

（5）对本科各病房发生的护理差错、事故进行分析、鉴定，并提出防范措施。

（6）组织本科护师、护士进行培训，拟订培训计划，编写教材，负责讲课。

（7）组织专科专业学生的临床实习，负责讲课和评定成绩。

（8）制订本科护理科研和技术革新计划，并组织实施，指导全科护师、护士开展科研工作。

（9）协助本科护士长做好行政管理和队伍建设工作。

（三）护师（士）职责

（1）在病房护士长领导下和本科主管护师指导下进行工作。

（2）参加病房的护理临床实践，指导护士正确执行医嘱及各项护理技术操作规程，发现问题及时解决。

（3）参与病房危重、疑难患者的护理工作及难度较大的护理技术操作，带领护士完成新业务、新技术的临床实践。

（4）协助护士长拟订病房护理工作计划，参与病房管理工作。

（5）参加本科主任护师、主管护师组织的护理查房、会诊和病历讨论；主持本病房的护理查房。

（6）协助护士长负责本病房护士和进修护士的业务培训，制订学习计划，组织编写教材并担任讲课；对护士进行技术考核。

（7）协助护士长制订本病房的科研技术革新计划，提出科研课题，并组织实施。

（8）参与护校部分临床教学，并带教护生临床实习。

（9）对病房出现的护理差错、事故进行分析，提出防范措施。

第十六章

护理工作中的法律问题——护理过失、护理差错

第一节　护理过失

一、过失的概念及分类

我国刑法中把犯罪分为故意犯罪和过失犯罪两大类型，故意犯罪和过失犯罪的主要区别在于其主观方面不同，即主观恶意性不同，由于过失犯罪的主观恶意性明显小于故意犯罪，所以刑法对过失犯罪规定了较故意犯罪轻得多的法定刑。

什么是过失？我国刑法规定："应当预见自己的行为会发生危害社会的结果，因为疏忽大意而没有预见，或者已经预见而轻信能够避免，以致发生这种结果的，是过失犯罪。"其中应当预见而没有预见的过失为疏忽大意的过失，已经预见而轻信可以避免的过失为过于自信的过失。从过失的概念上来看，疏忽大意导致的过失包括两个方面：应当预见而且能够预见而没有预见，其中"应当预见"是指有义务预见；"能够预见"是指有能力预见。一个人是否有能力预见和多种因素有关，如年龄、文化程度、知识经验等，因此，在判定一个人行为是否存在过失时，除了看有无注意的义务，还要看有没有预见的能力。

案　例

过于自信的过失

某患者甲因咽痛伴随发热到某医院就诊，医生诊断为扁桃体发炎，处方肌注青霉素。后来注射室护士要为甲做皮试时，甲对护士说自己以前注射青霉素从来没有过敏过，做皮试也是多挨一针，况且做皮试太疼痛了，这次就别做皮试了，保证没有问题。护士在其一再要求下，就没做皮试而直接给甲注射了青霉素。结果甲发生过敏性休克，终因抢救无效死亡。

这个案例中，责任人是护士，属于医务人员。患者到医院就诊看病，护士按照医生的处方为甲注射青霉素，属于医疗活动，护士不经过做皮试而直接给患者注射青霉素，显然属于违反医疗规章制度，对于不经过做皮试而直接给患者注射青霉素，护士在主观上轻信不会发生患者过敏死亡的情况，这属于过失，护士的过失行为导致患者甲死亡的严重后果，这个案例符合医疗事故的构成要件，应当属于医疗事故。

二、衡量过失的客观标准及过失分类

过失是行为人心理状态的欠缺，但是行为人的主观心理状态往往难以查明，必将造成司法机关操作上的不便以及增加当事人举证的困难，因此有必要制定一些标准来判断行为人是否存在过失，即过失的客观化。目前判断行为人是否有过失的客观标准是“违反注意义务说”，即如果行为人未尽到其应尽的注意义务，其行为存在过失。根据应尽到的注意义务的水平、程度不同，又将过失分为重大过失、抽象轻过失、具体轻过失三种，其中后两者属于轻过失。

重大过失是指行为人欠缺普通人处理事务时的注意，即普通人都能达到相应的注意水平而行为人却没有达到。例如护士给患者输血前没有核对受血者与供血者血型是否一致，导致患者因输入异型血发生溶血反应而死亡的就属于重大过失。因为输血技术规范要求护士在输血前应进行详细的查对，且普通人都懂得输血要输同型血。

具体轻过失是指行为人在管理他人事务时，因缺乏与管理自己事务同等的注意程度而造成损害的行为。这种过失的确定，以行为人处理自己事务的注意程度为标准，而不是以其他抽象的原则为标准，但一般要求此种注意不得低于普通人的注意。

由于每个人在处理自己事务上所尽注意水平并不一致，如果以某个人的标准来判断别人是否尽到注意义务是不够客观公正的，因此提出一个“善良管理人”的标准。所谓“善良管理人”，是立法中的拟制人，即法律假定的所谓诚实而富有管理经验的平均理想人，以此种人的注意程度为一般人应注意的标准，未尽此种注意义务的即为抽象过失，也称为抽象轻过失，即抽象轻过失是指行为人在管理他人事务时，因缺乏“善良管理人”应尽到的注意义务而造成损害的行为。事实上的抽象过失，一般按行为人行为的性质、承担的责任及履行义务状况而确定。如旅馆为旅客保管贵重物品，本应采取特殊措施，却按一般物品保管，因而发生损害时，其过失为抽象过失。有些国家或地方法律规定：如果行为人没有收受报酬而管理他人事务，以尽到与处理自己事务一样的注意为宜；如果行为人收受报酬，则应尽到“善良管理人”的注意为佳。

由此可以看出如果行为人尽到“与处理自己事务一样的注意”及“善良管理人的注意”都表明行为人已经尽到了较高的注意义务，如果欠缺此类注意义务，其过失行为就是轻过失。

我国司法实践中也基本采用这种标准来判断行为人的过失大小。区分过失轻重的意义在于过失是判定行为人是否需要承担责任及承担责任大小的依据。我国刑法中，过失是犯罪构成要件中主观方面的要素之一，我国刑法规定：“过失犯罪，法律有规定的负刑事责任。”

1. 重大过失行为有可能构成犯罪　根据我国《刑法》第三百三十五条规定：“医务人员由于严重不负责任，造成就诊患者死亡或严重损害就诊人员身体健康的，将构成医疗事故罪，处以3年以下有期徒刑或拘役。”

2. 行为人有重大过失行为将可能承担更多责任　《医疗事故处理条例》规定，医疗事故赔偿要根据医疗事故等级、医疗过失行为在医疗事故损害后果中的责任比重、医疗事故和原有疾病之间的关系等方面来确定赔偿比例和数额，可见有重大过失的行为人将承担更多法律责任。

3. 受害人的重大过失可以称为免除加害人责任的条件　《民法通则》第一百三十一条规定：“受害人对于损害发生也有过错的，可以减轻侵害人民事责任。”

案　例

小偷告失主

2004年3月26日早晨8点多，福建省泉州市的杨青芸外出办事，到了目的地之后把车停在路边就进去办事了，没过多久，透过宽大的玻璃门，她发现小偷正撬自己的自行车锁，情急之下，杨青芸一边喊有人偷车一边追了出去，随后她立即雇了一辆“摩的”去追赶骑着自行车逃跑的小偷。但是惊慌失措的小偷竟然被一辆大卡车撞倒，导致开放性骨盆骨折、右小腿骨折、左膝盖开放性损伤。为此偷车人方银菊花了 9 万多的医药费。她认为这笔巨额的医药费应该由追赶她的杨青芸和大货车车主共同承担。

当地法院审理后认为，方银菊偷了自行车逃跑，冒险闯入机动车道造成人身伤害，自身存在重大过错，承担65%的民事责任，大货车司机未尽到安全的注意义务，承担35%的民事赔偿责任，杨青芸追赶方银菊的过程是在维护自身正当权利，并无不当之处，免除其民事责任。

4. 对免责的限制　有些国家法律规定行为人有重大过失的，不能通过协议预先免除责任。

三、注意的义务来源与分类

判断行为人是否有过失行为，主要看行为人是否已经尽到了注意的义务，注意义务的来源主要有以下几个方面：

1. 来源于法律、法规及各种规章制度的规定　法律、法规及各种规章制度是注意义务的主要来源，例如《执业医师法》规定：“医师应当如实向患者或者家属介绍病情，但应注意避免对患者产生不利后果……”即医师应尽告知义务和避免产生不良后果的义务来源。

2. 来源于技术性规范　随着现代社会工业化和科学技术的发展，产生许多新的需要规范的问题，人们还无法制定或修订相应的法律法规，在这种情况下，人们首先制定许多技术性规范，这些技术性规范对于安全生产、保证人民健康有非常大的作用，因此也是义务的来源。如医疗护理技术常规。

3. 来源于道德规范　道德是人们在日常生活中形成并自觉遵守的行为准则，道德对人们特别是那些特殊从业人员提出更高行为标准，要求以更大责任心、更高觉悟履行职责。例如大多数情况下许多操作都是护士一个人独自完成，这就要求护士应该有慎独精神，无论什么情况下，护士都应该按照操作程序和要求实施各种护理操作，否则就未尽到注意义务。

注意义务又分为一般注意义务和特殊注意义务，一般注意义务是指在通常情况下社会普通人所应尽到的注意义务。特殊注意义务又称专业注意义务，是指特殊主体从事特殊行为时所应尽到的注意义务，由于其注意对象具有特殊性，如医务人员的注意对象患者抵抗力低下，保育员的注意对象幼儿的自我保护能力差等，要求相应的专业人员应尽到更多的注意义务。

四、疏忽大意与意外事件

意外事件是指行为在客观上虽然造成了损害结果，但不是出于故意和过失，而是由于不能抗拒或不能预见的原因，它有 3 个特点：①行为人行为客观上造成损害结果；②行为人对结果既无故意也无过失；③由于不能抗拒或不能预见的原因。临床实践中，有些患者做青霉素皮试，20 分钟后观察结果为阴性，但对患者进行肌肉注射几十万单位或静脉滴注几百万单位青霉素后(短的几分钟后，长的几小时后)，患者却出现了过敏反应，轻者表现为瘙痒、皮疹，重者头晕心慌、呼吸困难，甚至发生过敏性休克。此种损害既不是故意也不是过失，是在现有的条件下无法预测到的，属于意外事件。

区分意外事件和疏忽大意主要看行为人有无义务及能力预见，其中主要看能力。例如某种特效药对于体质特殊的人群会产生不良反应，但是以现有的科技水平人们尚无法判断谁是特殊体质的人，如果患者在疾病治疗的过程中必须使用该药物，在使用过程中发生药物不良反应，则属于意外事件。

随着科学技术的发展，大量的新技术不断应用于人们的日常生活，但由于经验的限制，即使人们提前制定了各种预案，也难以防范新技术可能带来的风险，这些风险也称为意外事件。随着人们对新技术了解程度的加深，将逐步制定各种技术标准来规范有关人员的行为，这时相应的注意义务也就产生，如果行为人在已经制定了技术标准的情况下仍然没有采取合理的措施规避风险，其行为就是疏忽大意，其结果就不是意外事件。

第二节　护理差错

我国民法不严格区分故意和过失，而是统称为过错或差错，因为民法的目的在于权利救济而刑法的目的在于打击犯罪。因此护理过失也称为护理差错。

一、护理差错的概念

凡在护理工作过程中由于责任心不强、粗心大意、不按规章制度和技术操作规程办事发生差错，对患者产生直接或间接影响，但未造成严重不良后果者，称为差错(事故与差错的区别主要是后果的差异，凡事故均造成不良后果)。

护理差错是医疗过失的一种，同样也包括疏忽大意和过于自信导致的差错，其中由于疏忽大意导致的差错占大多数。护理人员在工作中应尽到的注意义务属于特殊注意义务。该义务来源于医疗卫生管理法律、行政法规、部门规章、诊疗护理规范以及护理领域职业道德规范等，但不同的护理岗位的护理人员应尽到的义务标准不同。

二、护理差错的判断标准

在判断护理人员是否尽到合理的注意义务、其行为是否存在过失时，既要考虑法律规定，又要考虑到护士的学识、经验、职称、职务、工作岗位等，即从义务和能力两个方面进行判断。目前我国司法实践中判断护理人员是否有过失的标准有：

1. 护理人员是否违反了医疗卫生管理法律、行政法规、部门规章、诊疗护理规范和常规。

2. 护理人员是否违反了约定俗成的做法　随着医学科学技术的发展，一些诊疗护理方式在没有写进护理规范或常规时，本领域内约定俗成的做法也可以成为判定护理人员是否尽到义务的标准。

3. 合理的注意与适当的技术　如果护理人员没有违反前述的行为，需根据具体的情况判断护理人员是否达到与其岗位、职称相称的护理水平，尽到专业要求的注意义务。

4. 当时的医学水平　确定护理人员的合理注意水平，应当以当时的医学与护理水平为标准，当护理过程结束后，确定护理人员过失时，护理水平较前已经有了较大的发展，则不能以后来的护理水平作为认定当时的护理过失的标准。

5. 注意地区差异　由于我国地区间发展不平衡，护理人员的执业环境、经验差别较大，因此判定护理人员是否有过失，应以同一区域或类似地区的护理水平为依据。

6. 最佳判断法则　如果护理人员的学识、经验、技术使其能达到“善良管理人”的注意水平，而其只尽到一般注意义务，法院在判定该护理人员行为是否有过失时，将以较高的标准来衡量。

因此在判定护理人员是否尽到注意义务时，首选参考专业标准，在专业标准中又采取“善良管理人”标准，所以护理人员应尽力做到慎独，追求注意对象利益的最大化。

三、常见的护理差错类型

护理差错是指医务人员在诊疗护理中的过失，给患者的身体健康造成一定的伤害，延长了治疗时间。分析差错出现的常见原因，做好防范措施，有利于防患于未然。

根据差错程度可分为严重差错和一般差错两大类。

1. 严重差错　指在护理活动中，由于护理人员自身原因或者技术原因给患者造成严重不良后果，但尚未构成护理事故者。凡具有下列行为之一者应视为严重差错：

(1)护理人员未认真执行医嘱及查对制度：错用、漏用“毒、麻、限、剧”药及特殊治疗用药(如抗肿瘤药物、特殊心血管药物、抢救用药、麻醉药、胰岛素等)或上述药物发生投药、给药浓度、给药剂量、给药时间、给药途径等错误，给患者造成严重不良后果或重大影响者。

(2)护理人员违反操作规程：如使用过敏性药物时，错用或未按规定做过敏试验或原有药物过敏史者给予投药，错抱婴儿但及时发现，采集胸水、腹水、血液、体液等标本时，由于采错标本、贴错标签、错加抗凝血药需重新采集或损坏、遗失活检组织送检标本等，造成严重不良后果或重大影响者。

(3)护理不当：如造成Ⅱ度压疮，浅Ⅱ度以下烫伤或婴儿臀部糜烂，手术时体位不当造成患者皮肤压伤及功能障碍者，卧床患者因护理不当发生坠床等，造成严重不良后果或重大影响者。

(4)在输液过程中，因护理不周所致刺激性或浓度较大的药品漏于皮下，引起局部坏死者，体表面积成人小于2%，儿童小于5%者。

(5)工作失职：误发放未灭菌或灭菌不合格物品造成重大影响者。

(6)护士缺乏慎独意识，涂改病历，弄虚作假造成重大影响者。

(7)将新生儿腕带挂错，或母乳喂养时错抱新生儿，经发现并予纠正，但已造成重大影响者。

案　例

产妇输液错输成酒精

2011年3月2日产妇伍玲在彭州市妇幼保健院准备剖宫产，上午9点她被安排在待产室输液。针刚扎进去，伍玲就觉得血管里既麻又痛，她向护士提出过疑问，还被对方反问了一句：“你是不是很少打针吃药哦？这个都忍受不了，等会儿打麻药又咋办？”输了20多分钟后，她感觉头昏昏沉沉，很想睡觉，但手上的麻痛又让她睡不着。“药水会不会有问题呢？”伍玲慢慢坐起来，才看清楚输液瓶里装的是75%的外用酒精，已空了一大截。

“酒精”两个字彻底把她吓清醒了，她赶紧按呼叫器叫来护士。经过协商后，伍玲同意先做剖宫产。孩子出生后，她发现女儿呼吸有些急促。同时也担心女儿的神经、智力等方面会因为输错液受到影响。于是将孩子送往成都市妇儿中心医院新生儿科的监护室进行治疗。伍玲和家人找到彭州市妇幼保健院，希望对方给个说法。没想到院方只同意赔偿1万元。这让他们觉得医院毫无诚意，一气之下提出了150万元的索赔要求。

2. 一般差错　指在护理活动中，由于护理人员自身原因或技术原因发生差错，但未给患者造成不良影响或轻度影响者。例如具有下列护理行为之一者应视为一般差错：

(1)由于交接班不清，使一般治疗中断或者遗漏者。

(2)未认真执行查对制度，进行一般性药物治疗时打错针、发错药、做错治疗，对患者未造成不良影响者。

(3)临床护理(包括基础、重症、专科护理等)未达到标准要求，单位造成不良后果者。

(4)各种护理记录不符合有关规定要求，项目填写不齐全，但未造成不良影响者。

(5)标本留置不及时，但未影响诊断者。

(6)各种引流管不畅未及时发现，处理或护理不当致引流管脱落而需重新插管，但无不良后果者。

(7)因管理不善致使抢救药品、物品未达完好状态，未造成不良后果者。

(8)因护理不周发生婴儿臀部轻度糜烂者。

四、护理差错原因分析

据文献报道，88.12％护理差错的发生是由于护理人员自身的原因，即由于护理人员工作责任心不强，执行查对制度不严格，护理操作不规范所引起，积累丰富的临床护理经验可有效降低护理差错发生的概率。另外护理人员紧缺，工作强度大；工作时受到外界干扰，如在护理操作过程中多次回答患者的问题或接听电话；管理制度不严谨，措施不严格等也是导致护理差错发生的原因。

五、护理差错的对策

做好护理差错的防范，避免或减少护理差错的发生，才能有效地杜绝护理事故的发生，护理差错事故的管理对保证患者的安全也是至关重要的，为有效防止护理差错事故的发生，需做好防范的措施：

1. 严格执行各项规章制度、加强责任心培养　严格执行各项工作制度和操作程序，是保证护理工作正常运转、提高护理质量、防止差错事故、减少护理差错与事故的重要措施。有相当数量的护理差错是由于责任心不强造成的，应对护理人员加强职业道德教育，每个护理人员必须认识到自己负有维护患者安全的责任，任何敷衍搪塞的行为，都可能导致护理差错，给患者造成不必要的痛苦。

2. 强化护患沟通、培养良好的心理素质　将护患沟通纳入护理常规内容和质控范围，以强化护患沟通意识，并帮助年轻护士提高沟通能力；培养护士高尚的道德修养和良好的心理素质，控制和调节自己情绪的能力，注意排除他人打扰，保持工作的连贯性，避免工作脱节而出现失误。

3. 改善服务态度，重视专业培训　引进服务新理念，树立良好的职业形象，对患者态度诚恳、热情、语言亲切，耐心回答患者的询问，提供适度的帮助。业务生疏，技术不过关也是发生护理差错的重要原因之一，因此，护士不仅要熟练掌握基础理论与技术操作，还应具备娴熟的抢救技能和较高的应急能力，并及时参加“新知识、新技术”的培训，提高专业素质。

4. 加强护理质量控制，合理调配人力资源　抓住容易产生差错的关键环节，切实落实护理质量控制措施并进行合理的监测，消除隐患，防患于未然。制定应急预案及各项技术操作流程，使护士在应急状态及日常护理操作中有章可循；合理配备护理人员，实行弹性化和科学化的排班制度。排班时注意老、中、青人员的搭配，能力强与能力弱的护士搭配，学历高和学历低的护士搭配，以规避风险。

5. 增强法律意识、收费透明化处理　护理人员应加强护理业务相关的法律法规的学习，增强法制观念。对护理缺陷、差错进行分析、讨论，并提出改进措施；护理文书书写要及时、准确、完整；尊重患者隐私权，为患者隐私保密；学会运用法律手段维护护患双方的合法权益。严格执行物价部门统一收费标准，将一般项目收费标准公布在醒目位置，实施“一日清单”制度，提高住院费用透明度，避免由此引发纠纷。

6. 良好的护理环境及合理有效的护理用具是防范护理差错的重要措施　外界干扰会打乱护理人员的工作程序及护理思维，是导致差错发生的不可忽视的因素，如上午护理工作量大，差错发生率较高。安静、清洁的工作环境能使护理人员身心放松，工作有条不紊，同时安静的环境也有利于患者进行休养。床头服药卡、输液卡等护理用具较好地预防了漏给药、错给药、多给药、少给药等差错的发生；各种床头标记牌的使用，如禁食牌、药物过敏牌等都对护理人员起到提醒的作用，有效避免差错的发生有利于患者在住院期间接受更加安全的护理。

7. 提高护理管理质量　完善管理体系，加强管理力度是防范护理差错发生的重要手段。在进行差错原因分析时，应该考虑管理人员存在的问题及管理体系的缺陷。护理管理者应具有一定程度的预见性，从而采取有预见性的防范措施，防止事物在发展中出现失误或呈偏态发展。也只有这样才能在护理工作中更好地防范护理差错。做到警钟长鸣，防患于未然，为患者提供高质量的安全护理。

第十七章 护理纠纷

随着我国法律制度的不断健全、医疗市场的日益成熟和医学知识的广泛普及，公民法律意识的逐渐增强，患者及家属对医疗质量、护理质量、医疗护理安全方面的要求及自我保护意识的不断提高，医疗护理纠纷呈上升趋势。本章主要讨论护患纠纷的发生原因及防范对策。

第一节 护理纠纷概述

护理纠纷是医疗纠纷的一部分，指护患双方对护理过程及其后果有分歧，当事人提出追究责任或赔偿损失，必须经过行政或法律的调节或裁决才可了结的护患纠葛。从广义的角度来说，凡患者或家属对患者护理工作不满意，认为护理人员在护理过程中有失误，加重了患者的痛苦，对患者造成不良后果、伤残或死亡等情况，要求卫生行政部门或司法机关追究责任或赔偿损失的事件，在未表明事实真相之前，统称为护理纠纷，也称为护患纠纷。临床上发生的护患纠纷经常和医疗纠纷交织在一起，单纯的护患纠纷占整个医疗纠纷案例的10%～15%，主要涉及护理技术、护理服务及医院管理。护士作为临床第一线的直接执行者，涉及患者就医的各个环节，对任何一个环节的疏忽，都可能导致不良后果，侵犯患者的权利，不管其行为是故意还是过失，都可引起护患纠纷。所以我们更应有防范风险的意识和能力，持续提高护理质量，防范护理纠纷的发生。

第二节 护理纠纷相关风险因素

护患纠纷的防范是医院护理管理的重要内容，控制或减少纠纷的发生是体现医院管理水平和护理质量的标准之一。有研究显示，护患纠纷常见的原因有护理人员服务意识差，违反操作规程、护理措施不到位，护理记录不规范，患者对护理工作期望值过高，社会氛围的影响，执行医嘱不到位等。分析护理纠纷常见的原因，有利于在工作中做到有效防范。

一、患者方面

(一)疾病本身复杂多变

由于疾病本身的复杂性、个体自身的特殊性等因素的影响，在医疗诊治、护理过程中，许多疾病的后果难以预料，即使按照常规治疗程序和方法实施诊疗和护理，也难以保证每个患者都能成功救治，不出现后遗症或并发症。在诊疗护理过程中，尽管制定了许多应急预案，但仍然难以避免意外情况的发生。当病情出现反复或治疗效果不理想时，患者及家属会迁怒于护士，如果护士在操作或言语中稍有不慎即可引起护患纠纷。

(二)患病后背负经济负担重

医学科学技术的发展推动了临床新技术、新业务的不断发展，新技术、新器械和新的药物的应用在提高疾病诊出率及治愈率的同时，也使医疗费用大大提高。我国现行的医疗体制包括基本医疗保险和新型农村合作医疗等医疗保障项目，对医疗费用有很多限制，患者自费的比例仍然较高，医疗费用的增加与患者承受能力之间存在很大的矛盾。因此一旦有人患病，就会对患者及其家庭造成沉重的经济及心理负担，因病致贫和因病返贫的情况屡见不鲜。媒体上报道的某些医院违规收费的问题如过度检查、计费不合理以及医生收受回扣的潜规则等，使得患者对收费相当敏感。多数医院由护士负责患者费用的记录、一日清单的发放，甚至催缴医疗费用，而患者对某些费用的产生有疑问时首先询问的是护士，特别是在患者的治疗效果不明显时，护士语言稍有不慎，即会成为护患纠纷的导火索。甚至某些患者及家属存有不良动机，设想引起纠纷后谋求经济补偿，苛责医疗护理过程。以上种种引发了大量因为医疗费用问题诱发的医疗护理纠纷，也成为医疗护理纠纷的主要方面。

案　例

少年贫血被误诊为白血病，粪便化验1天查501次

2005年6月11日，三门峡市的张朝文带着16岁、正上初中的儿子张刚明到河南科技大学第一附属医院（以下简称一附院）看病，当时张刚明的症状是脸色发白，感觉乏力、头晕、耳鸣，长时间烦躁不安、注意力不集中、记忆力减退。被医院返聘回来坐诊的72岁的女检验师张益霞在检验报告单上报告为M2a型白血病，接下来的半年时间里，医院按白血病多次对张刚明进行化疗诊治、使用药物。就这样，一个平时活蹦乱跳的少年开始卧床不起、头发脱落、四肢无力。面对越治越重的孩子，家长起了疑心：莫非诊断有误？

2005年11月2日，张朝文从一附院借出了原始的骨髓片带孩子到郑州大学第一附属医院进一步核查确诊，得出的结论是巨幼细胞性贫血，为慎重起见，张朝文又带孩子和骨髓片到天津中国医学科学院血液病研究所诊断，经过二十多天的详细检查，三位专家会诊后给出的结论仍然是张刚明为“巨幼细胞性贫血”。

既然诊断有误，他们就要求院方给打印化疗、治疗用药清单，因为是药都有三分毒，打印清单就是要根据前期误诊治疗情况再拿出后期诊治的合理救治办法。不查不知道，一查查出一附院多次违规重复收费项目，单是8月2日一天，治疗费清单上显示该天化验粪便常规就达501次，收费2505元。另外，对照清单发现收费单多处出现重复收费现象。

案　例

患者生病住院，一天吸氧25小时

东阿县参保职工焦某因“慢性支气管炎”于2014年2月12日至2月25日入住东阿县人民医院治疗，住院14天共花费29676.22元。经检查发现，焦某住院期间费用较高的化验检查复查过于频繁，住院两周时间内各类检查高达28次，超标准收费、自立项目收费、重复收费三项合计违规收费 4361 元，套取医保基金 3052.7 元。此外，氧气吸入、血气饱和度监测项目计费次数、累计时长与患者住院实际情况不符，甚至出现一天吸氧 25 小时的情况。

案 例

宁波医院回扣门

2010 年 5 月 23 日有人在网上曝光宁波第一医院的一张清单，清单中列出了使用药物“氨曲南”的 45 名医生的姓名、工号、所属科室以及所开的氨曲南数量和所得回扣数目。药品“氨曲南”单价 32.3 元/盒，给医生回扣大约为 6.5 元/盒，回扣比例约 20%。经过调查，该医院承认这张清单上的医生的确是他们的临床医生，6 月 3 日，宁波市卫生局公布了处罚决定：19 名收受药品回扣的医生中，2 名医生停止执业活动 6 个月，6 名医生警告处分，其余 11 人严肃批评教育。事情在这么短的时间内做出回应，却让更多的公众相信牵扯在内的应该不仅仅是这些医生，因为医药代表无孔不入，药品回扣是公开的秘密，这起事件只是把窗户纸给捅破了。

(三)患病后特殊的心理状态

身患疾病的人，备受病痛折磨，身心俱疲，会有焦虑、抑郁、悲观失望等各种各样的心理反应。来医院就诊、治疗时希望能尽快解除病痛，也希望别人能理解和体会到自己的痛苦，渴望得到来自其他人包括医护人员的真挚的关怀和爱护及更高品质的医疗护理服务，如态度优良，技术高超；不给患者增加额外的痛苦等。一旦医疗护理服务不符合自己的预期，便可引起患者极大的情绪波动和心理压力，甚至由一些小事引起双方的争执和纠纷。

(四)患者的自我保护意识和维权意识增强

随着人们健康意识、法制意识的不断增强，患者及家属学会了用法律手段维护自己的利益，注意用法律标准来衡量和评价医疗过程及医务人员的行为和服务水平，甚至有些患者在就诊治疗的过程中注意处处收集证据，以维护自己的权益。随着我国市场经济的发展，人们的价值观念发生了深刻的改变，特别是《中华人民共和国消费者权益保护法》实施后，很多患者及家属把自己看作医疗服务的消费者，十分注重保护自己的权益，而忽略了医疗护理工作的特殊性。甚至近年来愈演愈烈的医闹现象和医疗纠纷事故的处理，让患者形成一种错误的认识：很多医院为了息事宁人，只要患者闹事就花钱买平安，一定程度上助长了社会不良风气。在护患关系日益复杂的情况下，患者的这种“上帝”意识对护理人员的技术水平、服务质量以及护理管理提出了更高的要求。

案 例

分级护理制度成为护患纠纷中患者指责护士的依据

2009 年 2 月 11 日中央电视台的《今日说法》栏目报道了这样一个案例：一位 65 岁的肝硬化患者王忠民生前是一位高级工程师，河北人，前几年退休后和老伴一起跟随儿女来到了上海。由于肝硬化导致腹部严重积水，出事前十几天住进了医院，可能是由于长期病痛的折磨和对治疗的绝望，出事的晚上 11 点左右，王忠民翻过医院里住院部二楼走廊里的窗户从遮雨棚上跳下自杀身亡。

家属认为，根据规定，像王忠民这种肝腹水的患者，护士应该每隔 2 个小时巡房一次，当天晚上 23：00 就有一次例行巡房，而王忠民正是在 23：00 左右跳楼自杀的，王家人说当天晚上如果护士按时巡房就有可能发现王忠民不在病房休息，他的自杀行为就很可能被发现，被阻止。现在事情没有阻止，肯定是护士没有按时巡房。医院认为患者的自杀行为是个人故意行为，医院根本无法预料和有效地控制，医院并无过错。但当天的巡房记录显示患者在睡觉，具有明显的瑕疵以及当天监控录像的删除，最后医院自愿补偿3万元给患者的家人。

二、护理管理方面

（一）未认真执行法律法规

《护士条例》中明确规定了护士执业考试、注册及执业规则，临床护理管理者必须按照《护士条例》的规定执行，依法办事。在《护士条例》颁布实施之前，很多医院聘用无《护士执业证书》的护工从事护理工作，既不能保证护理工作质量，又为护患纠纷埋下了隐患。

（二）护理管理制度不完善

随着科学技术的迅猛发展，新业务、新技术大量应用于临床，在医院不断开展新的诊疗技术项目、新仪器设备不断应用的同时，应及时建立有关的规章制度，认真培训相关人员，把新的诊疗护理技术纳入科学管理的轨道。若各项护理管理制度没有及时更新，制度不健全，或落实不到位，质量监控措施不得力，都可能导致护士工作时不能严格按照制度执行而引发纠纷。

（三）护理人员配置较低，护理管理水平有待提高

新中国成立初期，我国仅有3万余名护士，新中国成立以后，护理人员的队伍一直在不断壮大，至2005年，我国拥有126.6万名护士，但每千人口护士人数为1.0，远远低于WHO建议的护理人员数量标准（即每千人口中应有2名护士）；至2013年年底，我国注册护士达到278.3万，每千人口护士数达到2.05人。我国护士队伍建设和护理事业发展虽然取得一定成效，但是与社会经济发展、疾病普遍化和人口老龄化，以及人民群众对健康的多样化多层次需求相比，还存在一定差距。

目前临床上医护人员的配备比例依然按照1978年的文件执行，病床与护士的配备比例一直为1：0.4，这一标准已经沿用了30多年，已经不能适应新时期护理工作的需要。尽管这个比例严重偏低，在2008年《护士条例》颁布实施之前仍然有很多地区和医院未达到标准。此外，现代护理工作范围的扩大和护士角色的延伸加大了护理工作量，护理人员数的增长远远赶不上医院规模的扩大和床位数的增加。反映护士工作量的几个主要指标如日均输液人次、手术人次、危重患者数等均呈上升趋势。长期的护理人力资源不足，一方面影响医疗护理工作的正常开展，另一方面超负荷、高风险的工作加重了在职护士的负担，不能满足患者对护理工作高标准的要求，被迫降低了护理工作质量。另外，临床工作中护士职责往往不明确，护士承担了许多非护理工作，如记账、查账、送血、取血、取药、退药等占用了护士大量的时间，导致护士只顾忙于常规治疗、护理活动，当患者提出问题时也不能及时解决或详尽解答，因此护士的言行举止与患者对医疗、护理质量的热切要求形成反差，极易导致患者对护理人员的不满；此外护理管理者若不能根据病区患者的病情、重点时段、新老搭配等原则科学地进行排班，也会导致纠纷发生额概率增加。

（四）护理差错事故处理不当

护理工作中出现差错事故并不一定都会发生纠纷，一般情况下，如果工作中出现失误，只

要护理人员和院方有积极的态度，实事求是地去处理，就可以获得患者及家属的谅解，从而最大限度地避免发生纠纷；相反，敷衍了事，不愿承担责任，不积极主动、耐心地与患者和家属沟通，没有解决问题的诚意和行动，发生护理纠纷也是在所难免。

案　例

医疗纠纷调解——解决医疗护理纠纷的新尝试

2009年2月，天津市成立了医疗纠纷调解委员会，至2013年，天津市医疗纠纷调解委员会共受理调解医疗纠纷2304件，调解成功率达87.5%，协议履行率达100%，得到了患者、患者家属以及医务人员的认可。

医疗纠纷调解委员会的出现，不仅搭建了医患双方沟通协调解决医疗护理纠纷的平台，完善了医疗护理纠纷处置机制，还帮助医疗机构提高了业务水平和职业素养，从源头预防医疗纠纷的发生。

三、护理人员方面

护理工作是医疗护理过程中重要的一环，在医疗护理工作中，护士始终在临床一线，与患者及家属接触最为密切和广泛，某些医疗护理纠纷的产生，原本是出于对医疗工作或收费问题的不满，但是由于医疗的专业性很强，患者及家属无法找出有力的依据说明医疗工作的不足，以及我国长期存在的“重医疗轻护理”的观念，导致很多患者及家属对护理工作非常挑剔，从而容易引起护患纠纷。作为护患纠纷中的一方，护理人员必须充分认识护患纠纷产生的原因，尤其是护理人员自身的原因，从而对有效避免护患纠纷起到至关重要的作用。

(一)护理人员的一般素质方面

1. 非职业仪表、着装　仪表是个人的身材、长相、衣着、风度、谈吐、发型、神态、姿势等的总和，一个人的仪表既有天生的因素，又能反映一个人的精神状态和礼仪素养。护士良好的仪表可以给患者以信任、愉悦的心理感受，而不良的仪表会让患者产生不信任、不舒服的感觉，导致患者的情绪发生变化，甚至会诱发某些疾病的发生；患者也会将护士某些不良的仪表及行为与服务态度联系在一起，从中推测护理服务质量和技术水平，从而成为诱发护患纠纷的因素之一。

2. 不良表情　表情是面部及肢体形态的动态特征，不同的表情特征决定于一定的社会心理因素，是个人文化修养、道德标准、职业特征的体现。良好的表情在护患关系中扮演着重要的角色。患者作为一个特殊的群体，在疾病状态下，对他人的表情会变得比较敏感，特别是对医护人员的表情尤为关注。医护人员的不良表情会给患者增加很多的思想负担，导致情绪的变化，因为患者往往通过医护人员的表情来理解自己的疾病，甚至会通过这种观察来判断自己疾病的严重程度。如果护士缺乏控制自己表情的能力，把工作以外的情绪带到工作中来，就会引起患者的误解，导致患者的不满；患者由于疾病所带来的痛苦，迫切希望得到他人的关怀和重视，但如果在护患交往的过程中，护士表现出对患者的漠不关心或不耐烦，患者会因为护士的服务态度不良而产生不信任，在这种不信任的基础上，容易发生护患双方的误解和言语的顶撞现象，成为某些护患纠纷的诱发因素；工作中发生意外情况时，如果护士能镇定自若，就能帮助患者稳定情绪，相反如果患者表现出惊慌失措和不安的表情，这种不安传递到患者身上就起到了放大的作用，患者会意识到出现了不好的情况，甚至会联想到自己的病情可能发生了变化，产生精神恐惧和疑虑，对治疗失去信心，甚至导致病情恶化。

3. 有悖于职业道德的行为　护理是一个救死扶伤、关爱生命的崇高职业，护士的职业规范要求护士应具备履行"救死扶伤，实行革命的人道主义"的真诚信念和道德责任感；工作中廉洁奉公、不接受患者馈赠，不言过其实，不弄虚作假；审慎守密，不泄露医疗秘密和患者的隐私等。如果护士未能遵守职业道德规范的要求，没有及时观察病情、如实记录，甚至做有损患者利益的事情，都是有悖于护理职业道德准则的。

4. 法律意识淡薄　我国医疗护理教育中法律教育的缺失导致医院护理人员少有机会接受系统的法律、法规知识的教育，导致整个护理群体的法律观念淡薄，自我防范意识差。护士在医疗护理过程中缺乏自我保护意识，主要表现在以下几点：

(1)法律知识缺乏，防范意识不强：护士的法律知识多来源于工作实践以及医院对护理人员的规范化培训，所学法律知识不够系统和深入，导致护理人员的法律意识远远不能适应现代社会对护理工作的要求，对一些可能容易引起护患纠纷的问题认识不足，特别是对举证倒置的认识不够充分，对由于违规行为引起的严重法律后果缺乏充分了解，也缺乏自我保护意识；部分护理人员忽视有关法律、法规的学习，法律责任意识不强，过分自信或疏忽大意，常因侵犯患者的权益造成护患纠纷，如抢救患者或治疗、护理过程中不注意场合与方法；谈论与治疗无关的话题；对有精神症状的老年患者或患儿保护性措施不到位，导致坠床、压疮；未履行告知、保密义务等。

(2)未严格执行规章制度：医疗护理规章制度及操作规程，都是以患者为中心，以医德为基础，以对患者高度负责为最高道德准则而制定的，要求医护人员必须遵守。长期以来，护理工作已经形成了一整套行之有效的技术操作规范，也形成了护理工作中必须遵守的制度，落实这些规章制度，对于预防差错事故、防止护理纠纷具有十分重要的作用，容易出现护患纠纷问题的环节大多与制度未落实有关。据文献报道，在护患纠纷事件中，因没有认真落实"三查七对"制度而输错液、发错药、延误治疗者占43%，落实"三查七对"制度至少可以避免50%的护理差错事故的发生，可见认真落实护理常规严格查对制度对于防止护理差错事故及护理纠纷具有重要的作用。

(3)护理文书书写不规范：护理文件是临床护理工作中对患者诊疗护理的真实记录，是评价患者疗效、调整治疗方案的科学依据，也是医疗纠纷中的法律证据。事实表明，一旦发生医疗护理纠纷，翔实的护理记录常常是支持医院、医生、护士的关键证据；但如果工作中不认真记录、随意涂改或漏记、错记等，即使医生、护士没有过错，一旦发生纠纷，因为无确凿的证据为自己辩解，也可能导致败诉，造成记录者及医院不应有的损失。

(4)规范行为意识不到位：随着我国法制化进程的进展，患者及家属的法律意识在不断增强，他们学会用法律标准来衡量和评价医疗过程，衡量医护人员的行为和服务水平，所以护理人员必须认识到自己的一切言行均在患者及家属的监督之下，必须自觉地规范自身的行为。临床患者，尤其是急症患者，病情紧急，求治心情十分迫切；有些危重患者如恶性肿瘤患者晚期及某些终末期的老年患者，虽然家属也清楚患者病情的严重程度，即使治疗也生存无望，但仍然要求医务人员分秒必争地给予救治，如果医护人员不予以重视，表现得习以为常、漫不经心，没有全身心地投入到救治工作中，或操作中动作迟缓、不熟练、不严谨等，就会在患者家属心中留下医护人员不负责任、怠慢患者、延误救治的印象。

案 例

2009年11月南京徐宝宝事件

2009年11月3日早晨，南京徐定金夫妇带着高烧的宝宝来到南京市儿童医院就诊，急诊医生初步诊断为右眼眼眶蜂窝组织炎，收治入院治疗，并在病历上注明，要求住院后眼科医生结合内科医生进行会诊。然而入院后，住院医师并未给宝宝安排会诊。晚上七点多孩子的父母发现宝宝的病情有恶化的迹象：脸部肿胀，嘴角有一点点歪，于是赶紧找到值班医生毛晓珺说明情况，但该医生“头也不抬，继续玩他的游戏”，只是解释说：我是值班医生，不是你的管床医生，有什么情况等明天管床医生来了再说。后来在夫妇俩的再三恳求下，才不情愿地来到了宝宝的病房，但只是简单看了下，没有做任何处理。由于宝宝病情不断恶化，晚间一点半和三点家属又分别找到值班大夫，但是没能引起该医生的足够重视，直到凌晨五点之后，眼看孩子已经奄奄一息，孩子的母亲苦苦哀求，才最终对孩子实施抢救，但是最终未能挽救孩子的生命。眼睁睁看着不到半岁的孩子生命就这样结束了，孩子的父母悲痛欲绝，他们以“上班期间医生在打游戏”为由，对值班医生毛晓珺进行了投诉。后来经过调查组调查，还原了事实真相，证实值班医生毛晓珺值班期间，曾在电脑上下过两盘围棋，违反了医院的相关工作制度，南京市卫生局通报了对此次事件的处理结果：当事医生毛晓珺被吊销医师执照，行政开除；南京市儿童医院院长给予行政记大过，党内严重警告处分；南京市儿童医院党委书记，管床医生、眼鼻喉科主管医生等相应责任人一并受到处分。

事故调查过程中，调查组成员发现有两个细节特别引人关注，也暴露了整个诊疗体系存在的严重缺陷。在这份宝宝的“长期医嘱单”上写着“一级护理”，但患儿家属表示，整个晚上，即便测量体温，都是他们自己到护士台去取送温度计。而另一个细节是宝宝的“临时医嘱单”，从这份临时医嘱单上看到，从11月3号下午4点到第二天凌晨5：56分，期间近9个小时的时间，宝宝的“临时医嘱单”上没有任何医嘱记录。

(二)服务素质方面

1. 工作责任心不强　护理工作的好坏直接关系到患者的疾苦和生命的安危，是影响医疗护理质量的重要因素，一旦由于护理人员的失误导致医疗事故或护理差错，给患者造成的损失是无法弥补和挽回的，因此护理人员应始终保持高度的责任心。但临床护理工作本身是一些比较单调和不断重复的内容，长期从事护理工作的人员往往容易产生厌倦或不以为然的情绪，工作中不自觉地养成了惰性，增强了随意性，导致护理人员往往凭经验、印象、惯性去从事日常工作，而忽略了制度的存在。

案 例

直肠息肉术后出血性休克

男，21岁，直肠息肉进行息肉结扎切除术。因息肉基底部较宽(约0.6 cm)，术后医嘱特别交代“注意观察有无术后出血”。上午11时返回病房，下午安静入睡，晚6时患者进少量流质饮食，晚8时自感左下腹胀痛，便意急，当即去厕所，排鲜红色血样便，量不清。晚10时，患者第二次去厕所，又排出鲜红色血样便，量较多，自觉心慌、乏力。晚12时前又去两次厕所，均为鲜红色血便。因未见值班护士查房，无法报告病情，加之自己认为“不会有多大问题”而未惊动病友。直到第五次去厕所，昏倒在厕所里，经其他患者发现报告后，医护人员才赶到进行抢救。当时，患者面色苍白，四肢湿冷、血压 80/60 mmHg，心率 110 次/分，立即给氧、输血 600 mL、补液 500 mL 后血压升至 107/80 mmHg，立即进行二次手术探查，发现息肉结扎线已脱落。经再次结扎止血术后经过良好，住院 13 天后出院。

案　例

新生儿热水袋烫伤

新生儿，男，体重 2300 g，吸吮能力差，产后第三天下午当班护士在下班前 30 分钟，按医师口头医嘱为患儿用热水袋保温。从热水瓶中将开水倒入热水袋后，未测水温，也未检查有无漏水现象，用毛巾包好后即放在患儿右侧腰部，交班时也未向下一班护士交代。前后夜班护士都曾为患儿换尿布，查房时也曾发现患儿哭闹不安，但未引起注意，次日上午 8 时为患儿洗澡时才发现患儿背后有一漏水热水袋，漏水浸湿了胸背腰部，胸背、左肘及背部烫伤，占体表面积的 3.5%，Ⅲ°烫伤(Ⅰ°、Ⅱ°为 2%，Ⅲ°为 3.5%)，经植皮方治愈。

2. 服务态度、服务意识欠佳　在临床护理纠纷中，有相当一部分的护理纠纷是由于护士服务意识差，缺乏与患者及家属沟通，缺乏以患者为中心的服务意识造成的。医疗护理服务是一项比较特殊的服务，由于双方知识不对等，患者及家属需要不断与医务人员沟通以了解自己疾病的基本情况、所需检查及治疗方法、治疗效果等，但是由于专业知识方面的差距，患者对护理人员的回答往往理解比较片面和局限，甚至出现误解，所以诊疗过程中会反复追问或因理解错误不能有效配合治疗和护理的情况，面对这些问题，护理人员如果因为工作繁忙而不耐烦、急躁，回答简单、粗暴，甚至对患者及家属发脾气，就容易引起患者的不满，从而引发纠纷。在所有的医疗护理纠纷案例中，因服务态度差引发的纠纷远远多于因技术的原因引发的纠纷，改善医务人员的服务意识和服务态度，也是避免和减少医疗护理纠纷的一项有力措施。

服务态度、服务意识差又集中体现在护理工作中语言表达不妥当方面。温和友善的语言让人感觉温暖，产生积极的情绪，使人精神振奋；而粗暴蛮横的语言让人心生不满和抵触，会让患者产生愤怒、焦虑、沮丧、抑郁等一系列不良的心理反应。因此医护人员应使用规范的语言，态度温和，忌用表达不满的服务忌语，以期达到较好的沟通效果。另外每个患者因性别、年龄、文化水平、性格及所处的社会地位、家庭经济背景、行为爱好等具有较大的差别，所患疾病种类、发病原因、诱因、疾病的发展程度各不相同，因此对不同的患者，根据其特点选择不同的语言沟通的方式方法，才能处理好各种护患关系。

(三)业务素质方面

护理工作是一项技术性、服务性强的工作，一些护理人员把护理工作简单地看成被动地执行医嘱，做一些诸如给患者测量生命体征、完成输液、发药等基本护理的工作内容，缺乏刻苦钻研业务技术的精神，业务技术水平长期得不到提高，当患者问及与自己疾病相关的病情、注意事项、治疗、用药及饮食等方面的知识时，护士不能正确全面地回答，或由于业务技术不过关，操作不熟练，导致患者对护理人员不信任或不配合护理工作。尤其是刚参加工作的护理人员理论知识缺乏，工作经验不足，观察能力较差，对患者出现的病情变化缺乏预见性，不能及时发现对诊疗有重要意义的症状、体征，或已经发现但因为业务水平较低而未引起足够的重视，导致严重后果的发生。

对患者提供预见性护理是护理人员应具备的重要业务素质，只有理论基础知识扎实、经验丰富的护士才能给患者提供预见性护理，能够从患者早期典型或不典型的症状体征中，预见疾病的本质及疾病发展变化的趋势，并早期给予干预，如动脉导管未闭、房间隔缺损、室间隔缺损的先天性心脏病的患儿，由于存在着体循环向肺循环的分流，导致肺内充血，容易诱发肺内感染，因此对此类患儿应注意做好保暖，预防呼吸道感染。业务素质高的护士一旦发现新的症状体征，能够推测出对患者会产生什么样的影响，并及时告知医生做出处理。而经验缺乏、业务素质较差的护士可能会把典型的症状体征看作正常现象，不能将患者病情的变化及时反映在护理记录上，延误对患者的诊治，发生不良后果。

案　例

心肌炎患者下床致心力衰竭死亡

患者男，20 岁，因大叶性肺炎入院。住院后按常规治疗，夜间突然病情恶化，出现中毒性休克、心肌炎等症状，改为专人护理，经抗感染等各种治疗，数日后病情逐渐稳定，改一级护理，由于护士业务不熟，擅自扶患者如厕，诱发心力衰竭，心跳呼吸停止，经抢救无效死亡。

案　例

注射速度过快致八旬老太死亡

2008 年 3 月 16 日晚，北京市 80 岁的王老太太因“呼之不应半小时”被送往某医院急诊治疗，当晚症状加重。医生安排护士给患者注射盐酸胺碘酮注射液，并嘱咐护士要慢推 10 分钟。17 日凌晨 2 点零 5 分，一名护士开始给王老太太推药，此时有其他患者叫护士，于是该护士放下注射器离去。随后另一名护士拿起注射器继续注射，两名护士注射完液体时间共计五分钟。注射完毕后，王老太太经抢救无效死亡。王老太太的家属认为医院存在过错，遂请求法院判决医院赔偿各类损失共计 25 万余元。

随着医学高新技术的发展，各种先进的仪器设备不断涌现，对护理人员提出了更高的要求，护理人员不仅要熟练掌握基础护理常规技术，还要熟练应用新的仪器设备。

四、医疗设备、材料方面

近年来发生的医疗事故纠纷案例中，有许多是由于对仪器设备的管理不规范造成的，如急救药品、急救设备不全或设备出现故障而影响抢救工作的顺利进行；或因设备和材料质量问题而引发医疗护理纠纷，这将成为医疗护理纠纷的一个新的领域和焦点，如人工心脏起搏器在使用中出现故障等。

案　例

呼吸机连续失误，三患者相继惨死

2000 年 8 月 14 日，宝鸡市民乔平安 15 岁的独生子乔旭因“特发性脊柱侧弯”入住西安交大第一医院骨科治疗。23 日，因值班护士给呼吸机更换氧气不熟练，造成供氧暂停，导致患者因呼吸循环功能衰竭死亡。鉴定认为“医务人员在某些专业性技术操作中尚有不足之处”。

2001 年 3 月 21 日，69 岁的西安老人郭玉芳因胃底贲门癌入住交大第一医院普外科手术治疗。5 月 4 日，郭玉芳用上了呼吸机，5 月 8 日因呼吸机严重漏气，郭玉芳抢救无效死亡。西安医学会认为，医方的过失构成一级甲等医疗事故。

2004年1月28日，17岁的商洛少年林强入住西安交大第一医院内分泌科，2月8日，医院决定对林强实行气管切开呼吸机辅助呼吸，但患者的气管被切开后，主治医师发现气管套管和呼吸机连接口不能对接，林强抢救无效死亡。

西安交大第一医院接二连三在呼吸机上出这么多问题，反映出该院在管理上存在问题，而且使用呼吸机的医护人员不具备专业水平，这种问题不是个别现象，而是全国都普遍存在的，如果再不加强管理，还会出现类似事故。

第三节 医疗护理纠纷的分类

医疗护理纠纷是指发生在医疗卫生、预防保健、医学美容等具有合法资质的医疗企事业法人或机构中，一方(或多方)当事人认为另一方(或多方)当事人在提供医疗服务或履行法定义务和约定义务时存在过失，造成实际损害后果，应当承担违约责任或侵权责任，但双方(或多方)当事人对所争议事实认识不同、相互争执、各执己见的情形。

一、根据医务人员是否有过失分类

(一)有过失行为的纠纷

1. 事故 医疗机构及其医务人员在医疗护理活动中，违反了医疗卫生管理法律、行政法规、部门规章和诊疗护理规范、常规，过失造成患者人身损害的称为事故。

2. 差错 在诊疗护理工作中，医务人员有失职行为或技术过失，但经及时纠正未造成患者死亡、残废、伤残、组织器官损伤导致功能障碍等严重后果或未造成任何后果的称为差错。差错与事故之间的区别在于损害后果程度上的差异。差错又分为严重差错和一般差错。

(1)严重差错：指过失行为给患者造成了一定不良后果的差错。不良后果可表现为各种形式，如增加患者痛苦、延长治疗时间、扩大经济支出、遗留手术瘢痕、出现不适症状、产生轻度并发症或后遗症等。例如，某产科助产士在给一名产妇接生时，由于业务水平较差，临床经验不足，导致产妇在出现了一系列较为明显的子宫破裂的先兆时该助产士仍未预测到子宫破裂的可能，因此未采取任何防护措施，导致患者子宫破裂。后经紧急手术，缝合了破裂子宫，患者转危为安。本案例中助产士存在技术失误，但经上级医生及时补救，未给患者造成严重的损害后果，但是增加了患者的痛苦，延长了治疗时间，属于严重差错。

(2)一般差错：指未给患者造成任何后果的差错。一般差错指在诊疗护理过程中，因医务人员的过失导致一般性的错误，但责任者能实事求是地及时报告和处理，对患者未造成危害，无任何不良后果。如某护士在晨间治疗时，误将甲患者的80万单位水剂青霉素给乙患者注射，而将乙患者的8万单位的庆大霉素给甲患者注射，造成交叉治疗的错误，注射后及时发现，紧急报告医师，并做好了紧急抢救的准备，幸运的是错误用药对两患者身体健康未造成任何的不良影响。但从护理技术方面来说，这种药物的交叉注射是护理人员由于工作的不细心或责任心不强造成的，属于差错，只是从损害结果来看未给患者造成任何不良的影响，故属于一般医疗差错。

(二)无过失行为的纠纷

无过失的医疗护理纠纷是患者在诊疗护理过程中发生的不良后果，是医疗意外、并发症等其他原因所致，而并非因为医护人员的过失所引起。

1. 医疗意外　医疗意外是指医务人员在从事诊疗护理工作的过程中，由于患者的病情或体质的特殊性而发生难以预料和防范的不良后果，如患者死亡、残疾或功能障碍等。因为医疗意外的损害结果是患者自身体质原因和特殊病种结合在一起而突发的，而医务人员根据当时的情况，对可能产生的患者死亡、残疾或者功能障碍的不良后果无法预测，医务人员的行为与损害结果间不具有直接的因果关系。因此，医疗意外不属于医疗损害，医疗机构也不需要承担赔偿责任。

医疗意外具有以下的特征：

(1)患者的死亡、残疾或功能障碍的不良后果发生诊疗护理过程中。

(2)不良后果的发生是医务人员难以预料和防范的，或不能抗拒的原因引起的。“难以预料”和“难以防范”是指医务人员根据当时的情况，对可能会产生的病员死亡、残废或功能障碍的不良后果既无法预见也无法避免(或称抗拒)其发生。

2. 并发症　并发症是指一种疾病在发展的过程中引起另一种疾病或症状的发生，后者即为前者的并发症。并发症的发生有些与治疗措施或药物的应用有关，有些是疾病本身可能出现的不良后果。但是患者和普通的社会群体由于缺乏医学相关知识和临床经验体会，对这些不良后果往往难以理解，把疾病的并发症与医疗事故等同起来，导致医疗护理纠纷的发生。

二、根据医疗卫生机构应承担的责任性质不同分类

根据医疗卫生机构应承担的责任性质不同分为侵权责任纠纷和违约责任纠纷。患者到医院就医，双方即形成医疗服务合同关系，而一旦发生医疗纠纷，患者既可以以医疗服务不符合双方约定为由，要求医院承担违约责任，也可以在医疗行为不当给其造成损害的情况下要求医院承担侵权损害赔偿责任。

案　例

侵权责任与违约责任之辩

案例一：李女士为减肥到某美容专科医院进行了吸脂手术，术后李女士称没有达到双方术前约定的吸脂效果，因此起诉到法院，要求该医院退还各种手术费用并赔偿其经济损失。法院审理认为，李女士与美容专科医院签订的医疗美容服务合同是双方的真实意思表示，内容不违反法律、行政法规强制性规定，应认定为合法有效的合同，双方都应认真履行该合同所确定的各项义务。根据美容专科医院的病历记录及术后照片，可以认定手术的吸脂部位与术前约定相符且吸脂术取得了一定的效果，因此，法院认为美容专科医院已履行了相应的合同义务，李女士要求该院承担违约责任，没有事实与法律依据，法院不予支持。

案例二：瞿先生因为腹胀到某医院就诊，服用医生开的药后却出现腹泻、腹痛等更为严重的症状，后来瞿先生才知道，是药房将医生为其所开的二甲基硅油错发为盐酸二甲双胍肠溶片。瞿先生几经周折治疗因错服药物造成的不适，并被诊断为非萎缩性胃炎和轻度抑郁和重度焦虑，同时造成一定的经济损失。瞿先生因此诉至法院，要求该医院承担侵权赔偿责任，赔偿各种经济、精神损失。法院审理认为，医院因明显的过错行为造成瞿先生身体、精神和经济上均蒙受了损失，因此应当承担损害赔偿责任，在合理范围内支持了瞿先生的诉讼请求。

发生医疗护理纠纷时，进行违约的诉讼还是侵权的诉讼则诉讼的方向、重点、难点和结果

会有较大的差异，因此要在诉讼中作出正确的选择，需要理解医疗侵权责任与医疗违约责任的基本区别：

1. 责任前提不同即依据事实的基础不同　医疗违约责任以当事人之间存在的合同关系为前提，而医疗侵权责任以医疗机构在医疗活动中其行为构成侵权为依据，因此医疗违约责任不需要有损害事实的存在，只要医疗机构有违约行为就应承担责任，而医疗侵权责任则一般要有损害事实存在作为承担责任的基本事实基础。

2. 归责原则和举证责任不同　违约责任一般适用无过错责任原则，即只要构成违约就要承担责任；而侵权责任一般适用过错责任原则，即必须以医疗机构存在过错作为其承担责任的必要条件。在违约责任的诉讼中，患者对合同的成立并生效负有举证责任，如果在治疗过程中发生合同的变更、解除、终止等情形，由主张该情形发生的一方承担举证责任；对医疗侵权责任的诉讼目前我国法律采取了举证责任倒置，即患者只需证明基本医患关系和损害结果的存在，而由医疗机构对医疗行为与损害结果之间不存在因果关系及不存在医疗过错承担举证责任。

3. 诉讼时效不同　医疗违约责任的诉讼时效适用《民法通则》第一百三十五条的规定，为2年的普通诉讼时效；而医疗侵权责任的诉讼时效适用《民法通则》第一百三十六条的规定，为1年的特殊时效。

4. 诉讼管辖不同　医疗违约责任的诉讼是合同诉讼，按照《民事诉讼法》的规定可以适用约定管辖，在没有约定的情况下一般由被告住所地法院管辖；而医疗侵权诉讼则主要是由侵权行为地或者被告住所地人民法院管辖。

5. 承担责任的范围和方式不同　医疗违约责任的责任范围为赔偿财产责任，承担方式是实际履行、违约金责任、财产损害赔偿等；医疗侵权责任不仅可以是财产责任，也可以是非财产责任，承担责任的方式也相对广泛，包括赔偿损失、消除影响恢复名誉、赔礼道歉等形式。

三、非医疗性纠纷

在护理工作中，有些医疗护理纠纷的产生并非是因为医疗护理的技术性问题引起，而是由于护理人员语言不严谨，服务态度差，侵犯患者隐私、肖像权以及收受贿赂等原因，此类纠纷在目前的医疗护理纠纷案例中占有相当的比例，因此应引起医院管理者和护理人员的高度重视，并注意防范此类纠纷事件的发生。

第四节　医疗护理纠纷的处理

一、医疗护理纠纷的处理原则

医疗护理纠纷事件的处理应该首先以事实为依据、以法律为准绳，建立在实事求是的基础上，查明纠纷事件的原因、性质及因果关系，正确划分责任；维护医患双方的合法权益，既要保护患者的合法权益和医护人员应尽的义务与责任，也要维护医疗单位和医护人员的合法权益；坚持公开、公平、公正的原则，不能包庇或庇护某一方而损害另一方，不公正的处理方式只会阻碍问题的解决，使问题更加复杂化。正确处理医疗护理纠纷的过程就是医院健全规章制度和严格科学管理的建设过程，也是将医院置身于社会监督下促进和提高医院管理水平的过程，应坚持医疗护理纠纷的处理和防范纠纷的发生相结合的原则。

二、医疗护理纠纷的处理途径

医疗护理纠纷的处理途径主要有和解、调解和民事诉讼三种形式。

1. 和解　即没有第三方的介人，双方当事人自己协商谈判对各自诉讼权利和实体权利进行处分，分为诉讼前或诉讼中和解。如果是诉讼中和解的，应由原告申请撤诉，经法院裁定撤诉后结束诉讼，双方当事人再达成和解协议。因为和解协议不具有强制执行力，所以对双方的约束力很弱。实际生活中，当事人和解后又反悔而诉讼的案例并不少见，在这种情况下，虽然原告不丧失起诉权，但通常丧失了胜诉权，因为除非和解协议符合《合同法》规定的无效合同或可撤销合同的法定情节，人民法院一般会认定和解协议合法有效，予以维持。

2. 调解　是指在医疗卫生行政机关、第三方法人或自然人，或者在法院的主持下，对当事人之间的医疗纠纷进行裁决的活动，分为诉讼外调解和诉讼中调解。诉讼外调解除仲裁机构制作的调解书对当事人有约束力外，其他机构或个人主持下达成调解协议而形成的调解书，均无约束力。当事人反悔，可向人民法院起诉。诉讼中调解则是发生在诉讼过程中，在法院主持下进行的调解，当事人达成协议并签收调解书的，调解书即生效，双方不能上诉，诉讼结束，调解书具有执行力。

3. 诉讼　民事诉讼是在案件当事人和其他诉讼参与人的参与下经人民法院开庭审理，查明事实、适用法律，对医疗纠纷进行裁决的活动。

第十八章 护理工作中患者权利侵害与保护

第一节 护士对患者权利的侵害

患者的权利建立在护理人员与患者进行双方交往的基础上，是以患者为中心的各种信息交流与双向作用的过程。护理人员对患者权益的认知不足、界定不清等导致有时护理人员已经侵犯了患者的权利而不自知。为了更好地保护患者的权利，避免工作中侵权行为的发生，护理人员应按照一定的道德原则和规范来约束、调整自身的行为，尊重患者权利、履行自身的义务，为患者提供高品质的护理服务。

一、侵犯患者享受基本医疗护理的权利

患者最基本的权利就是有权获得医疗诊治，《中华人民共和国宪法》第四十五条规定："中华人民共和国公民在年老、疾病或者丧失劳动能力的情况下，有从国家和社会获得物质帮助的权利。"《中华人民共和国执业医师法》第二十四条规定："对危急重症者，医师应当采取紧急措施进行诊治，不得拒绝急救处置。"若医院因为患者无力支付医疗费用等原因而拒患者于院外则侵犯了患者的医疗护理权。临床工作中很少发生医护人员独自拒绝、抛弃患者的情形，但作为群体实施此类行为确有发生，不仅侵犯了患者的医疗护理权，严重情况下还会侵犯患者的生命权和健康权。

案 例

被抛弃的人

2003年11月2日，河南省新郑市发生一起交通事故，肇事车逃逸，伤者被救护车送往新郑中医院，在伤者住院的17天里，每天的治疗费和护理费都在六七百元以上，已欠医院19754元。在患者既无人看护又付不起医疗费的情况下，医院想出了个"省事"的办法，11月18日下午他们将伤者带上一辆车，当行驶到圪垯庙时，司机停下车，将伤者丢弃在一堆楼板旁边后开车离开，之后他们给当地的120打了电话，但由于害怕并没有说出自己的真实身份和所在的位置，被当地120视为骚扰电话，就这样患者从新郑中医院被抬出后，并没有像他们设想的那样被别的医院接走，而是在凛冽的寒风中度过了自己生命中的最后几个小时。这种行为已经违反《中华人民共和国执业医师法》以及《医疗机构管理条例》，有悖于医生的职责和医院的宗旨，同时他们也触犯了国家的刑法，是一起比较严重的违法犯罪的事件。

随着这些年的改制，医院在很大程度上需要自负盈亏，如果一味要求医院发扬人道主义精神，自己出钱给患者看病，就会把医院推向一个两难的境地。救治患者和欠费之间的矛盾越来越深刻。许多城市正在积极建立针对无主患者和特困患者的公共救助基金，由政府投入一部分财力、有识之士捐一部分、医院自己承担一部分，让全社会共同承担这些特殊人群的治疗费用，减少医院的压力和风险，因为挽救一个患者的生命不仅仅是医院的责任，同时也是全社会的责任。

医护人员借故推诿、拒绝收治急、危、重患者，或未做任何检查和处理便不负责任地转科、转院而造成不良后果者，属于不作为引起的医疗事故。

二、侵犯患者的生命健康权

我国《民法通则》第九十八条规定："公民享有生命健康权。"《民法通则》里所表述的生命健康权是公民的生命权和健康权两种权利的统称，是公民享有的最基本的人权。公民生命健康权包含三类：生命权、健康权、人身权。生命健康权又包括身体健康权利和精神健康权利。护理人员在工作中因未遵守医疗规章制度及技术规范而造成患者人身损害甚至死亡，即侵犯了患者的生命健康权。在认定医疗机构和护理人员的法律责任时，护理人员在工作中是否有违反操作规程是确认医疗机构和护理人员过失的关键条件。造成护理人员侵犯患者生命健康权的原因有护理人员工作主动性差、工作责任心不强、未遵守操作规范或贪图简便而严重违反操作规程等，如未严格执行"三查七对"制度给患者输错血、发错药导致患者死亡，未能及时发现患者病情变化，延误救治时机等。

案 例

滥用抗生素，侵犯患者的健康权

患者，女，因高烧、左肾积水入院就诊。入院后医生给患者做了引流，很快高烧就退下了，但是没过多久，患者又开始发烧。在这种情况下，医院给患者进行了抗感染治疗，但治疗一个月后，患者发生了全身性的真菌感染，很快发展到病危。为挽救患者生命，医院给患者使用了对真菌比较有效的进口药，但费用较高，一支1250元，共给患者使用了98支，虽然把患者从死亡的边缘救了回来，但由于该药对肾脏毒性较强，所以患者在真菌感染治愈后，很快就发生了左肾衰竭。此种情况下，患者提出了医疗事故争议，医学会通过鉴定发现，该患者全身性的真菌感染是前期滥用抗生素导致的，在患者治疗初期的一个月内，医生先后换了十三种抗生素，其中九种为广谱抗生素。医生滥用抗生素导致患者真菌感染已经侵犯了患者的健康权，而护士发现医嘱违反法律、法规、规章或者诊疗技术规范规定的，应当及时向开具医嘱的医师提出。必要时，应当向该医师所在科室的负责人或者医疗卫生机构负责医疗服务管理的人员报告。显然，执行医嘱的护士也违反了护士条例，侵犯了患者的健康权。

医院的护理管理不规范也会侵犯患者的生命健康权，例如很多医院为了节约医院运行成本，使得护理人员的配备远远低于规定的标准，导致医院护理人员严重紧缺，超负荷工作的护士由于过度劳累而难免在工作中出现差错；还有很多医院使用无资质护士、护工或让尚未取得《护士执业资格证书》的护理人员单独值班，导致护理服务质量没有保障，更严重的是由于无资质的护士和护工由于护理经验不足，专业知识缺乏，技术水平低下，不能及时发现患者病情变化和采取正确的处理措施，从而导致患者残疾或死亡，侵犯了患者的生命健康权。

三、侵犯患者的知情同意权

知情同意权由知情权和同意权两个密切相连的权利组成，知情权是同意权得以存在的前提和基础，同意权又是知情权的价值体现。随着我国法律制度的不断完善，医疗护理行为正逐步全面纳入法制轨道，患者知情同意逐渐融入每项护理工作中，护士对患者的知情告知越来越引起护理管理者的重视，护理人员应依法施护，保护护患双方的合法权利、防范医疗纠纷。护理人员在对患者进行各项治疗和护理时应做好解释工作，征得患者本人或家属同意后再实施；如果患者对某些护理措施不理解而不同意实施该项操作，护理人员应反复解释说明，如患者及家属仍不接受，护士应尊重患者及家属的意见并以文字形式记录。应避免走形式，未征得患者及家属的同意或患者及患者家属在未完全理解的情况下做出同意，在法律上这种同意也被认定为无效的告知。

案 例

阑尾炎手术之后

2004年4月2日上午，小丽突发阑尾炎住进球溪镇中心医院需要手术。术中出现腹腔出血，当小丽的妈妈第四次被叫进手术室的时候被告知小丽的卵巢破裂已经切除了。当初诊断的阑尾炎怎么会切除卵巢呢？医院的院长解释说术中患者腹腔出血，必须要做剖腹探查，发现左侧卵巢黄体破裂，因此切除了卵巢。阑尾位于腹部的右下方，如果左侧的卵巢囊肿破裂，患者一般都是左侧疼，当时诊断时没有发现患者的卵巢有问题，说明医生没有尽到检查的责任，出现术前漏诊的行为。即使检查时没有查出确切的病症，在手术中发现意外后，按规定医生也应该及时和患者家属说明情况，征求患者家属的意见后再做处理。手术医生并没有告知患者家属患者出现意外的详细情况，也没有征求家属的意见就把患者的卵巢切除了存在明显的过错，况且卵巢黄体破裂无须把卵巢切除，只要把破裂的地方进行修补就可以了。

而最让小丽父母怀疑的是，术后第二天，医院拿出一份手术同意书要求小丽的家人签字，签手术同意书的目的是让患者及家属在术前了解患者的疾病及手术当中可能发生的问题，本应在术前去签署的同意书怎么会在术后才拿出来？给患者做卵巢切除手术的姚医生是一位外科医生，只能在他所在注册的范围里进行执业，而切除卵巢属于妇科手术，如果医院有妇产科的医生，就应该请妇产科的医生上手术台来协助做手术。根据上述依据，内江市医学会作出鉴定，球溪中心医院对小丽的诊断存在漏诊，手术中对患者的告知义务做得不规范，直接将患者左侧卵巢切除，有过失行为，此病例属三级丙等医疗事故，院方负主要责任。经过协商，医院赔偿小丽6.9万元。

目前有些医院以“告知书”的形式，把患者的“知情选择和授权”制度作为一项重要的临床诊疗技术规范进行执行。在需要知情同意的重要诊疗项目实施前，由有民事能力的患者作出选择：是由患者本人还是授权家属（或其他法定代理人）作出是否同意该项诊疗的决定并签字。这是一种充分尊重患者知情和自主选择权的制度，值得推广和完善。

四、侵犯患者的身体自由权

身体自由权也称为行动的自由权，是指自然人按照自己的意志和利益，在法律规定的范围内作为和不作为，不受非法限制、剥夺、妨碍的权利。身体自由权是自然人的基本民事权利，一经非法剥夺和限制，即属侵害他人行动的自由。临床患者尤其是危重症患者常出现意识模糊、躁动不安、不配合治疗和护理的情形，容易发生意外拔管、坠床、自伤等事件，影响患者的治疗和预后，严重的还会危及患者的生命安全。因此，为保证患者安全和治疗护理的顺利进行，常对危重患者实施肢体保护性约束，这些不属于对患者身体自由权的侵犯。为避免因患者使用约束带导致的医患纠纷及医疗不良事件的发生，护理人员需熟练掌握使用约束带的相关知识及规定、护理的相关注意事项，根据患者情况正确选择合适的约束带进行约束，避免约束带使用的随意性和盲目性，并遵照医嘱实施或解除身体约束。如果需要约束患者的缘由已不存在，护理人员仍然约束患者，或者为防止患者逃费而限制患者出院，均属于侵犯了患者的身体自由权。

案 例

普通市民“被精神病”获赔偿

2010 年 4 月的一天，济南市居民王华正在家中休息时，济南某精神病院 4 名医生闯入家中，将其双手捆绑，要将他作为精神患者带走治疗。他极力辩解自己是正常人，并奋力反抗和呼救，引来了多人围观。后在民警的救助下，他才得以脱身。后来，他得知是妻子要求精神病院来收治自己，便将精神病院和妻子起诉到法院，认为精神病院和妻子的行为给自己带来了肉体、心理、精神上的很大伤害，要求判令精神病院和妻子对自己做出赔偿并赔礼道歉。

法院经审理认为，如果不是经过法定的程序，任何单位和个人不能剥夺别人的人身自由。即使是精神患者或者疑似患者，由于没有法律的强制性规定，精神病院也不能强行收治。在本案中，精神病院仅凭王华妻子的陈述，就通过捆绑的方式限制当事人人身自由是违法行为，根据法律规定应该道歉和赔偿。

五、侵犯患者的隐私权

患者隐私权指在医疗护理活动中患者拥有的保护自身的隐私部位、病史、身体缺陷、特殊经历、遭受等隐私不受任何形式的外来侵犯的权利。这种隐私权的内容除了患者的病情之外还包括患者在就诊过程中只向医师公开的、不愿意让他人知道的个人信息、私人活动以及其他缺陷或者隐情。《中华人民共和国侵权责任法》及《护士条例》对保护患者隐私权做了相关规定：“泄露患者隐私或者未经患者同意公开其病历资料，造成患者损害的，应当承担侵权责任。”

侵犯患者隐私权的行为包括：

1. 未经患者同意公开其病历资料　病历档案是患者在接受医疗护理期间的书面记录与文件，包括各项身份信息、病程的整体记录等，医院对病历的管理稍有不慎就有可能造成对患者隐私权的侵犯。

2. 未经患者同意向他人披露、公开传播患者隐私　包括医务人员故意或者因疏忽大意或过于自信倾听者不会向第三方传播而泄露患者个人隐私；医务人员以积极或放纵的态度在公开场合与他人谈论，以文字图片资料向公众出示或通过新闻媒体等途径对患者隐私进行宣扬。

3. 利用身份职务的便利直接窥视或触碰患者身体隐私部位。

4. 不负特定义务的医务人员非诊疗需要或超出必要范围刺探患者隐私　医务人员基于诊疗职责的需要对患者隐私享有一定的知情权，若是不负特定义务的医务人员跨区域或超出必要范围刺探患者隐私都有可能对患者隐私权造成侵害。

5. 擅自组织、允许第三人观看、观摩患者检查与治疗过程　主要是指未经患者同意组织、允许医生、进修医生、实习生甚至非医务人员等与该次检查、治疗无关的人员，观看、观摩检查与治疗过程。

案　例

女患者照胸透被迫脱光，医院被诉侵犯隐私权

24 岁的田云因感冒发烧在父亲和朋友张先生的陪同下到北京某医院做胸透，进入放射室门锁上后，一位 30 多岁的男大夫对田云说："把上衣脱了。"田云便脱去外面的牛仔服。可大夫又再次强调："把上衣脱光。"田云有些疑惑，还是不安地脱去紧身内衣只剩下胸罩。男医生又说："快脱，全脱。"田云以前没拍过 X 光片，不知道到底怎么个查法，紧张得脑子都蒙了，只能机械地脱下胸罩。大夫的嗓门很大，等候在外的田云父亲和张先生听得一清二楚。张先生感觉医生的态度很粗暴，赶紧从另一个门进入放射室。他看到，田云的双手护在胸前，男医生在她身后，把一只手放在田云肩上，另一只手抓住田云的胳膊，让她抱住机器。张先生气愤地质问大夫："为什么让她脱光上衣？"大夫回答说是工作需要，医院就是这么规定的，因为患者的内衣中有很多东西如金属搭扣、钢托等，会造成"伪影"，可能影响到大夫最终看片诊断的精准。可田云却认为，即使是这样也应该提前告诉患者。

在得知拍 X 光片检查不用脱光衣服后，田云感到自己的隐私和尊严被严重侵犯。后将朝阳某医院告到朝阳法院，请求法院判决被告在媒体上公开赔礼道歉，赔偿经济损失及精神损失 2 万元。

六、侵犯患者的财产权

患者到医院看病接受医疗护理服务，并付给医疗机构相应的费用，这是患者应尽的义务。如果医疗机构采取不恰当的手段、巧立名目多收取患者的钱物，则属于侵犯患者的财产权。乱收费是多收费中性质最严重的一种情况，即医院没有为患者提供某项服务，却对该项目收费；或者只提供 1 项服务项目，却收了 10 项的费用；又或是国家定价不允许收费的项目，医院却收费了。护理人员不及时处理要停止的医嘱，故意延长患者使用某一项治疗的时间；或患者已经停止使用某项治疗，而不提醒医生停止该长期医嘱；书写不规范导致患者以其他付费标准付费等都属于侵权行为。

案　例

天价医疗费事件

1. 哈医大第二附属医院 550 万元天价医药费事件

2005 年 6 月 1 日，患者翁文辉经诊断患上恶性淋巴瘤，住进哈尔滨医科大学第二附属医院心外科重症监护室。此后到 8 月 6 日翁病逝的 67 天时间里，患者家属共向医院缴纳 139 万 7 千多元，另外还在医生建议下，自己花钱买了 400 多万元的药品交给医院，作为抢救急用，合计耗资达 550 万元。

在料理后事准备和医院结账时，翁的家属意外发现住院收费明细单上的一些问题，例如账面上有患者严重过敏的药物；在翁去世后两天，还记载着两次胸腹水检查的收费；7 月 31 日的收费单上显示，这一天医院收了 22197 元的输血费，一天给患者输血达 83 袋。

2. 深圳市人民医院 120 万元天价住院费事件

2004 年 9 月 13 日，患者诸少侠因心脏衰竭住进深圳市人民医院 ICU 病房，2005 年 1 月 10 日病逝，共 119 天。医院账面显示，住院费用高达 90 余万元，患者家属称自费购药 23 万元，总共花费达 120 万元。医院某一天账单显示患者当天有 26 次抽血记录，账单上还有一天抢救 60 次，59 次成功的记录。2005 年 1 月 11 日，患者已去世后，医院仍打出了 15 页的收费账单，共 1.5 万多元。

此事被报道后，广东省有关部门组成的调查组到深圳调查。患者家属曾到深圳市物价局了解查账结果。物价部门表示在 50 多项收费项目中就明确查出医院多收了 4.7 万多元，而患者的收费项目共计有 9000 多项。

第二节 护理人员在保护患者权利中的矛盾与困境

一、患者的知情权与保护性医疗的矛盾

患者的知情权是指患者在医疗机构就诊的活动中，有了解自己的病情、医生将要采取的医疗措施及该措施中可能面临的医疗风险等；但是医生在告知的时候应当避免对患者产生不利的后果。即患者有权知道自己的病情、诊断、治疗情况；有权知道医师拟定给自己实施的手术、特殊检查、特殊治疗的适应证、禁忌证、并发症、疗效、危险性、可能发生的其他情况；有权同意或者拒绝进行医师拟定的检查、治疗方案；在有多种治疗器械或多个治疗方案时，有选择权。医护人员在对患者履行告知义务的时候要适度，应注意避免不良后果。这包含两层含义：首先，医院必须确保患者的知情权；其次，医院确保患者知情权应当注意方式，避免不良后果发生。在某些特殊情况下，医护人员可选择适当的时机或方式，以避免对患者的疾病治疗和康复产生不良的影响，或向其近亲属介绍病情，视为对患者知情权保护的延伸。

实行告知制度的同时还需实行保护性医疗制度，就使得医护人员面临两难的境地。一些恶性疾病目前尚缺乏有效的治疗，如果充分告知该患者其病情，患者会产生极大的心理负担，甚至采取放弃治疗、自杀等行为，可能会侵犯患者的身体健康权，而不提供信息则是对患者知情权的侵犯。

保护性医疗措施虽出于正当的目的，但行为的实质是对患者知情权的侵犯。因此医务人员在决定对患者本人采取告知或不告知时需尽量征求患者家属的意见，决定实施保护性医疗时，患方需向医院提供由患者本人签字的书面授权委托并注明代理权限；患者如主动放弃保护性医疗，也应该提供由本人签字的说明，一旦因告知出现不良后果，应由患者本人承担。对于不具有完全民事行为能力无法授权的患者，在与患方家属及代理人充分沟通后，家属或代理人可代行使知情同意权，但应在病历中注明。

另外，保护性医疗对患者的知情权是一种相对的限制而不是绝对的剥夺，医务人员在实施保护性措施时必须将有关病情、医疗措施以及治疗风险等信息充分地告知患者家属或法定代理人，最大限度地保护患者的知情权，从而使保护性医疗行为的合法性有效确立。

> There was a survey once，A thousand people were asked，if they could knew in advance would they want to know the exact day of their death，96% of them said no，I always kind of learned toward the other 4 percent，I thought it would be liberating knowing how much time you had left to work with，it turns out ，it's not.
>
> 曾经有这么个调查，有一千个人被问及，若有可能事先获悉，想不想提前知道自己确切的死亡时间，96%的人选择不想知道，我总觉得自己属于另外的4%，如果能知道自己的生命还剩多少，我觉得这其实是一种解脱，但事实证明，我不属于那4%。
>
> ——电影《遗愿清单》(The Bucket List)

二、患者知情同意与家属代理同意之间的矛盾

当患者具有完全民事行为能力，能够理解医生对自己病情的解释和说明，能够认识到自身的实际情况从而做出合理的价值判断时，应尊重患者的决定权，由患者自己做出决定和选择。当患者不能正常行使自主权或不宜向患者说明时，应当取得患者家属的同意。患者家属代理同

意是知情同意的一种特殊形式，患者家属代理权行使的条件或情形包括患者无行为能力或暂时丧失行为能力以及医护人员实行保护性医疗措施时。无行为能力或暂时丧失行为能力者如未成年人、精神病患者或处于昏迷或非理智状态而不能为自己做出最有利的选择；当患者所患疾病属于难以治愈的疾病时，为了保护患者而实施家属代理权。

但实际工作中，家属代理同意也扩大到有完全民事行为能力的患者，家属往往代替患者替患者做决定，而医护人员也把家属的决定置于患者之上，有时患者过分依赖家属而放弃了自己的同意权。随着法律制度的健全，护理人员应明确家属代理权的适用范围，避免将患者自主权和家属代理权模糊处理，慎重对待有民事行为能力的患者的家属越权代理同意的问题，如果患者放弃自己的同意权，最好有患者的委托授权书。

案　例

患者家属越权代理引纠纷

患者，女，70岁，农民，初步诊断为肝癌晚期，同时伴有肺心病。某日早晨，患者突然感到呼吸困难，向护士求救，该护士立即通知医生，医生根据病情判断，患者需要立即行呼吸机辅助呼吸。在征求患者儿子的意见时，该儿子表示放弃使用，原因是患者已是肝癌晚期了，救治意义不大，再加上经济上无法承担。于是医护人员按照其儿子的意见没给患者使用呼吸机，结果患者因没有积极治疗而死亡。后来患者的女儿起诉了这家医院，认为医务人员不应该听儿子的意见，而应该按患者的意见进行治疗，既然患者已经明确表示要求救治，医务人员就应该积极救治。患者的生命权是最宝贵的，我们应该不惜一切代价予以保护，特别是对急危患者的救治，我们当然首先要征得患者本人的治疗意见。医务人员没有征求患者本人的治疗意见，显然侵犯了患者的生命权。

三、知情同意权与患者认知水平之间的矛盾

知情同意权要求医护人员向患者解释治疗措施、不良后果等，某些操作还要取得患者的签名。有时虽然取得了患方的签字，但在诉讼中，患方常以不懂、被迫、没有理解等理由予以否认，法庭也以双方医疗知识不对等而否认合约的有效性。

案　例

婴儿丢失之谜

2009年的11月21日，媒体上报道了一则新闻，在西安交大附属第一医院，一个假扮护士的女子偷走了出生仅仅十几个小时的婴儿。

婴儿的父亲严小红和妻子张兰芳一直在西安打工，临近分娩时，妻子住进了西安交大第一附属医院，并于11月20日下午进行了剖宫产手术，产下一名女婴，可是孩子出生十几个小时之后，孩子的父亲严小红却接到了一个犹如晴天霹雳的消息，孩子不见了。当时在医院陪护的是严小红的姐姐，她描述了案发时的情景：凌晨五点左右，一个护士打扮的女人进来看了看输液瓶，之后看孩子哭了说可能是肚子疼，然后把孩子抱起来说去给孩子做个检查，在承诺的将孩子送回的时间过后家属发现被骗了。

西安市雁塔公安分局接到报警后，首先对产科病房进行了排查并调取了医院的监控录像，锁定了嫌疑人，并于11月30日在广东将嫌疑人葛倩茹抓获，将被拐婴儿成功解救并还原了作案过程。作案时嫌疑人偷了件护士服，没有遭到任何阻拦地将婴儿抱出了病房。记者在医院调查时发现医院的一个员工通道在晚上是允许医生和患者通过的，嫌疑人正是通过这个应急通道将孩子抱出，在走出医院大门的过程中，也没有遭到任何人的阻拦，因此孩子的家长认为医院

的管理上存在很大的漏洞，否则怎么可能将孩子顺利带出医院。

但是院方认为孩子之所以被骗走，家属有很大的责任，因为孩子是在家属在场的情况下被骗走的，家属本来就对孩子负有监护责任；而且医院采取的是母婴同室的管理制度，如果护士要抱孩子去做检查，应严格执行母婴分离制度：即每个护士有两张身份卡，上面有护士的姓名、照片，如果护士抱走孩子，就把其中一张卡留给家属，将孩子交还后再将卡取回，为了防止意外的发生，在入院时，会向产妇家属告知医院的母婴分离制度，并强调，没有见到母婴分离卡，家属不能把孩子交给任何人，对于这一点，受害人的姐姐当时也签字确认过。但严小红的姐姐说住院时护士匆匆忙忙让她签过许多单据，但是没人跟她解释过上面的内容。

护理人员应尽量让不同认知水平的患者充分理解护理告知内容，避免走形式，还应尽量全面告知，以避免因告知不全而产生护理纠纷。

四、患者的自主权与对工作人员依赖的矛盾

患者的自主权是指具有行为能力，并处于医疗关系中的患者，在医患交流后，医护人员向患者解释治疗措施、不良后果，经过深思熟虑后，由患者自主决定接受或不接受治疗方案。患者行使自主权需要满足以下几个条件：①有行为能力；②处于医疗关系之中；③充分的医患交流；④理性的判断和负责的决定。但是实际工作中会出现患者让医护人员替其做决定或完全听从医护人员的建议的情况，即患者放弃自主决定权。对于某些特殊文化背景的患者来说，如果护理人员反复征求其意见并让其做决定，患者可能理解为护理人员工作能力太差，从而对护理人员产生不信任感，这就产生了患者自主权与过度依赖医护人员的矛盾。

如果护理人员替患者做决定但没有相应证据证明获得了患者的授权，会在可能发生的诉讼中处于被动地位，因此护理人员应说服患者自己行使决定权。

五、保护患者隐私权与他人知情权的矛盾

隐私权是自然人享有的对其个人的、与公共利益无关的个人信息、隐私等的支配权和保护权，患者的隐私权既有权利的一般特点，也具有自身的特殊性。保护患者隐私要求医护人员不得泄露患者隐私，但是在医疗活动过程中，如何准确有度地保护好患者隐私，有时是难以把握的，特别是在各方利益发生冲突时，医务人员往往陷入两难境地。

患者的隐私权在医疗活动中的实现具有相对性或限制性。在医疗实践活动中，当患者隐私权在行使过程中与其他正当、合法权利产生冲突的时候，如何既保护患者的权利不受侵犯，又能维护第三方或社会的利益，同时保证医疗护理活动的正常进行，对医护人员来说，是一个考验。

1. 保护患者隐私权与医护人员知情权之间的矛盾　根据法律和道德要求，在医疗护理活动中，为了确保医疗护理活动正常有序进行，患者应该尽到相应的义务，比如积极配合诊疗，遵守医院规章制度、尊重医务人员及其劳动，支付医疗费用等。而医务人员为了明确诊断患者的病情，也有权了解患者的病情起因、身体现状、生活习惯以及有无不良行为、既往病史、家族史、遗传史等。如果过分强调患者的隐私权，既不利于患者自身的治疗，也有碍于医学发展。这体现了医护人员的知情权对隐私权的限制，也是维护患者个人实际利益的需要。

案　例

艾滋病患者的遭遇

1987 年 6 月，美国人布伦特在昆明发病，其所在的云南省第一人民医院，医护人员主动离岗，住院患者纷纷出逃，连包机回国，亦遭中美两国航空公司拒绝。

一男子因感染艾滋病，其妻办公室门锁被换，不准入内；孩子也被学校老师拒之门外，宣布除名。当被送到市传染病医院隔离观察，重现“罢工抗议”“集体出院”等现象。

一位临产的孕妇需要实施急诊手术，在即将上手术台时，医生通过血液检查发现该患者是一位艾滋病患者，手术室及相关医生立即采取了保护措施，使孕妇顺利生产。之后询问才知，患者先后到几家医院就诊，因为说明自己患有艾滋病而被婉拒，实在没办法，只好隐瞒了病情。

2. 保护患者隐私权与相关第三人知情权之间的冲突　当患者的隐私权与他人尤其是与患者本人有着密切关系的第三方的利益相冲突时，患者隐私权的保护应具有一定的限度。这种情况下，医护人员对患者的隐私进行保护，不告诉相关的第三方，很有可能对其家人造成伤害，可能引发或激化患者家属与医院之间的矛盾；如果医护人员将有关信息告知有利益冲突的第三方，很可能影响患者与第三方之间的关系。但是如果隐私的内容有可能伤害到患者亲属或者关系密切的第三人的根本利益，那么第三方应有权知情。同时，如果考虑到会损害第三方的生命健康权，医院应该向第三方披露患者的隐私。在这种情况下，需要患者的隐私权让渡于生命健康权。因此，医务人员没有帮助患者隐瞒病情的义务。

案　例

要不要为患者保密

(1)一位姓 Tarasoff 的美国妇女度完假回家，被一男子杀害，这位男子过去曾向他的精神病医生坦白他想杀她，这位精神病医生考虑到医生对患者负有保密义务，没有向她或其家庭报告。医生设法将患者送进精神病院，但没有成功，Tarasoff 被该男子杀害。

(2)某女性患者经查体发现宫颈包块，入院当天医生询问其病史，患者诉无特殊病史，入院后行常规术前检查后行宫颈癌根治术，术后患者入睡困难。医生追问其病史后，患者诉 6 年前患躁狂型精神分裂症，患者以维护家庭和睦为由，要求医生对其家属及单位保密，并要求医生与之签订隐瞒病史同意书。

(3)患者，男，31 岁，在女朋友要求下，到医院作婚前检查，发现其患有性病，且乙肝小三阳，但男方请求医生不要将病情告诉对方，说自己好不容易谈了个女朋友，如告知实情，一定会分手。

3. 保护患者隐私与公众利益的冲突　有些患者的隐私和公众的健康利益密切相关，尤其是患有传染性疾病的患者，这种情况下，患者个人的隐私就与公众的健康利益产生矛盾，一方面患者不希望别人知道自己患有某种疾病，另一方面，为保证公众的健康，应根据流行病学和传染病学的需要，对其进行观察，采取相应预防措施，开展传染病防治、控制与研究等。2003 年在全国爆发的传染性非典型肺炎(SARS)和 2009 年的甲型 H1N1 流感等，经过媒体的渲染和报道，有关患者隐私权受到侵害，引发了理论界的争论。广州患者杨先生向其就诊的广州市第八人民医院提出，不允许媒体记者观摩其在病区内活动的视频。中国“非典”第一人黄某在医院的诊治过程被详细报道，其家庭状况也被媒体曝光，严重干扰了他的正常生活。可以说，这些隐私的暴露远远超出了流行病学的范畴。面对公众利益与患者隐私权之间的冲突，如何把握公民的知情权和患者的隐私权两者之间的限度，医务人员面临严峻的考验。《传染病防治法》规定，每个医疗防疫人员必须严格传染病的报告制度。对患有传染性疾病的患者医院应按规定将该传染病例报告给上级防疫部门，但应注意不要将患者的信息公布于众，对患者造成不利影响。

因此保护患者个人隐私与公众利益发生冲突的情况下，患者个人利益应适度让渡于公众利益，以保护更多数人的公共利益，但是不能过度扩张公共利益。因此，既要掌握信息，又要控制信息的流动。

案 例

医生该怎么做

患者，男，35岁，是一名客车司机。因心肌梗死而住院，经治疗后病情稳定，但仍有发作的危险。患者要求医生不要把此实情告诉其单位，就说是心肌炎，否则会被单位辞退。

当保护患者的隐私权与第三方利益发生冲突时，为患者保密与否的最高标准是患者的隐私是否会影响他人、社会公共安全及公众健康，当需要在一定范围内公开患者隐私时，应和患者进行开诚布公、实事求是的解释说明，并帮助患者了解医疗保密的范围，切不可随意、不加分析地向患者做出保密的承诺。

六、保护患者知情同意权、隐私权与教学活动之间的冲突

医学生临床实习是受教育的一部分，参与临床实践活动是医学生的权利，但这项权利与同样受法律保护的患者的知情同意权在临床实习阶段发生冲突时，要保护患者的知情同意权，进行临床实习的医学生应该为患者所知情并同意，但实际情况是，患者一旦获知有医学实习生参与诊疗护理活动，往往会拒绝配合，这样必然会影响医学实习生的学习质量；如果不征求患者的意见，将会侵犯患者的知情同意权；将患者的隐私部位、特殊病史作为活教具应用于教学，则会侵犯患者的隐私权。一方面，需要让患者理解医学教育的重要性和必要性，了解医学生实习权利的价值具有社会性，除了满足个体的学习需求外，还兼顾医学事业的承接发展，因为提高医疗护理服务质量必须从医学教学源头着手，只有保证医学生获得必要的实践锻炼，才能完成医疗工作的新老接续，提高医疗服务水平，保护公民生命健康安全，如果医学生临床实践空间过度受限，将会增加其从业后的过失风险，必然会损害患者的远期利益。另一方面，教学医院应该加强对实习学生的管理，实习生也要提高法律意识和道德水平，服从带教老师的指导，尊重、关怀患者，避免泄露患者的个人信息。此外开创新的教学方法，如应用科技含量高的仿真设备智能“模拟人”来模拟真人的生命体征和疾病变化，利用妇科“模拟人”进行妇科和产程教学。这样做既有效保护了患者及其个人隐私，又解决了临床教学中的难题。同时，也可有效减少由于临床观摩而对患者可能造成的隐私权侵犯。

七、护理告知与医疗告知内容界定不清，缺乏统一标准

《医疗事故处理条例》中规定：“在医疗活动中，医疗机构及其医务人员应当将患者的病情、医疗措施、医疗风险等如实告知患者，及时解答其咨询。”因此对患者进行告知是医务人员的法定义务，不履行或履行不当给患者造成不良后果应负法律责任。临床工作中，患者知情权内容包罗万象，但是哪些内容应该由护士告知，哪些内容应该由医生告知，目前我国法律法规对此并没有相关规定，因此常出现医疗告知和护理告知内容重叠的现象，如护理人员和医生都会对患者做术前和术后以及出院指导，如果双方告知内容不一致，将导致患者的困惑，而大多数情况下，患者会选择相信医生的告知内容。正因为护理告知和医疗告知内容界定不清，而且通常认为医生是告知的主体，导致护理人员对自己也是告知的主体认识不明确，而是依赖医生对患者进行告知，忽视了患者的知情同意权，未履行告知义务或告知不全，如常规的静脉血标本采集，护理人员往往只告知要采血，而对采血的目的、采血量、采血后的注意事项很少告知。如果出现告知不全或遗漏而引起医疗护理纠纷，则会出现互相推诿、推卸责任的现象。

护理告知不规范的原因还与在护理工作中护理告知的内容、方式、时机和效果等缺乏统一的规范和衡量标准有关，导致护理人员在实际工作中难以把握告知的尺度。此外由于医院护理

人员配备不足、工作量大以及护士专业知识缺乏、业务素质有待提高等，导致护理告知这项工作始终未能深入开展起来，导致护理告知的不到位。科学配置护理人力资源、合理提高医护及床护比，才能使护理人员在完成基础护理和治疗的前提下，能够有充足的时间与患者进行沟通交流，履行告知义务；护理人员在工作中也应注重对专业理论知识的积累，通过多种形式的学习和培训，不断补充新知识、新技能，提高告知的能力和水平。

案　例

少讲一句话，多住半月院，医院风险告知不全被判赔

2007年7月7日，邹某因左膝摔伤在宣城市某医院治疗，其间，医院为邹某行"左髌骨骨折切开复位+张力带钢丝内固定术"，邹某于7月23日出院。但在出院后第九天，他的左下肢出现肿痛症状，遂又来到皖南医学院弋矶山医院就治。经诊断为"左下肢深静脉血栓形成"，住院近半个月，共花去医疗费26467.07元。

邹某认为，宣城市某医院在诊疗过程中有过错，导致他第二次入院，对此应予以赔偿。并于8月21日，邹某向法院提起诉讼，要求宣城市某医院赔偿自己各项损失共计3万余元。诉讼中，法院依据被告医院的申请，对其在诊疗过程中是否有过错以及诊疗行为与邹某损害后果之间有无因果关系进行司法鉴定，结论为：没有发现医院的诊疗过程存在明显过错，术前虽告知患者及家属手术风险，但未提及左下肢深静脉血栓形成的可能性，属告知不充分，存在不足。

据此，法院认为，宣城市某医院对邹某的治疗手术符合诊疗规范，无过错，但由于医务人员在手术前告知患者及家属手术风险时，没有提及有下肢深静脉血栓形成的可能性，属履行告知义务不充分，存在告知瑕疵，故应承担该瑕疵责任。宣城市宣州区法院遂依法作出宣城市某医院承担邹某所受损失20%的责任，即赔偿5508.50元的判决。

八、无因管理与侵权之间的矛盾

侵权行为与无因管理是性质不同的两种行为。无因管理是指管理人在无法定和约定义务的情形下，自愿为他人利益而管理他人事务，尽管管理人并未得到他人明确授权，但由于管理行为是为了他人利益，避免他人利益受损而从事的，因此无因管理是合法的、应当受到法律鼓励的行为。而侵权行为在性质上是指行为人因过错侵害他人财产或人身并造成他人损害的行为，所以侵权行为是应受法律禁止的非法行为。

从理论上看，法律确立无因管理制度，确认主动管理他人事务以避免他人遭受损失的行为人，有权就其花费的费用向本人请求返还，目的是鼓励人们见义勇为，主动为他人提供服务，有利于弘扬社会团结互助的精神。但是无因管理情况也是极为复杂的，如果在无因管理过程中，管理人因故意或重大过失，造成本人财产损害，则表明无因管理行为在性质上已发生了变化，即无因管理行为已转化为侵权行为，管理人不再是为他人利益而管理他人事务，而是在不法侵害他人权益，因此应负侵权责任。认定无因管理行为是否已转化为侵权行为，关键是看管理人的注意程度和过失程度。从鼓励此种行为的角度出发，对管理人在从事管理活动中应尽的注意程度的要求不应太高，在一般情况下，管理人只要按照一个"善良管理人"所应尽的注意义务来处理管理事务，应认为其已履行了注意义务。在管理的事务处于紧迫状态、不能延误的情况下，管理人只要不具有恶意或者并非毫不顾及本人的利益，即使具有一般的过失，也不应认为其已构成侵权。

医疗关系中存在的无因管理关系，是指医疗护理人员在没有约定或法定义务的情况下，为避免患者的生命健康权受到损害，自愿为患者提供诊疗护理服务的行为。医疗事务无因管理的成立应具备三个条件：即医护人员管理他人医疗上的事务；管理他人医疗事务时没有约定或法定的义务；管理人有管理的意思。常见于以下几种情况：

1. 对自杀行为予以干预　如为跳水自杀者做人工呼吸，为割腕自杀者止血输血等。由于这种救治行为违背被救治者的个人意愿，通常不会在双方之间形成委托合同关系。

2. 医护人员在非工作时间、医院之外遇到急症患者，主动对其予以救治，该行为也不属于职务行为。

3. 无偿诊疗所形成的无因管理关系　如患者昏迷，由第三人送诊时，医患之间虽然不存在约定义务，但是，医院对处于此种状态的患者必须承担法定救治义务。

此外，临床工作中还会出现专业治疗关系以外的无因管理行为，如护理人员在整理病房环境时，会将患者摆放在床头桌上的用物重新放置或规整，或为防止患者贵重物品的丢失，暂时为患者保管等，虽然护理人员这样做是为了患者着想，但患者会认为护理人员的这些行为侵犯了他们的隐私权和物品处置权，这也属于无因管理与侵权的矛盾，如何避免和平衡这些矛盾也是护理管理者需要思考的问题。

第三节　护理告知

知情同意权是患者的一项主要权利，由知情权和同意权两部分组成，其中知情权是同意权的基础，同意权是知情权的表现，告知是维护患者知情同意权的重要手段。护理告知在临床护理工作中具有十分重要的意义，护士在给患者实施各种操作时，尤其是具有创伤性或试验性工作时，需要护士及时和患者进行沟通，告知患者操作的目的、注意事项、可能带来的影响等。护理告知不仅仅是对患者权益的尊重，还可以增进护患之间的沟通与交流，从而推进护患关系的健康发展，提高临床护理工作质量；通过护理告知也可以有效地开展护理健康教育，提高护士业务素质，患者在理解和知晓的前提下也能更好地配合治疗和护理。

一、护理告知的概念

护理告知是指患者从入院到出院或死亡的整个护理过程中，护士向患者及家属介绍、说明及讲解某些治疗、护理目的、护理操作的具体注意事项、如何配合等，以及患者在住院期间遇到或希望了解的某些问题。

二、护理告知的意义

1. 实施护理告知符合整体护理和新型医学模式要求　与生物—心理—社会医学模式相适应的是为患者提供全方位、多层次、身心兼顾的整体护理。护理告知让患者了解医院的住院环境、规章制度、检查的注意事项、治疗和护理的配合等，可以满足患者对一般信息的需求和对医学知识的需要，帮助患者缓解新环境和知识缺乏所带来的恐惧感，充分体现了对患者和患者权益的尊重，满足患者心理方面的需求。

2. 实施护理告知有利于提高护理人员业务素质　在实施护理告知过程中，护理人员要主动向患者做健康指导，患者也会提出与疾病相关的问题，这就要求护理人员不但要专业知识扎实及操作技能熟练，还要了解相关学科知识，如法律知识、沟通技巧、心理学知识等，这样才能提高解答能力，以满足患者在疾病相关信息、情感等方面的需求，从而调动护理人员的学习积极性，主动提高自身素质。

3. 实施护理告知可有效减少护理差错的发生　护理告知可规范护理工作，避免护理工作的盲目性，有效唤起护患间的注意，并使护理操作更加规范化，减少工作的缺陷或漏洞，最大限度地避免护理差错的发生。

4. 实施护理告知可改善护患关系，减少护患纠纷　护患双方沟通不畅是引起各种纠纷的原因之一。在医疗护理过程中，尽管有时院方无任何过错也会出现难以预测的医疗意外，如药物过敏而导致患者身体伤害。实施护理告知，护理人员在配合医生治疗的过程中与患者做好告知性沟通，增加了护患交流的机会，拉近了护患之间的距离，护患之间能够充分地进行信息的传递和反馈，避免因沟通不畅、告知不细而引起的医疗纠纷。

三、护理告知的类型

护理告知不仅仅是工作的需要，也是处理医疗事故纠纷的重要依据，因此保留告知的证据是十分必要的，但护理工作量非常大，如果所有告知内容都以书面形式来进行，势必增加医疗成本和护理人员的工作负担，因此护理人员可以根据不同护理工作的特点，采取不同的告知方式。

1. 口头告知　对于一些操作简单、并发症少或无并发症的治疗、护理、检查等，可以以口头告知的方式向患者及其家属解释或征得其同意。如一般护理操作的注意事项、相关医嘱内容、解答患者疑问及健康教育等，可以采用口头告知的方式进行。口头告知具有经常性、灵活性等特点，但是不能成为法庭抗辩的证据，除非有第三者在场。

2. 书面告知　是在进行某些特殊护理过程前，以书面形式告诉患者或家属，并由患者或家属在告知书上签名确认的过程。可应用于特殊或具有危险性的护理操作当中，如输血风险知情同意书、肿瘤化疗风险知情同意书等。书面告知不仅能证明护理人员对患者进行了告知，如果是某些有创性的操作，还能证明患者同意护理人员进行该项操作，成为法庭抗辩必不可少的证据。但哪些内容需要书面告知目前法律、法规中并没有具体规定，实践中各医疗机构的规定也不尽相同。

根据告知内容是针对群体还是针对个体，将书面告知分为一般书面告知和特殊书面告知两种形式：

(1)一般告知：针对群体如一个医院或一个科室所有患者可能遇到的问题进行告知，如“入院须知”，包括医院的作息制度、卫生制度、请假制度、患者权利等，以及由科室制作的病种介绍、治疗方法、治疗护理配合等资料。此类告知具有受众范围广、节省人力等特点，缺点是告知效果可因患者文化程度不同而不同。

(2)特殊告知：在进行某项特殊的治疗或护理操作之前，需向患者及其家属进行告知，并取得患者及其家属的理解、同意并确认的告知。这种告知形式往往针对的是个体，针对性强，需要护理人员充分解释和告知，告知效果好，但比较耗费人力。

案　例

安安，我的宝贝

2008 年 3 月 21 日，四川彭州一个农民范冉的儿子在成都市第九人民医院降生了，孩子的降生给这个家庭带来幸福却只维持了三天，医生告知孩子患有先天愚型合并室间隔缺损，这让范冉夫妇一时无法接受。后来范冉听到一种说法，像安安这样的智障儿在产前检查中通过唐氏筛查完全能够查出来，从而可以选择性地中止妊娠。唐氏筛查是为了避免智障儿的出生，针对高龄产妇推行的一个重要的筛查项目，但唐氏筛查的使用是有范围的，35 岁以下的孕妇在排除胎儿畸形时可以做，而 35 岁以上的孕妇或者羊水过多过少的孕妇，《母婴保健法》建议就要做产前诊断。怀孕时，范冉的妻子已经 43 岁了，按理说应该做这种染色体的产前检查，但范冉在妻子的《检验报告回执单》上发现，所有做过检查的项目都打了对钩，唯有唐氏筛查那一项，没有被列入检查项目。范冉的妻子从建立孕妇档案到孩子出生，一直在成都市第九人民医院做产前检查，但最重要的唐氏筛查和产前诊断却一样也没有做，导致孩子出现出生缺陷，范冉夫妇认为医院有过错，医院应该负有责任，于是向医院提出了两点要求：一是医院要承认有过错，二是双方坐下来协商医疗赔偿事宜。但医院认为自己没有责任，院方认为为了避免智障儿，他们医院规定年龄超过 35 岁的孕妇不需要做唐氏筛查，而是直接做产前诊断，但是由于这家医院不具备做产前诊断的资质，他们就建议范冉夫妇去有资质的产前检查中心去做，但不知道为什么，他们没有听从他们的建议，所以医院认为孩子的出生缺陷与医院没有直接的原因。那么范冉夫妇为何不听从医院的建议呢？你作为医生，我在你们这里建卡，你肯定有责任，但是医生没有交代，你就要给我讲这个最基本的知识，我们不懂，我们什么都不懂得嘛，医院认为自己没有过错，而范冉坚持医院有责任，这样双方一直协商未果。期间由于免疫力低下，安安总是生病，在孩子一个月半大的时候，范冉夫妇一狠心，把孩子丢给了这家医院，后来孩子病情加重，又被转到成都市儿童医院，而孩子所有的治疗费用，都是由第九人民医院支付的，前后花了 9 万多元。医院认为自己没有过错，不应该再继续承担这个责任了。2009 年年初，院方把范冉夫妇告上法庭，要求其将孩子接回抚养。突然成了被告，让范冉夫妇始料不及，他们急忙找来律师进行咨询。律师认为怀孕时，范冉的妻子已经超过了 35 周岁，是高龄产妇，因此在做什么样的检查，怎么做的问题上，医院需要有一个书面的告知书，而告知书上要有范冉夫妇的签字，如果医院拿不出这样的证明，就说明院方没有明确告知，属于不作为。而范冉夫妇在产前检查中，他们没有接到过任何与产前诊断有关的通知书，更别说签名了，这说明医院存在明显的过错，这个过错和最后孩子的出生之间有直接的因果关系。做产前诊断还是不做产前诊断，都需要一个书面的证明，这在 2003 年卫生部出台的一个部门规章《产前诊断技术管理办法》中做了明确规定。如果不做产前诊断，那么医院应该充分告知患者及家属。

四、常用的护理告知的范围及内容

1. 入院告知　入院告知主要在接诊患者以及入院宣教时进行，并由责任护士在临床护理工作过程中进一步给患者强化相关内容。主要是对住院制度、病区环境、探视陪护制度、科室人员安排等进行告知。各医院在住院管理制度、病区环境与设施方面均有一定的差异，入院护理告知内容应当结合医院特点设置。对急症和危重患者入院后一般需采取紧急处理措施，而护理人员也要立即处理和执行医嘱，此时护士一般采取口头方式向患者及其家属简单介绍治疗和护理的情况，并指导患者进行相应的配合。等病情平稳后再告知环境、规章制度等。

2. 疾病告知　主要对患者目前疾病的相关知识、诊断治疗方案及护理措施进行告知。在和患者相互交流的过程中通过收集患者提出的健康相关问题、列出教育计划、实施教育计划、效果评价等对患者进行健康教育，加强护患间的沟通。其具体内容包括疾病相关知识，如疾病发生原因、表现、可能出现的并发症、病情变化等；患病后需要在饮食、活动等方面的再注意事项；相关的检查的目的、注意事项、配合要点；目前使用的药物作用、用法及注意事项等。

案　例

南京双胞胎案——违反护理常规，未告知

双胞胎早产儿，出生后不久出现“面红、呼吸急促、一级颅内出血等症状”；予暖箱保暖、面罩吸氧一周；出院医嘱“复诊”；六个月后，两患儿双眼失明。《新生儿学》“早产儿供氧勿常规使用(原则上不超过 3 天)，仅在呼吸困难时才给予吸氧，吸氧时间过长易致视力障碍。”《新生儿护理常规》：曾吸氧的早产儿应当进行定期眼科检查，首次检查为出生后 4～6 周内。法院认定：

被告医院应当尽到最善告知义务，即明确告知两原告监护人“出生后4～6周内到眼科复诊”；因告知不明确导致两原告丧失最佳治疗时机，造成损害后果的，被告应当承担相应的赔偿责任。

3. 护理操作告知　护理人员在为患者实施护理操作前，告知患者将施行的护理操作是什么、如何做以让患者及家属理解、配合、共同完成操作等。具体包括：操作的名称、目的、意义，操作前的准备和注意事项，操作中可能出现的情况及配合方法，操作后注意事项等。

4. 检查告知　检查是诊断疾病、观察患者病情进展、为进一步治疗提供依据以及判断预后等必不可少的措施。由于知识的不对等，任何一项检查对患者来说都有其未知性，尤其是有创性检查还会导致患者产生焦虑和恐惧，并且大多数检查都需要患者提前进行相应的准备和配合。检查前的护理告知就是要让患者了解检查的目的和意义、可能会给患者带来的痛苦、患者需要提前做哪些准备以及如何配合等。如妇科B超检查需要患者多饮水、憋尿；肝胆胰B超需要患者禁食8～12小时，禁水4小时，胆道B超检查还需要提前三天少食产气食物，检查前24小时内禁食高脂肪食物等。检查后告知主要让患者了解检查会产生什么样的影响，患者如何自我观察以及如何配合进一步的治疗和护理，如经内镜逆行胰胆管造影的患者，术后常规应用抗生素三天，密切观察有无发热、腹痛、呕血、黑便等，并需要在术后监测血清淀粉酶的动态变化情况。

5. 手术告知　手术前护理告知包括术前禁食、禁水、注射术前针、学会呼吸控制等；手术后告知患者如何进行活动、饮食、有效防止术后并发症等。

6. 出院告知　主要告知疾病康复注意事项，包括药物使用方法及注意事项、饮食运动休息注意事项、情绪调整、功能锻炼方式、复诊时间等。

五、特殊情况的告知

《医疗事故处理条例》规定，在医疗护理活动中，医疗机构及其医务人员应当将患者病情、所采取的医疗措施、医疗风险等如实告知患者，及时解答其咨询。由此可以看出患者本人是知情权的主体，但患者能否理解和接受告知内容则和患者的年龄、精神状态、心理承受能力等有关，因此对于不具备完全民事行为能力的患者、昏迷的患者及恶性疾病患者要采取特殊告知。

1. 不具备完全民事行为能力患者的告知　不具备完全民事行为能力包括限制民事行为能力和无民事行为能力。我国《民法通则》规定：“10周岁以上未成年人和不能完全辨别自己行为的精神病患者是限制行为能力人，他们可以进行与其年龄、智力、精神健康状况相适应的民事活动；不满10周岁的未成年人和不能辨别自己行为的精神病患者是无民事行为能力人，由其法定代理人代理民事活动。”

2. 昏迷患者的告知　昏迷患者由于其暂时无法行使知情权，可由其家属暂时行使知情同意权；没有家属的患者如果需要实施抢救生命的措施，即使没有得到患者及其家属的同意也是合法的。随着患者意识的恢复，护理人员应根据患者情况适当进行告知。

3. 恶性疾病患者的告知　对于短时间之内无法治愈的恶性疾病如恶性肿瘤患者来说，如果将病情、预后等如实告知患者，可能会产生强大的负面影响，尤其对心理承受能力比较差的患者来说，甚至可能会导致患者的自杀。对于此类患者，应尽量不要告知患者本人，或选择性告知。有些心理承受能力较强的患者，将真实情况告知并取得其配合则能收到更好的效果。

参考文献

[1] 李淑迦．护理与法 [M]. 北京：北京大学医学出版社，2008.
[2] 周嘉，信彬．卫生法规 [M]. 北京：人民卫生出版社，2015.
[3] 刘义兰．护理法律与患者安全 [M]. 北京：人民卫生出版社，2009.
[4] 王峰．卫生法律法规 [M]. 北京：科学出版社，2016.
[5] 饶和平．卫生法规及护理管理 [M]. 杭州：浙江大学出版社，2015.
[6] 达庆东，徐青松．护理法导论 [M]. 上海：复旦大学出版社，2009.
[7] 邱志军，陈玲霞．护理法律导论 [M]. 北京：中国科学技术出版社，2007.
[8] 陆皓．护理岗位管理：工作制度与岗位职责 [M]. 北京：人民军医出版社，2013.
[9] 李晓雯，谷金君，李庆彦．常见传染病预防与控制 [M]. 北京：军事医学科学出版社，2008.
[10] 吴群红．突发公共卫生事件应对——现代启示录[M]. 北京：人民卫生出版社，2009.
[11] 喻晓峰，万安静．医疗废物管理与卫生监督 [M]. 南昌：江西科学技术出版社，2007.
[12] 江朝富，孙启凤，付涌水．血站管理学 [M]. 北京：人民卫生出版社，2012.
[13] 王英．无偿献血与临床输血 [M]. 兰州：兰州大学出版社，2015.
[14] 高玉萍．护理伦理与法规 [M]. 北京：高等教育出版社，2009.
[15] 刘振华．医患纠纷预防处理学 [M]. 2 版．北京：人民法院出版社，2007.
[16] 邱祥兴，孙福川．医学伦理学[M]. 3 版．北京：人民卫生出版社，2008.
[17] 张广清，邓丽丽．临床护理案例启示录 [M]. 广州：广东科技出版社，2013.
[18] 冯建姝．患者的权利 [M]. 北京：北京医科大学中国协和医科大学联合出版社，1996.
[19] 白剑锋．中国式医患关系[M]. 北京：红旗出版社，2011.
[20] 杨秉辉，潘志刚．医患关系与医患沟通技巧 [M]. 上海：上海科学普及出版社，2011.
[21] 姜柏生，万建华，王炜．医事法学[M]. 4 版．南京：东南大学出版社，2014.